구개열 언어치료

-임상 가이드-

The Clinician's Guide to Treating Cleft Palate Speech

Sally J. Peterson-Falzone
Judith E. Trost-Cardamone
Michael P. Karnell
Mary A. Hardin-Jones 지음

황영진·김하경 옮김

MOSBY ELSEVIER

박학사

This edition of ***The Clinician's Guide to Treating Cleft Palate Speech, 1e*** by ***Sally J. Peterson-Falzone, Judith Trost-Cardamone, Michael P. Karnell and Mary A. Hardin-Jones*** is published by arrangement with Elsevier Inc.

ISBN : 9780323025263
Translated version ISBN: 978-89-91633-55-1
Publication Date in Korea: 2009. 3. 20

Translated by **Pakhaksa** Publishing Co.
Printed in Korea

추천사

어려서 나는 시골 친척 할아버지의 코 먹은 소리를 기억한다. "말뜻이 잘 전달되지 않는 이상한 말도 있구나!"라고 생각하면서 열심히 들어 보았으나, 반 정도밖에 알아들을 수가 없었다. 웬지 무서운 생각에 그 자리를 빨리 뜨려고만 하였다. 후에 음성학과 언어학을 공부하면서 그 할아버지는 바로 구개열 환자였음을 알게 되었다. 처음부터 끝까지 온통 비음으로 이어지는 구개열 환자의 말소리.

"그 할아버지는 구개열 환자로 일생 동안 병적인 말을 고치지 못하고 세상을 떠나셨다. 얼마나 말을 제대로 하고 싶으셨을까? 그러나 그 분의 비정상적인 말이 나에게는 소리말에 관심을 갖게 하는 중요한 계기가 되었다. 그의 불행이 나를 음성학으로 인도한 것이 아닐까?"

그리고 1976년에 내가 대한음성학회를 창설한 후 학회 활동에 열성으로 참여하신 가톨릭의대의 함기선 교수가 바로 구개열 수술의 전문의이셔서 다시 한 번 구개열이 얼마나 심각한 문제이며 구개열 수술과 이후의 언어치료가 얼마나 중요한 사업인가를 느끼게 되었다.

『구개열 언어치료: 임상 가이드』는 바로 구개열에 관한 중요한 최신 정보가 가득 담긴 매우 유익한 자료이다. 모두 9장으로 구성된 이 책은 구개열 환자의 특징적인 증상, 구개열이 아동과 가족에 미치는 영향, 환자의 '부적절한 연인두 폐쇄'가 아동의 언어에 미치는 영향, 연인두 기능에 대한 기기적 평가 이해, 의료적 처치, 구개열 환자의 말소리 오류에 대한 지각적 평가 및 진단, 영아, 유아, 학령기 이전 아동의 순차적인 말-언어 중재, 학령기 아동의 조음치료, 특수치료기법 등 구개열에 관련된 모든 영역이 망라되었다.

따라서 이 책은 언어치료사뿐만 아니라 구개열 수술을 담당할 의료인에게 좋은 지침이 되며, 그 밖에도 음성학, 음운론 등의 언어학 분야는 물론 언어치료 분야 전반에도 대단히 유익한 양식이 될 것으로 믿어 널리 추천하는 바이다. 그리고 이 책이 고통 받는 우리나라 구개열 환자의 말소리를 정상적인 말 수준으로 끌어 올리는 데 밑거름이 되기를 바라며, 훌륭한 번역을 해낸 황영진, 김하경 두 분 소장 학자에게 찬사와 축하를 보낸다.

2009년 2월
서울대학교 음성·언어학 명예교수
대한음성학회 명예회장/대영제국 상급 훈작사 이현복

역자 서문

어느 봄날, 대학병원의 성형외과와 함께 '수술 후 구순구개열 아동의 조음 및 공명특성변화'에 대한 공동연구를 한 적이 있다. 어떤 아동들은 겉보기에는 아무런 문제가 없어 보였고, 또 어떤 아동들은 심한 과대비성을 사용하고 있었다. 하지만 실험에 참여한 아동들은 여느 아동들과 마찬가지로 장난스런 표정을 지으며 장비를 만지곤 했다. 그러나 부모들의 표정은 사뭇 달랐다. 한 구개열 아동을 평가하고 있을 때였다. 한 아버지가 "선생님, 여러 치료를 받았지만, 효과가 그때뿐인 것 같아요. 우리 아이의 말소리를 어떻게 하면 치료가 될까요? 학교에 가면 다른 아이들에게 놀림 받지 않을까요?"라며 걱정스럽게 질문하셨다. 그때 옆에 계시던 의사 분께서 "정확한 평가 결과를 토대로 그에 따른 적절한 치료를 받으시면 됩니다."라고 통상적인 대답을 하셨다. 그때 이후로 나는 구순구개열에 관심을 갖게 되었고 국내 여러 서적들과 인터넷 사이트를 검색하며 정보를 수집했다.

한 인터넷 사이트에서 '민들레회'라는 구순구개열 모임을 우연히 발견하게 되었는데, 여기에서 많은 아동 부모들이 서로 정보를 공유하고 있었다. 내용을 살펴보니, 구순구개열 아동의 부모들은 수술과 진학, 그리고 아동이 겪을 마음의 상처 등에 대해 많이 고민하고 있음을 알 수 있었다. 또한 구개열 아동을 처음 접한 부모와 친지들은 아동의 외모를 당황스러워하고, 성장 과정에서 아동의 말소리 때문에 또 한 번 안타까운 마음을 경험하게 된다. 구순구개열 아동을 치료실에 데리고 온 부모들은 한 번 혹은 여러 번의 수술로 인해 마음은 다져져 있을지 모르지만, 그 아동이 학교를 가면서 접하게 되는 여러 가지 상황에서, 우리 아이가 혹시나 학습적인 면에서 뒤처지지는 않을까 혹은 놀림의 대상이 되지는 않을까 늘 조바심을 느낀다고 하였다.

지난 대한구순구개열 학회에서 이루어진 세미나에서 한 의사선생님이 "수술 이후 가장 겁나는 사람이 언어치료사예요. 수술은 잘 된 것 같은데, 언어치료사가 실시하는 여러 가지 평가 결과가 어떻게 나올지 걱정이네요!"라고 하였다. 이처럼 구개열 영역은 언어치료사와 의사와의 협력관계가 중요한 영역인 것 같다. 의사가 수술을 하고 나면, 그 뒤로는 언어치료사가 아동의 말소리나 언어적인 측면을 치료하게 되기 때문이다. 그러나 국내에 출간된 구순구개열에 대한 서적은 많지 않다.

이번에 번역한 『구개열 언어치료: 임상 가이드』는 미국의 구개열 관련 서적 중에서 베스트셀러이다. 이 책에서는 평가의 중요성을 강조하면서 치료에 대해 상세히 다루고 있기 때문에 언어치료사들에게 많은 도움이 될 것으로 생각된다. 독자들의 애정 어린 조언과 질책을 기대하며, 출판을 맡아 준 박학사의 구본하 사장님, 김민철 선생님, 잘 쓰지 못한 글을 하나하나 교정해 주신 편집부 김재석 선생님께 깊은 감사를 드린다.

마지막으로, 언어치료를 알게 해 주시고 공부할 수 있는 기회를 주시고, 언어치료를 하는 사람은 단지 학식만이 아닌 따뜻한 마음을 가져야 한다고 말씀하신, 고인이 되신 정옥란 교수님께 사랑하는 마음과 감사의 마음을 전한다.

2009년 2월

역자 일동

저자 서문

활동하고 있는 언어치료사를 위하여

『Cleft Palate Speech』(Peterson-Falzone et al., 2001) 제3판에서는 진단 및 치료의 근간을 이루는 이론적 배경과 실험 결과를 제공하고 있다. 이 책에는 구개열 및 비구개열 환자의 연인두 기능부전이 의사소통 발달에 미치는 영향과 수술에 대한 주요 정보를 담고 있다. 2001년에 출간된 책에는 다양한 삽화와 기타 내용이 실려 있는데, 이 책에 실려 있는 삽화 및 기타 내용은 여러분에게 많은 도움이 될 것이다. 우리는 여러분들이 출근할 때 이 책을 가방에 넣어 다니길 원하고, 또 세부적인 내용이 필요할 때 언제든지 볼 수 있도록 집이나 혹은 사무실에 두길 원한다.

이 책은 원래 연인두 기능부전이 있는 구개열 아동을 전문적으로 치료해 보지 못한 언어치료사를 위해 집필하였다. 공립학교 혹은 사설 치료실에서 근무하는 언어치료사들은 서로 다른 환자군에서 서로 다른 많은 말장애를 다룰 수 있도록 대비해야 한다. 대학에서 언어치료학을 전공하고 있는 선생님과 학생들은 진단 및 치료에 대한 기본적인 임상 가이드라인을 찾는 것이 더 많은 도움이 될 것이다.

이 책에서 직접적으로 언급하지 않은 치료 영역이 두 가지 있다. 첫째는 과대비성 치료(가끔 '음성장애'로 잘못 명명됨)이다. 치료 경험상 지속적이고 심한 과대비성을 보이는 환자에게는 행동적 치료보다는 수술과 같은 방법이 더 적절할 수 있다. 구강 개방을 증가시키는 방법을 사용하였을 때 지각적으로 과대비성이 감소되는 아동 혹은 성인의 경우는 예외이다. 두 번째는 목 쉰 음성, 기식 음성, 그리고 억압된 음성과 같은 진정한 의미의 음성장애이다. 『Cleft Palate Speech』(1984, 1994)의 초판에서, McWilliams와 Morris는 지속적인 연인두 기능부전이 있는 상황에서 이와 같은 음성장애를 치료하면 안 된다고 경고하였다. 음성장애에 대한 치료는 다른 교과서에서 전적으로 다루고 있고, 이 일 또한 우리의 일 중 하나라고 할 때, 이와 같은 특별한 환자군을 치료하는 언어치료사는, 존재하고 있거나 지속되고 있는 음성문제가 연인두 기능부전 때문이 아니라는 것을 확신하기 위해서, 연인두 기능부전이 있는 구개열 혹은 비구개열 환자에게 적절한 수술을 받도록 해야 한다.

Sally J. Peterson-Falzone
Judith E. Trost-Cardamone
Michael P. Karnell
Mary A. Hardin-Jones

차 례

CHAPTER 3

CHAPTER 4

CHAPTER 5

Video and Audio Clips

VC 4-7	Imprecise articulation and reduced oral pressures: prepost-therapy videoendoscopy and perceptual speech characteristics.
VC 4-8	Videoendoscopy: postpharyngeal flap velopharyngeal inadequacy with persistent glottal stops.
AC 6-1	Glottal stops, consonant omissions, and HN in a non-cleft 4-year-old; suspect DAS.
VC 6-1	Clinical speech evaluation: case data excerpts to accompany Appendix 6-3.
VC 6-2	Fistula-based nasal emission.
VC 6-3	Phoneme-specific nasal emission (PSNE) in a non-cleft child.
VC 7-1	Expanding the phonetic inventory: preschool child with glottal stops.
VC 7-2	Inconsistent PSNE for [s] and [S].
VC 7-3	Oral versus nasal airflow learning.
VC 8-1	Monitoring nasal versus oral air emission.
VC 8-2	Place map activities.
VC 8-3	Phonetic placement: /k/ production.
VC 8-4	Phonetic placement: /t/ production.
VC 8-5	Exploring stimulability.
VC 8-6	Teaching oral stops: oral pressure buildup.
VC 8-7	Normal stop versus pharyngeal stop: production contrasts.
VC 8-8	Therapy for pharyngeal fricative: eliminating pharyngeal fricative substitutions.
VC 8-9	Teaching and monitoring for oral versus nasal airflow.
VC 8-10	Treating phoneme-specific nasal emission.
VC 8-11	Phoneme-specific nasal emission: pre- and post-treatment excerpts.
VC 8-12	Treating phoneme-specific nasal emission: articulation and phonological approach.
VC 9-1	Endoscopic biofeedback therapy for pharyngeal fricative.
VC 9-2	Endoscopic feedback: closure on [t] not on [s].

비디오 및 오디오 클립은 인터넷 웹브라우즈 URL 주소창에 아래 내용을 입력하면 다운로드가 됩니다.

http://www.pakhaksa.co.kr/down/Cleft_Palate.zip

CHAPTER 1

구개열 및 비구개열로 인해 연인두 기능부전을 가진 영아 및 유아의 초기 음운발달

영아에서 유아로 발달해 가는 데에는 많은 이정표들이 있지만, 모든 부모들이 애타게 기다리는 발달 이정표 중 하나가 바로 초어(first word)이다. 대부분 아동들은 아무런 노력 없이 초어를 산출하지만, 일부 아동들은 근골격계 및 신경계의 발달 정도를 살펴보아야 한다.

구개열 및 그로 인한 선천적인 연인두 기능부전(velopharyngeal insufficiency; VPI)이 있는 아이들은 생후 첫 1년 동안 수많은 문제들에 직면하게 된다. 아동의 초기 음성은 비정상적인 구강 환경에서 왜곡되어 산출되기 때문에 연습을 시키고 다듬어야 한다. 이 아동들은 구강과 비강이 서로 분리되지 않아 비강으로 기류가 향하게 되어, 대부분의 자음 산출 시 요구되는 구강압을 충분히 형성하지 못한다.

이 장에서 우리는 구개열이 초기 음운발달에 미치는 영향을 살펴보고자 한다. 여러분들이 유치원생과 학령기 아동의 초기 중재 혹은 치료를 하던 하지 않던 간에, 이 장에서 제공하고 있는 정보들을 통해 구개열 아동의 초기 음운 습득이 왜 지연되는지를 알 수 있을 것이다. 먼저 정상적인 말 산출에 대해 간단하게 검토하고자 한다.

정상적인 말 산출

말은 호흡계, 인두계, 상인두계의 협응 활동으로 산출된다. 근육 활동을 통해 흉부강의 크기가 증가되면 공기가 폐 속으로 들어간다. 호기 시에는 후두 쪽으로 공기가 빠져나오며, 후두에서는 **유성음**과 **무성음**을 만들기 위해 성대를 조절한다. 공기가 후두에서 인두를 통과할 때, 소리 에너지는 **구개**(연구개)의 움직임으로 인해 구강 또는 비강(때때로 둘 다)으로 향한다. 비강 호흡과 비음 /m, n, ŋ/을 산출할 때 연구개는 아래로 하강한다. 후인두벽(일부 사람들은 후인두벽이 앞쪽으로 움직이면서 측인두벽이 안쪽으로 움직임) 쪽으로 구개가 거상되면 비강이 폐쇄되어 **연인두 폐쇄**(velopharyngeal closure)가 일어난다(**〈그림 1-1〉** 참조)(Moller & Starr, 1990). 이처럼 연인두 폐쇄는 공기가 구강으로 향하게 하는 것, 불기와 같은 활동들, 고압력자음(예: 마찰음, 파열음, 파찰음) 등을 산출할 때 반드

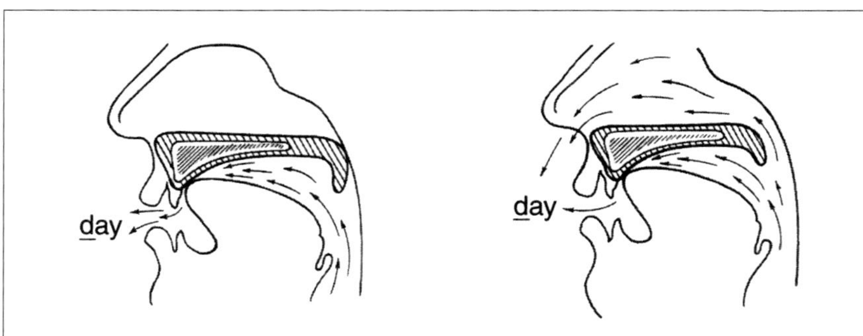

〈그림 1-1〉 'day'를 산출할 때, 압력자음 /d/에 대한 정상적인 연인두 폐쇄 및 부적당한(불충분한) 연인두 폐쇄(Moller K, Starr CD: *A parent's guide to cleft lip and palate*. Minneapolis: University of Minnesota Press, 1990을 수정함)

시 필요하다. 연인두를 폐쇄시키지 못하는 아동들은 모음과 구강 공명음을 산출할 때 비강 공명을 지나치게 사용하고(**과대비성**), 압력자음들을 산출할 때에는 (들을 수 있는) 비강기류(**비강유출**)가 나타난다.

공기가 상후두를 통과하면 조음자들(혀, 입술, 턱, 연인두)이 성도의 모양을 변화시켜 서로 다른 음을 산출한다. 모음은 비교적 성도를 개방하여 산출하며, 특정 모음은 성도의 '삼차원적인' 모양에 의해 산출된다. 자음은 성도를 부분적으로 혹은 전체를 수축시켜 산출하며, **조음 위치**(조음자 수축의 정도 혹은 유형), **조음 방법**(수축의 위치), **유성성**(성대 진동의 유무) 등으로 설명할 수 있다. **〈표 1-1〉**에서는 자음을 조음 위치, 조음 방법, 유성성으로 나누어 제시하였다.

초기 음운발달 및 유아의 성도

생후 1년 동안 영아는 다양한 음운발달 단계를 거치게 되는데, 이것은 영아의 근골격계 및 신경계가 발달함으로써 부분적으로 영향을 주기 때문이다. 유아의 성도를 보면, 후두는 거상되고 후두개는 연구개와 가깝다는 것을 알 수 있다. 처음에는 혀로 가득 차 있던 구강이 점점 더 넓어진다. 따라서 유아는 비강으로 호흡을 한다. 이 시기의 발성은 구강 공명이 부족하며, 자연스럽고 편안한 음성을 산출하지 못한다. 구어와 유사한 최초의 말소리는 비음화된 고모음, 연구개 파열음, 연구개 마찰음 등이다.

생후 4개월경에 후두는 인두 쪽으로 내려간다. 이러한 움직임 때문에 이전에 '겹쳐 있던' 연구개와 후두개 사이에 공간이 형성된다. 성장하면서 성도의 모양은 변하게 되며, 구인두강은 약 90도로 '구부러져서' 2개의 서로 다른 공명강(구강, 인두강)을 형성한다. 이 시점에서 혀는 좀 더 기동성

〈표 1-1〉 위치, 방법, 및 유성음에 의한 자음 분류

	파열음	마찰음	파찰음	비음	유음	측음	권설음
양순음							
유성음	b			m	w		
무성음	p						
순치음						l	
유성음		v					
무성음		f					
설치음							
유성음		ð					
무성음		ɵ					
치조음							
유성음	d	z		n			
무성음	t	s					
구개음							
유성음		ʒ			j		r
무성음		ʃ					
연구개음							
유성음	g			ŋ	w		
무성음	k				m		
성문음							
유성음	ʔ						
무성음		h					

을 가지게 되고, 이로 인해 다양한 음성을 산출하게 된다. 이 시기에 영아는 완전하게 공명시킨 모음과 주요 CV음을 산출하게 된다. '입술 사이에서 혀를 떨어서 내는 소리(raspberry)'나 그르렁거리는 소리(growl)와 같이 다양하고 새로운 음성행동이 음성놀이에서 나타난다. 영아가 음성놀이

를 보다 많이 행함으로써 정규적인 옹알이(babbling)를 하게 되고, 자모음(CV)의 연속체를 산출하게 된다. 이와 같은 놀이는 성인과 유사한 발화속도를 가지며, 초기 단어들의 음성론적 특징과 동일한 특징들을 보여 준다. 이와 같은 발화속도는 성인의 말속도와 유사하기 때문에, 특정 옹알이(예: 'mama', 'dada')가 아직 의미를 지니지 않았음에도 불구하고 부모들은 실제 단어로 인지하기도 한다.

영아가 옹알이 시기에 산출한 음들은 훗날 단어 산출을 하기 위한 노력이라고 생각된다(Stoel-Gammon, 1998, p. 96). 또한 후기 옹알이(전형적으로 비음, 파열음, 활음)의 특징인 CV 음절구조 및 자음군은 초기 어휘목록에 영향을 주는 것 같다. 언어 이전의 형식과 초기 단어 산출 사이에 존재하는 이와 같은 연속성은 영아가 음성 연습을 시작하고 언어 이전기 동안에 영아가 받는 피드백에 부분적으로 기인하는 것 같다. 음성 연습은 매우 중요하다. 그 이유는 "영아가 특별한 음과 연속된 음을 산출하기 위해 성도를 많이 움직일수록 이러한 움직임들이 더욱 더 습관화(무의식적)되고, 결국 단어를 산출하기에 용이해지기 때문이다."(Stoel-Gammon, 1998, p. 96). 연습은 피드백을 위해서도 중요한데, 그 이유는 영아가 옹알이를 하면 할수록 자신의 말을 모니터할 기회가 더욱 많아지기 때문이다. 영아가 어떤 음을 반복적으로 산출함으로써 음과 음을 만들어내기 위한 조음 활동 간의 결합이 형성된다. 이 결합은 영아의 옹알이를 단어로 근접할 수 있도록 만들어 준다. 결과적으로 영아의 초기 단어들은 종종 영아가 옹알이 시기에 만들어낸 음으로 시작된다.

구개열이 초기 음운발달에 미치는 영향

해부학적 결함

초기 음운발달 시, 구순구개열 영아들은 매우 불리한 입장에 있다. 대부분의 구순열 영아들은 생후 3개월까지 이루어지는 수술을 통해 입술을 재건하지만, 구개열은 대개 생후 첫 1년의 후반부까지, 때로는 첫 2년의 전반부까지도 재건수술을 하지 못한다. 이것이 의미하는 것은 최소한 언어 이전기 동안, 영아는 경구개와 연구개에 의해 구강과 비강이 정상적으로 분리되지 않고, 많은 경우에 경구개 앞쪽에서 이루어지는 정상적인 조음접촉 없이 음성 연습을 한다는 것이다. 이와 같은 해부학적 결함은 아래와 같은 형태로 영아의 음성에 부정적인 영향을 미친다.

1. 아동은 열(cleft)의 범위에 따라 주요 조음 위치인 경구개를 선택적으로 피하게 되며, 대신에 혀와 구개가 접촉하지 않는 음을 산출하게 된다.

2. 구강과 비강의 결합은 정상적으로 음을 산출하는 데 필요한 구강압을 형성하지 못해 왜곡된 음을 산출할 뿐만 아니라 구강기류의 학습을 방해하거나 하지 못하게 한다. 이와 같은 왜곡은 옹알이 시기에 초기 파열음(예: /b/, /d/) 산출을 회피하도록 만든다. 왜냐하면 영아가 산출한 음이 다른 사람이 산출한 음과 다르게 들리기 때문이다.

3. 구개열 아동들에게서 흔히 볼 수 있는 중이염과 전음성 난청은 청각적 신호를 왜곡시킬 수 있고, 자신의 음성과 다른 사람의 음성을 듣는 능력에 영향을 줄 수 있다.

이와 같은 요인들이 단독적으로 혹은 동시에 음에 영향을 줄 수 있고, 아동은 음을 산출할 때 선택하게 되며, 이는 궁극적으로 어휘발달에 영향을 주게 된다.

초기 음운발달

지난 20년 동안, 수술 받지 않은 구개열 영아의 초기 음운에 관한 연구를 통해 구개열이 초기 음운발달에 미치는 영향을 이해할 수 있게 되었다 (Chapman et al., 2001; Peterson-Falzone et al., 2001 참조). 우리는 생후 6개월 된 구개열 수술을 받지 않은 영아를 통해 초기 음운발달에 편차가 있다는 것을 알았다. 이 시기 이전의 대부분 영아는 초기 음성을 인두와 성문에서 산출하였다. 생후 6개월까지 정상적으로 발달한 영아들은 조음 위치를 옮겨, 순치음 및 치조음을 산출하기 시작한다. 그러나 구개열 아동들은 조음 위치를 '치조 쪽으로' 움직이지 않는다.

최근의 임상 연구는 구개열을 가진 영아들은 비구개열 영아에 비해 전반적으로 자음 산출이 적을 뿐만 아니라, 자음 산출이 다양하지 않고 다음절어 산출이 부족하다고 보고하였다(Chapman et al., 2001). 구개열이 없는 또래 영아들과 비교하였을 때, 구개열 영아들은 옹알이의 시작이 늦고 치조음 및 구개음을 회피하는 경향이 있다. 그들의 초기 자음목록에는 높은 구강압을 필요로 하지 않는 자음들, 즉 비음, 활음, 성문음(/h/와 성문폐쇄음 /ʔ/을 포함한) 등이 포함되어 있다. 구개열 수술을 받기 전까지, 구개음 및 치조음은 나타나지 않는다. 구개열 수술을 받지 않은 영아의 부모들은 영아의 옹알이를 통해 들을 수 있는 자음은 /m/밖에 없다고 보고한다. /j, w, ʔ/를 포함한 다른 자음들도 종종 나타나기도 한다.

옹알이 시기에 가장 염려하는 것은 아동이 다양한 자음을 산출하지 못한다는 것인데, 이것은 아동의 초기 단어 학습에 불리하게 작용하기 때문이다. 아동은 의미를 부여할 수 있는 많은 CV 음절들을 연습할 수 없을 것이다. 이것은 아동의 표현어휘 및 초기 단어 습득을 지연시킬 수 있다. 구개열 아동은 초기 단어 습득 시 비음과 활음(예: 아동이 연습한 자음들로 시작된 단어들)으로 시작되는 단어들을 자주 선택한다고 임상 연구들은 보고하고 있다.

정상적으로 발달하는 대부분의 영아의 경우, 성문 파열음은 보통 생후 6개월경에 나타난다. 이 아동들은 옹알이 시기 동안 자음목록이 확대되기 때문에 성문 파열음의 출현빈도는 현저하게 감소한다. 그러나 구개열 영아의 경우에는 성문 파열음의 출현빈도가 감소하지 않는다. 언어치료사들은 구개열 아동에게서 성문 파열음이 지속되는 것을 염려한다. 왜냐하면 적절한 자음목록이 없는 가운데, 옹알이 시기 동안에 자주 산출되는 비전형적인 조음이 초기에 학습된 감각운동 패턴으로 지속될 수 있기 때문이다.▼ 후기 옹알이에서 나타나는 자음들은 초기 어휘목록을 지배하기 때문에, 성문음 산출은 초기 단어에 영향을 줄 수 있고, 음소에도 영향을 줄 수 있다. 일단 성문음이 음소가 되면 다른 자음을 대치할 수 있고 음 체계를 발달시킬 수도 있다.

▼ 비디오 클립 1-1과 1-2에서는 초기의 신체적 결함이 유아의 음소 및 음성 발달에 어떤 영향을 미치는지를 보여 준다. 비디오 클립 1-1에서는 자신의 언어에 대해 제한된 음 체계를 인식하고 있는 2세 11개월 된 아동을 소개하고 있다. 이 아동은 어릴 때 부적절한 수술 때문에 자신의 초기 말을 이해할 수 없었다. 이와 같은 수술 실패는 음성적 발달을 좌절(이 비디오에서 볼 수 있음)시키고 제한시켰다. 이 아동은 /n/과 /m/음조차도 변별하지 못하였다. 또한 성문 파열음의 사용이 너무 일반화되어 있어서, 대부분의 고압력자음에 대한 구강 제스처도 시도하지 못했다.

▼ 비디오 클립 1-2에서는 기능적인 연인두 시스템이 필요한 2세 11개월 된 아동이 소개되어 있다. 이 아동은 자신에 연령에 비해 제한된 음목록을 가지고 있지만, 밝고 작은 아이였다. 또한 정상적인 구강자음을 비일관적으로 산출하였고, 모델링을 제시해 주면 비교적 양호하게 산출하였다.

우리는 일부 구개열 아동들이 왜 자신의 음소목록에 성문과 인두음을 포함시키는지 알 수 없지만, 구개 성형술의 수술 시기가 영향을 주는 것 같다. 18개월 이후에 일괄적으로 수술이 시행되었을 때, 이러한 유형들은 훨씬 더 보편적으로 나타났다.

구개 수술 시기와 연령과의 관계

역사적으로, 구개열은 아동이 말을 시작할 때까지는 말에 많은 영향을 미치지 않을 것이라고 생각했다. 1980년대 초에 구어에 대해 많은 관심을 가지면서, 많은 외과 전문의들은 생후 12개월경에 수술을 실시하였다. 일부 외과 전문의들은 말을 시작하기 전에 구개를 수술하는 것이 적당하다고 생각했지만, 언어치료사, 심리치료사, 언어학자 등은 초기 음운발달과 후기 구어 및 언어발달 간의 관계를 발견하게 되었다. 구개열은 12개월 이전에 아동의 음 체계 발달에 많은 영향을 준다는 것을 이제는 알고 있다. 임상적 연구 결과, 최상의 구어 산출을 가능하게 하는 구개열의 이상적인 수술 시기는 옹알이(약 5~6개월) 이전인 것 같다. 물론 구개열의 상태(예: 파열의 크기/넓이) 및 아동의 건강과 관련된 기타 요인들로 인해 이 시기에 구개열을 수술하지 못할 수 있다. 언어치료사는 초기 음운론적 또는 어휘발달을 촉진시킬 수 있도록 조기 수술을 지지하고 있다.▼ 그러나 여러분들이 분명히 인식해야 하는 것은, 구개열 팀의 한 구성원으로서 언어치료사는 다른 접근법이 요구될 때 치료 프로그램을 바꿀 수 있는 개방적인 마음을 가져야 한다는 것이다.

▼ 제5장에서 수술에 대한 좀 더 자세한 내용을 살펴볼 수 있다.

요약

- 초기 자음발달의 지연은 수술을 받지 않은 구개열 영아에게서 흔히 볼 수 있다.
- 구개열 영아들은 정규적인 옹알이가 늦고, 옹알이 동안에 몇몇 다른 자음만을 산출할 수 있다.

- 이와 같은 초기 지연이 구개열 아동의 표현어휘발달을 지연시킨다고 설명할 수 있지만, 우리는 왜 취학 전까지 비구개열인 또래 유아들의 음운발달을 느린 속도로 '따라잡는지', 다른 유아들에 비해 음운발달이 매우 늦고 이상한 오조음을 계속 보이는지 여전히 알지 못한다.
- 제3장에서는 연인두 기능부전과 관련된 구어 문제들을 다루었다.

참고 문헌

Chapman KL, Hardin-Jones M, Schulte J, Halter KA: Vocal development of 9-month-old babies with cleft palate. *J Speech Lang Hear Res* 44: 1268-1283, 2001.

Moller K, Starr CD: *A parent's guide to cleft lip and palate*. Minneapolis: University of Minnesota Press, 1990.

Peterson-Falzone SJ, Hardin-Jones MA, Karnell MP: *Cleft palate speech* (3rd ed). St Louis: Mosby, 2001.

Stoel-Gammon C: Role of babbling and phonology in early linguistic development. In Wetherby AM, Warren SF, Reichle J (eds): *Transition in prelinguistic communication*. Baltimore: Paul H Brookes, 1998, pp 87-110.

CHAPTER 2

구개열이 아동과 가족에 미치는 기타 영향들

요즘에는 구개열로 태어난 아동을 위한 의료적 관리가 상당히 발전되어 일반 아동과 같이 '빠른 속도'로 회복되지만, 초기에는 많은 문제가 있다. 이와 같은 것에는 (1) 부모-유아 간의 결속관계에 주는 영향을(이는 종종 섭식 문제와 밀접하게 관련이 있다), (2) 부모들이 새로운 과제에 얼마만큼 지원해야 하느냐로 전이되는, 가족 구성원과 그 친구들의 확장된 반응, (3) 소아과와 구개열 팀을 방문하는 것과 같은 잦은 중재의 필요성(예: 가족생활을 '방해'), (4) 중이염 및 간헐적인 전도성 청력손실 등이 있다. 여기에 심장 결함과 같은 의료적 문제가 함께 있다면 문제는 더욱 심각해진다.

여러분이 구개열 및 기타 두개안면 기형 환자들을 관리하는 다학문적 팀의 일원인 언어치료사가 아니라면, 이와 같은 초기 문제를 다룰 기회가 적을 것이다. 그러나 구개열이 있는 어린 아동(혹은 나이 든 아동)의 구어 및 언어 문제를 다루는 언어치료사로서, 여러분은 이 아동들이 여러분의 관리를 받기 이전에 이들 가족의 생활과 관련된 문제들에 대해 알고 싶을 것이다.

가족과 영아의 결속

비록 부모가 초음파 진단을 통해 태어날 아이가 구개열이라는 것을 미리 알았다 하더라도, 외모를 보면 당황하게 된다. 형제자매, 조부모, 친척들은 각기 다른 형태의 반응을 보일 것이고, 이는 아이의 부모가 아이를 어떻게 대해야 할지를 생각하게 만든다. 영아의 외모에 대한 정서적 반응은 결함의 심한 정도와 반드시 비례하지 않는다는 것을 명심해야 한다. 편측 구순열에 대한 반응이 양측 완전 구순구개열에 대한 반응과 같을 수도 있다. 영아의 외모에 대한 가족의 복잡한 반응과 이와 같은 반응들이 시간이 지나면서 어떻게 변하는지에 대한 연구가 계속되고 있다(Coy et al., 2002; Maris et al., 2000).

가족들은 영아를 보고 쇼크와 호기심을 보이는 사람들의 '한결같은' 반응에 대처할 필요가 있을 것이다. 부모들은 "왜 이런 건가요? 감염이나 어떤 문제가 있었나요? 유전이 되나요? 고칠 수 있나요? 정신지체가 되나요?" 등과 같은 질문들에 대답할 준비가 되어 있어야 할 것이다. 구개열 팀 혹은 소아과 의사 및 외과 전문의와 함께, 가족 구성원은 "많은 원인이 있어요. 감염이 원인이 아니예요. 구개열은 유전될 수 있지만, Johnnie는 우리 가족 중에 구개열을 가진 첫 아이예요. Johnnie가 좀 더 나이 들면 수술할 거예요. 지금 당장은 할 수 없지만요. Johnnie는 정신지체가 되지 않아요. Johnnie는 단지 우연히 구개열을 가지게 된 정상적인 아이예요."와 같은 신뢰성 있고 간단한 대답을 준비해야 한다. 전문가 팀이 구개열 아동과 부모를 관리할 때, 심리치료사나 사회사업가는 사회에서 받을 스트레스에 잘 대처할 수 있도록 지도해야 할 것이다.

흥미롭게도, 부모와 친척들은 구개열 '수술'에 대해 걱정스러워하지만, 입술 봉합 수술(대개의 경우 첫 절차)에 대해서는 걱정스러워하지 않는다. 그들은 영아의 외모에 적응하는 데 약 3개월 정도 걸렸을 것이며, 구순열 수술이 영아의 미소를 바꾸지 않을까에 대해 걱정을 한다. 또한 그들은 막 적응하게 된 영아의 외모가 또 달라질 것이라고 생각한다.

이 시점에서 출생 시 결함을 가진 아동들의 가족에게 인터넷 정보가 주는 영향에 대해서 살펴보는 것이 좋을 것 같다. 2005년 초반 인터넷 상에서 '구개열'을 검색하면, 약 333,000개의 웹사이트가 나타났다. 우리가 기억해야 할 것은 인터넷 정보는 자세하게 검토된 것이 아니라는 것이다. 누구나 인터넷에 어떤 정보를 올릴 수 있고, 자신들이 올린 정보가 진실로 받아들여지기를 바란다.▼ 이러한 정보는 타당성이 없기 때문에 과학에 기초해야 한다. 컴퓨터와의 접근이 용이해지면서, 가족은 증명되지 않은 많은 정보(잘못된 정보)를 접할 수 있다. 어떤 가족에게는 이 정보가 부모나 조부모 세대에서 전해져 왔던 것과 똑같다. "내가 신문에서 읽었으니까, 그것은 사실임에 틀림없다." 그들은 자연스럽게 정보를 찾을 것이며, 이미 다학문적 팀에 맡겨져 있을지라도 도움이 되는 정보를 찾을 것이다. 당신이 어떤 단계에서 구개열 아동(혹은 심지어 구개열 성인)을 처음 만났든 간에, 인터넷이 도움을 주거나 방해가 된다는 것을 알게 될 것이다.

▼ 구개열과 관련이 없더라도, 인터넷 정보는 주의해야 한다. 어떤 사람은 군대와 관련이 없는 세계 전쟁 웹사이트에서 수훈 십자 훈장(Distinguished Service Cross) 혹은 명예 훈장(Purple Heart)이 포함된 메달을 구입하였다.

만약 우리가 잠시나마 알려지지 않은 인터넷 정보의 영향과 자신의 컴퓨터에서 찾은 정보를 유용하게 사용하려는 부모의 노력을 무시한다면, 가족의 요구사항을 만족시켜 줄 만한 정확한 정보를 가지고 있는 사람들로부터 즉시 도움을 얻고자 하는 가족의 요구사항을 우리가 떠안게 될 것이다.▼

▼ 가족들의 초기 요구에 대한 최근 연구는 Young 등(2001)을 참조하라.

다학문적 구개열/두개안면 팀은 초기 섭식 문제를 해결해 줄 스아과 간호사나 언어치료사를 포함하고 있다. **구개열 팀**에는 청각사, 유전학자,

신경학자, 치열교정의, 이비인후과의, 소아과의, 소아 치과의, 성형 및 교정의, 사회복지사 및 언어치료사 등으로 구성되어 있다. 출생 후 첫 몇 주 동안 이들 모든 전문가들의 주 관심사는 "아기가 얼마나 건강한가? 얼마나 잘 먹는가? 체중은 잘 늘고 있는가? 중이염 증상을 보이는가?"뿐만 아니라 "아기의 가족은 잘 지내고 있는가? 가족들이 아기를 좋아하는가? 가족은 스트레스를 많이 받고 있는가?" 등이다.

영아, 유아, 취학 전 혹은 학령기 아동은 여러분이 본 문제들에 관해서만 최선의 보호를 받았을지도 모른다. 만약 아동이 나이가 들어 처음 만났다면, 여러분들은 초기 관리에 대한 기록은 안 할 것이다. 그러나 언어치료사로서 여러분은 이러한 모든 요소들이 의사소통발달에 영향을 미칠 수 있다는 것을 나중에 알게 될 것이다.

섭식 문제

팀에 등록되어 있는 영아와 가족들은 간호사 혹은 특수 섭식 담당자로부터 초기 섭식에 대해 상담을 받게 될 것이다. 대부분 성형외과전문의들에게 관리를 받고 있기 때문에 초기 섭식문제에 대해서는 관리를 잘 받지 못하는 경우가 많고, 소아과 전문의에게 관리를 받고 있는 경우라도 모두가 다 섭식에 대한 정보를 받는 것은 아닌 것 같다.

만약 섭식에 관한 적절한 관리를 현장에서 받을 수 없다면, 구개열 재단(1-800-24-CLEFT) 혹은 재단의 웹사이트(www.cleftline.org)에서 그 정보를 얻을 수 있다. 협회는 지침서를 제공할 뿐만 아니라, 가족들을 위한 팀을 찾아 주고, 팀 관리가 적절할 때까지 전화 상담을 실시한다.

언어병리학에 있는 대부분의 최근 훈련 프로그램에는 섭식 문제에 대한 교과 과정 및 실습 과정이 포함되어 있는데, 그 이유는 말하기와 삼키기는 서로 다른 신경생리학적 프로그래밍을 가지지만, 이 두 기능의 해부학적 지식은 동일하기 때문이다. 언어병리학의 학부 프로그램은 섭식 문제를 가지고 있는 아동과 성인 모두를 다룰 수 있도록 되어 있다. 만일 그와 같은 훈련을 받지 않은 채 구개열 아동의 가족을 상담해야 한다면, 그 가족으로 인해 필요한 정보를 수집하는 계기가 생길 것이다.

구개열 영아의 초기 섭식은 매우 위험하다. 왜냐하면 우유가 젖꼭지로 나오려면 영아가 구강 내 음압을 만들어야 하는데, 이들은 비강과 구강이 서로 분리되지 않아 음압 형성이 어렵기 때문이다.▼ 구개열 영아는 우유를 빨기 위한 섭식행동, 즉 아래턱을 위아래로 정상적으로 움직일 수 있지만, 진공 상태를 만들 수 없기 때문에 그 행동은 진정한 빨기가 아닌 것이다.

구개열 영아를 위한 간단한 섭식 지침서가 **〈박스 2-1〉**에 있지만, 여러분이 도와주어야 할 구개열 가족들은 여전히 구개열 재단에서 더 많은 정보를 찾아보아야 한다.▼

▼ 구순열 영아는 모유수유가 가능하지만, 입술 및 일차 구개(절치공까지)까지 완전 파열된 영아는 적절한 봉합이 이루어질 때까지 약간의 문제를 보일지도 모른다. 뒤쪽까지 파열(경구개 및 연구개 파열, 혹은 연구개만 파열)된 영아는 섭식과 성장 문제를 위한 중재가 필요할 것이다.

▼ 섭식 기법에 대한 새로운 정보들을 전문 저널들(예: Reid, 2004)에서도 다루고 있다는 사실을 알아야 한다.

양육자는 손상이 심한 영아 이외에는 섭식 시 비위관(nasogastric tube)을 사용해서는 안 된다. 이와 같은 튜브는 구인두 기제를 바로 통과하기 때문에 빨고 삼키는 섭식 패턴 발달을 방해한다. 지속적인 사용은 구강 거부감(oral aversion)과 장기간의 섭식 및 연하장애 등의 원인이 될 수 있다.

최근 부모들과 임상가들은 구개열 재단 및 '구개열 후원회'(www.cleftadvocate.org/feeders/html)가 지원하는 인터넷 사이트에서 몇 가지 특수 젖꼭지 및 젖병을 볼 수 있다. 편방향(one-way) 밸브(**〈박스 2-1〉** 참

〈박스 2-1〉 구개열 영아의 섭식 지침

① 신생아는 매 24시간마다 체중당 2온스의 우유나 유동식을 섭취할 필요가 있다. 예를 들어 7파운드 체중의 아기는 24시간마다 14온스를 섭취해야 한다(부모들은 온스를 배분하는 법을 알아야 한다).

② 매 섭식은 30분 이상 지속되어서는 안 된다. 그렇지 않으면 영아는 섭식하는 데 너무 많은 에너지를 소모하기 때문에 얻은 것보다 더 많은 칼로리를 소진하게 된다.

③ 코로 역류하는 것을 줄이기 위해, 수유를 할 때에는 영야를 누윈 자세보다는 반쯤 세운 자세를 유지하는 것이 좋다.

④ 젖병이 너무 딱딱해서 짜기 어려워서 우유를 직접 입으로 부어넣어주는 경우 영아가 질식하지 않도록 주의해야 한다.

⑤ 이용 가능한 특수 젖꼭지가 많은데, 보통 부드러운 젖꼭지를 사용하는 것이 좋다.

⑥ 부모들은 젖꼭지를 혀 위에 올리고 구개 쪽으로 밀어 올리기보다는 아래로 누르는 법을 배워야 한다. 젖꼭지가 구개 쪽으로 미끄러지는 것을 피하는 게 최상이다. 즉 파열되지 않은 구개에 혀를 위치시켜야 한다. 만약 양측파열이라면 젖꼭지를 큰 구개판 혹은 구개 부분에 위치시켜야 한다.

⑦ 체중이 꾸준하게 증가할 때까지 영아의 체중을 매주 모니터해야 한다.

조)가 있는 젖꼭지는 부모가 수유할 때 필요한 양을 기록하는 데 도움이 된다.

영아의 외과의 혹은 구개열 팀은 입술 수술과 구개 수술을 하자마자 사용할 수 있는 섭식 기법들에 관한 정보를 가족에게 제공해야 한다. 구순열 수술 이후의 섭식에 대한 최근 연구 결과에 따르면, 수술 전 섭식 방법을 곧바로 사용하는 것이 수술 결과를 해롭게 하지 않는다고 한다. 그러나 구개열 수술 이후에 치료 경과를 방해하는 것을 막기 위해 젖꼭지 사용을 금기시 한다면, 적어도 일시적으로 사용해서는 안 된다. 부모들은 종종 구개열 수술 후 얼마 동안 영아에게서 '젖병을 빼앗아야 하는지'를 걱정한다. 대부분의 구개열 팀은 영아가 구개 성형술을 받기 전에 숟가락으로 먹을 것을 권고하고 있다(나이 든 아동들이 또 다른 구개 수술이나 인두 성형술을 받아야 할 경우에도 비슷한 문제가 발생한다. 그들에게는 부드러운 음식을 먹이고 수술 이후에는 피자를 멀리하게끔 하는 것이 중요하다).

청력

아무리 '경미한' 청력손실이라 할지라도 초기 구어 및 언어발달을 위협할 수 있다는 것을 이미 알고 있을 것이다. 구개열 아동들은 특히 귀 질환을 앓을 가능성이 많은데, 이것은 구개 근육의 일부가 유스타키오관의 정상적인 개폐 메커니즘의 일부를 담당하기 때문이다. 연구 자료에 따르면 구개열의 외과적 봉합으로 이과적(otologic) 건강이 향상될 수 있으나, 그 결과가 반드시 보장된 것은 아니라고 하였다. 일반적으로 연령이 증가할수록 중이염을 앓고 있는 경우가 감소하기 때문에 구개열을 가진 청소년의 경우 상대적으로 중이염을 앓는 경우는 거의 없다. 그러나 만일 어린 아동에게 청력손실이 두드러진 문제라면, 의사소통에서의 잠재적 손상이 청소년 시기까지 지속될 수 있다.

환자들은 만성적이거나 재발되는 귀 질환, 그리고 청력손실의 가능성을 항상 고려해야 한다. 구개열이 없는 아동과 마찬가지로, 초기 청력손실이 초기 구어 및 언어발달(특히 음운론적 발달)에 영향을 주었는지 물어

보아야 한다. 귀질환 혹은 청력이 구개 혹은 기타 구강구조의 해부학적/신경생리학적 상태보다 말과 언어발달에 더 많은 영향을 준다.

아동기의 심리사회적 문제

우리는 구개열 영아에 대한 부모 및 가족들의 반응에 관한 몇몇 초기 문제를 토의했다. 여러분이 유치원이나 학교에서 구개열 아동을 보게 될 때쯤에는 이와 같은 많은 문제가 이미 가족 내에서 해결되었을 것이다(하지만 항상 그런 것은 아니다). 여러분이 보는 아동과 가족은 여전히 가족과 친구들로부터 초기 혼란의 영향을 받을지도 모른다는 것을 명심하라. 언어치료사로서 여러분은 아동(혹은 가족)의 삶에서 다른 전문가들이 거의 가지고 있지 않은 하나의 특별한 재능, 즉 **듣는 능력**을 가지고 있다.▼ 말하고 있는 동안에는 아무것도 배울 수 없다. 듣고(혹은 읽고) 있을 때에만 배울 수 있다. 단순히 아동이 말하는 방법이 아니라, 아동과 가족이 무엇을 말하고 있는지를 들어야 한다.

▼ 구어 및 언어치료에서는 좋은 청자가 되는 것이 필요하다. 치료 세션에서는 여러분이 말하는 것(아동을 교육하기 위한 노력의 일환으로)을 줄이고 오히려 아동이 새롭게 습득한 것을 연습할 수 있도록 충분한 시간을 주고 들어 주도록 노력해야 한다.

아동과 가족에게 구개열이 미치는 심리사회적 영향에 관한 연구 자료는 엄청나게 많은데, 이들 대부분을 Peterson-Falzone 등(2001)이 요약하였다. 이 주제에 관한 새로운 연구 자료들은 빠른 속도로 발표되고 있으며, 온라인 저널(특히 「Cleft Palate-Craniofacial Journal」)을 통해 살펴볼 수 있다. 이 연구들에서는 아동발달, 즉 부모-아동 결속, 언어 이전기 발달, 초기 말소리 발달, 초기 언어발달, 학교 적응 및 학력, 또래관계 등에 관한 모든 범주를 다루고 있다. 학령기 이전 이후에는 다음과 같은 심리사회적 및 교육학적 범주에 관심을 가지게 된다.

1. 자아개념

2. 또래관계

3. 초기 학교생활의 적응

4. 학습장애 및 그 문제의 가능성

5. 사춘기의 민감도. 이때는 자아존중감이 가장 손상받기 쉬우며, 교우관계 및 우정이 청소년들의 적응 및 행복에 중요한 시기가 된다.

아동은 대개 4세경에 자신의 외모에 관심을 가지게 된다. 아동이 특히 예민하다거나 아동의 얼굴이 주위 아동이나 낯선 사람들로부터 주목을 받게 된다면 보다 일찍 관심을 가지게 될 것이다. 아동은 자신이 태어났을 때 부모가 다른 사람들로부터 받았던 똑같은 질문들(예: "나는 왜 이게 있지?", "언제 이게 없어져?")을 받게 될 것이다. 부모와 양육자는 아동이 새로운 사람들에게 대답할 수 있도록, 아동 자신만의 이야기를 만들 수 있도록 도와주어야 한다.

지난 10년 동안 우리는 구개열 아동이 비구개열 아동에 비해 학습 문제와 학업성취 문제를 더 많이 가지고 있다는 것을 알게 되었다(Brocer et al., 1998; Endriga & Kapp-Simon, 1999). 이러한 문제들은 초기 청력손실이나 말장애로 인한 이차적인 문제가 아니며, 이전에 의심했던 것보다 훨씬 많은 비율로 구개열 아동들이 타고난다.▼

▼ 이와 같은 학교 및 학습 문제들 이면에 가정된 사실은 이것이 사실이 아니라 할지라도, 기본적으로 구개열이 '가장 가운데 위치한' 손상이라는 것이다. 예를 들어, MRI 연구에서 구순 및/혹은 구개열 아동 및 성인에게서 대뇌 구조가 달라졌다는 것을 알 수 있었다(Nopoulos et al., 2000, 2002). 이와 같은 지식은 아동이 학교 상황에서 초기 중재를 받음으로써 장기간의 교육 문제에서 벗어나기 위한 방법을 모색하고 있는 보호자에게 부가적인 책임을 부여하는 것 같다.

나이 든 아동들에 대한 포괄적인 프로그램에서는 사회적응 및 또래관계에 대한 문제를 다루고 있다(Kapp-Simon & Simon, 1991; Robinson et al., 1996; Slifer et al., 2004). 이와 같은 프로그램들은 구개열/두개안면팀을 치료하는 데 오랜 경험을 가지고 있는 심리치료사들이 만든 것이다. 프로그램은 가족들뿐만 아니라 심리치료사나 사회복지사가 이용할 수 있다. 여러분은 이와 같은 프로그램이 있다는 것을 가족들에게 알려 줌으로써 그들을 도울 수 있다. 보다 중요한 것은, 그들이 가지고 있는 문제를 들어주고 걱정과 두려움을 확인하게 되면 여러분은 그들에 대한 자신감이 생길 것이라는 점이다.

요약

- 여러분이 학교, 사설 치료실, 혹은 기타 비의료적인 장소에서 근무하고 있다면, 구개열 아동이 의뢰되었을 때 가족들에게 물어볼 타당한 표준화된 질문지를 개발하는데 도움이 되는 것을 찾을 것이다. 여러분들은 영아기에 발생하는 문제들로 되돌아가서 "과거로 거슬러 올라가는" 상담을 해서는 안 되지만, 그들의 초기 고민과 이와 같은 고민을 어떻게 해결했는지에 관해 가족들에게 질문할 것이다.
- 여러분들은 귀 질환 및 청력 보고서, 외과수술, 기타 의료적인 문제 등이 기록되어 있는 병력과 아동에 관해 얻을 수 있는 일상적인 내력(예: 발달사, 치료적 중재, 학교생활)을 원할 것이다.
- 만일 가족이 여러분에게 준 정보가 잘못된 것 같으면, 여러분들은 의료 기록 일부를 요청해야 한다.
- 왜 이런 모든 정보가 필요한지에 대해 가족(혹은 환자)들이 의심스러워한다면, 치료 계획을 결정하는 데에 어떠한 것도 빠뜨리지 않고 확실히 하기 위함이라고 말해 주어 그들을 안심시켜야 한다.

참고 문헌

Broder HL, Richman LC, Matheson PB: Learning disability, school achievement, and grade retention among children with a cleft: a two-center study. *Cleft Palate Craniofac J* 35: 127-131, 1998.

Coy K, Speltz ML, Jones K: Facial appearance and attachment in infants with orofacial clefts: a replication. *Cleft Palate Craniofac J* 39: 66-72, 2002.

Endriga MC, Kapp-Simon KA: Psychological issues in craniofacial care: state of the art. *Cleft Palate Craniofac J* 36: 3-11, 1999.

Kapp-Simon KA, Simon DJ: *Meeting the challenge: a social skills training program for adolescents with special needs*. Chicago: University of Illinois, 1991.

Maris CL, Endriga MC, Speltz ML, et al: Are infants with orofacial clefts at risk for insecure mother-child attachments? *Cleft Palate Craniofac J* 37: 257-265, 2000.

Nopoulos P, Berg S, Canady J, et al: Abnormal brain morphology in patients with isolated cleft lip, cleft palate, or both: a preliminary analysis. *Cleft Palate Craniofac J* 37: 441-446, 2000.

Nopoulos P, Richman L, Murray J, Canady J: Letter to the editor. *Cleft Palate Craniofac J* 39: 122-124, 2002.

Peterson-Falzone SJ, *Hardin-Jones MA, Karnell MP: Cleft palate speech* (3rd ed). St Louis: Mosby, 2001.

Reid J: A review of feeding intervention for infants with cleft palate. *Cleft Palate Craniofac J* 41: 268-278, 2004.

Robinson E, Rumsey N, Partridge J: An evaluation of this impact of social interaction skills training for facially disfigured people. *Br J Plast Surg* 49: 281-289, 1996.

Slifer KJ, Amari A, Diver T, et al: Social interaction patterens of children and adolescents with and without oral clefts during a videotaped analogue social encounter. *Cleft Palate Craniofac J* 41: 176-184, 2004.

Young ML, O'Riordan M, Goldstein JA, Robin NH: What information do parents of newborns with cleft lip, palate, or both want to know? *Cleft Palate Craniofac J* 38: 55–58, 2001.

웹사이트 정보

Cleft Advocate: www.cleftadvocate.org/feeders/html (nipples, nipple-bottle systems).

Cleft Palate Foundation: www.cleftline.org (general information, nipples, nipple-bottle systems).

CHAPTER 3

구개열 및 비구개열로 인한 VPI가 아동의 말에 미치는 영향

VPI란 무엇인가?

VPI란 **v**elo**p**haryngeal **i**nadequacy를 의미한다. 그리고 이 책에서는 **연인두 기능부전**(faulty velopharyngeal closure)에 대한 포괄적인 용어로 사용한다. 이처럼 VPI는 연인두 기능을 손상시키는 여러 가지 원인들을 포함하고 있다. 즉 연인두 기능부전은 결과적으로 말 산출 시 과대비성 및 비강기류 유출 등을 유발시킨다.

'VPI'는 'velopharyngeal inadequacy', 'velopharyngeal insufficiency', 'velopharyngeal incompetence', 그리고 'velopharyngeal dysfunction'의 약자로, 연인두 기능부전에 대한 유형을 나타내기 위해 교대로 사용된다. 다시 말해 이 용어들은 연인두 기능부전에 대한 근본적인 원인으로는 거의 혹은 전혀 사용되지 않는다. 그러나 연구 및 임상에서는 VPI'를 연인두 기능부전에 대한 병인을 설명하기 위해서 사용한다. 연구에서는 병인을 보다 명확하게 하면 자료를 비교하는데 있어 타당성과 신뢰성을 가질 수 있다. 임상에서는 병인이 다르면 치료 방법도 달라진다(제4장, 제9장 참조).

비록 우리는 inadequacy라는 용어를 선호하지만, 'inadequacy' 혹은 'dysfunction'을 사용해도 별 차이점은 없다. 중요한 것은 연인두 기능부전에 대한 명확한 원인을 진단하는 것이다.

구개열 및 비구개열의 VPI에 대한 원인 이해하기

VPI의 가장 잘 알려진 원인은 구개열이지만, 기타 다른 원인들도 많다(Peterson-Falzone et al., 2001, 제8장). **정확한 진단과 치료 모두를 위해서 구조적 원인, 신경학적 원인, 말에 대한 잘못된 학습으로 인한 원인 등을 서로 구별하는 것이 중요하다**(Trost-Cardamone, 1989).

▼ 이 그림은 컬러로 다시 만들어졌으며, 첨부된 CD의 Clinical Resource에서 다운로드할 수 있다.

〈그림 3-1〉에는 구개열 및 비구개열의 VPI에 대한 병인을 분류하여 제시하였다.▼ **구개열로 인한 VPI** 그룹의 모든 원인은 구조적인 문제이다. 즉 **조직의 결함**이 원인이다. 이 그룹에는 수술 받지 않은 구개열과 수술 후 지속적인 결함을 보이는 두 그룹 모두가 포함된다는 것을 알아야 한다.

비구개열로 인한 VPI의 원인은 다양하며, 다음과 같은 세 가지 하위그룹으로 나눌 수 있다.

1. 연인두 **기능부전**(Velopharyngeal insufficiency). 이것은 구개열을 제외한 조직의 구조적인 결함으로 인한 것이다.

2. 연인두 **기능부전**(Velpharyngeal incompetency). 이것은 신경학적 원인으로 인한 것이다.

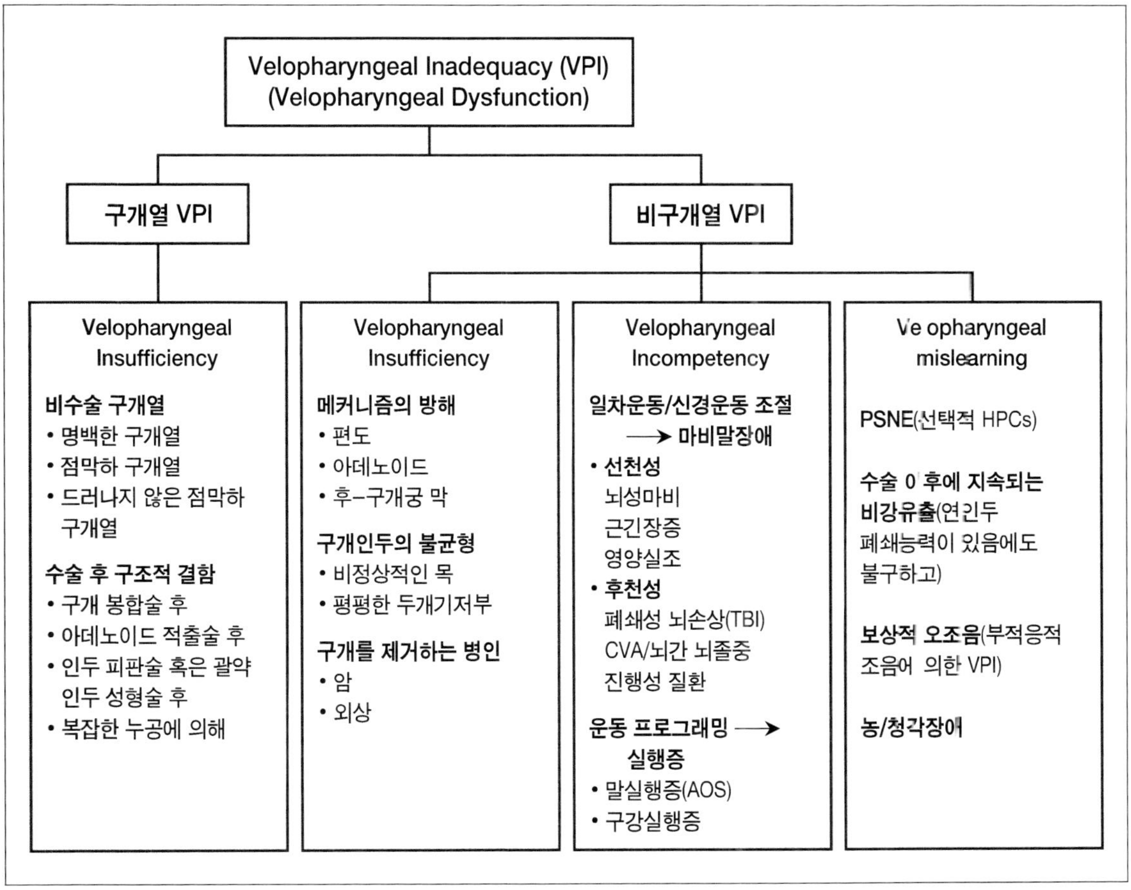

〈그림 3-1〉 VPI의 분류(Trost-Cardamone JE: *Cleft Palate J* 26:68-70, 1989.)

HPCs : high pressure consonants *TBI* : traumatic brain injury
CVA : cerebrovascular accident *AOS* : apraxia of speech

3. 연인두 **기능부전**(Velpharyngeal mislearning). 이것은 해부학 및 생리학적으로 정상임에도 불구하고 연인두 기능부전이 존재하는 것이다.

세 번째 카테고리에는 특정한 음소에서의 비강유출(phoneme-specific nasal emission, PSNE)과 수술 후에 적절한 폐쇄능력을 갖추었음에도 불구하고 비강유출이 지속되는 패턴처럼, 화자가 구강음 및 비강음 발화를 잘못 학습한 경우가 포함된다.▼ 또한 여기에는 실질적으로 연인두 폐쇄를 방해하는 성문 파열음, 인두 마찰음과 같은 보상적 오조음을 사용하는 화자들도 포함된다(Henningsson & Isberg, 1986, 1991). 연인두 포트 아래를 여닫아야 하는 이와 같은 제스처들은 연인두 포트를 개방시키는 원인이 된다. 일부 청각장애 화자들에게서 관찰되는 구/비강음의 오류도 세 번째 범주인 '학습 오류' 범주에 포함된다(Colton & Cooker, 1968; Fletcher & Daly, 1976; Fletcher et al., 1999).

▼ 오류 '유형'은 오류 '형태'와 같지 않다. 예를 들어 성문 파열음은 보상적 오류 형태이다. 파열음에 영향을 주는 오류 유형으로 /p, b, t, d, k, g/음의 대치가 사용된다. 이와 비슷하게, 후비강마찰음도 오류 형태의 일종이다. 이는 선택된 목표자음을 PSNE로 대치하여 사용되는 오류 유형이다. 이와 같은 특이성에 대해서는 후에 비강유출 부분에서 다룰 것이다.

VPI가 공명에 미치는 영향

정의에 따르면, VPI의 원인은 구강과 비강의 비정상적인 커플링으로, 모음과 유성자음에서 지나친 비강 공명, 즉 과대비성을 유발시킨다.

공명의 정의

공명(resonance)은 말에 대한 물리적인 특성뿐만 아니라 지각적인 특성으로 기술된다(Peterson-Falzone et al., 2001, p. 162). 물리적으로 공명은 후두에서 만들어진 음을 성도로 전달하는 기능을 담당한다. 성도는 성대에서 만들어진 복합음을 선택적으로 여과함으로써 배음을 증가시키고 다른 음을 제거하는 기능을 담당한다. 구강 공명과 비강 공명이 적절한 균형을 이룸으로써 수용 가능한 발화가 될 수 있다. 언어에 따라 이러한 균형은 달라질 수 있지만, 영어 모음과 유성자음은 비강 공명이 조금 관여하지만 주로 구강 공명이 그 역할을 담당한다. 공명은 구어 파라미터로, 수용 가능한 범위를 가지며 연속적으로 인지된다. 따라서 공명은 '정상'으로 규정지을 수 있는 단독의 파라미터가 되지 못한다. 즉 우리가 잘 알다시피, 귀는 이러한 연속선상에서 우리에게 공명장애를 알려 준다.

과대비성

과도한 비강 공명은 모음, 활음 /w, j/과 유음 /l, r/ 등에 과도하게 비음을 반영함으로써 결과적으로 과대비성을 산출하게 된다.▼ 고모음인 /u/와 /i/는 VPI가 있을 때 과대비성이 특히 더 많이 나타난다. 수술을 받은 구개열 화자에게서 나타나는 대부분의 과대비성은 학습된 것이 아닌 생리적인 것이다.▼

▼ 이와 같은 음들을 뭉뚱그려 구강 공명음 혹은 접근음이라고 부른다.

▼ 필수불가결한 말소리 오류는 선택적인 오류와 구분될 수 있다(Trost-Cardamone, 1990; Golding-Kushner, 2001). 구개열 구어는 **필수불가결한** 오류와 **선택적인/학습된** 오류 둘 다를 포함하고 있다. **필수불가결한 오류**는 누공과 연인두의 구조적인 결함과 같은 구조적 혹은 신경학적 문제가 그 원인이며, 수술적인 중재가 필요하다. **선택적인/학습된 오류**는 습관적인 오류로, 초기에 잘못된 학습 결과이다. 선택적인/학습된 오류는 연인두 폐쇄가 필요한 문맥에서 나타나고 지속되며 언어치료가 요구된다. 필수불가결한 오류는 **수동적인** 오류의 특성과 **능동적인** 오류로서의 학습된 오류 특성을 나타낼 수 있다(Hutters & Bronsted, 1987; Sell et al., 1994, 1999).

비록 과대비성의 대부분의 원인은 (지속적인)VPI이지만, 누공이 그 원인일 수도 있다(Shelton과 Blank, 1984; Henningsson과 Isberg, 1987). 누공은 연인두 기능부전 혹은 VPI를 증가시키는 원인이 될 수 있기 때문에 과대비성을 더욱 더 증가시킨다(Henningsson과 Isberg, 1987; Isberg와 Henningsson, 1987; Karling et al., 1993). 그리고 구강개방정도와 혀 높이, 그리고 혀의 전후 위치는 과대비성을 지각하는 데에 영향을 미칠 수 있다(Cullinan과 Counihan, 1971; Falk와 Kopp, 1968; McDonald 와 Koepp-Baker, 1951). 입을 다물고 혀를 높게 위치시키거나, 혀를 뒤쪽으로 위치시키면 과대비성을 악화시키게 된다.

기타 공명장애

수술을 받은 구개열 환자들은 과대비성 이외에 다른 공명장애가 있을 수 있다. 기타 공명장애에는 과소비성, 혼합된 비성, 맹관 공명 등이 포함된다.

과소비성

지나치게 적은 비강 공명은 모음과 공명음에 영향을 주어 결과적으로 과소비성(hyponasality)을 가져오고, 또한 비강 공명이 감소하여 비음이 조음위치가 비슷한 구강음 /b, d, g/로 지각될 수 있다. 과소비성은 비성도(nasal airway)가 부분적으로 막히거나 혹은 통로의 뒤쪽 입구가 커다란 아데노이드로 인해 부분적으로 막힐 때 나타난다. 완전히 막히면 무비성이 나타나는데, 이는 공명에 매우 심각한 영향을 미친다. 예를 들어, 목표음인 비음을 동일 조음점을 가진 구강 파열음과 구분하지 못할 수 있다.

여기에서 임상적으로 중요한 것은 과소비성 혹은 무비성으로 인해 근본적인 VPI를 지각할 수 없을 수 있다는 점이다. 일단 원인이 되는 조건이 분명하다면(예: 감기나 알레르기, 비대한 아데노이드) VPI를 알 수 있다. 임상가가 아동을 치료할 때와 마찬가지로, 여러분은 연인두 기능의 적절성을 잘못 판단하고 싶지 않을 것이다. 이것이 다양한 종류의 기기적 평가(예: 비디오 조형술, 비디오 내시경 등)를 받아야 하는 이유이고, 구개열 아동이 전문적인 팀에게 정기적으로 검진을 받는 이유이다.▼

▼ 아데노이드 비대증으로 인해 과소비성을 보이는 수술 받은 구개열 아동인 비디오 클립 3-1을 참고하라. 여러분이 들을 수 있듯이, 그 또한 성문 파열음을 들을 것이다.

혼합된 비성

말에서 혼합된 비성(mixed nasality)은 '과대비성과 과소비성의 특성을 모두 지닌 공명'이다(Peterson-Falzone et al., 2001, p. 163). 이것은 주로 인두 피판술 혹은 말 보조장치를 착용한 구개열 환자에게서 종종 들을 수 있다. 대개 혼합된 비성은 비강 저항을 증가시켜 모음 혹은 비음에 대한 비강 공명에 영향을 주지만 제거되지는 않는다.

맹관 공명

맹관 공명(cul-de-sac resonance)은 과소비성의 변형된 형태로, 방해 장소가 다르고 말에 영향을 준다. **맹관**(cul-de-sac)이라는 용어는 '맹낭(blind pouch)'이라는 프랑스어에서 유래되었다. 이 음은 억제된 듯한 둔탁한 음이다. 여러분들은 'mi, mi, mi, mi' 혹은 'nu, nu, nu, nu'를 반복하면서 콧구멍을 놓았다가 잡았다가 하면서 이것을 시험할 수 있다. 이 음은 앞쪽 비강을 막음으로써 막힌 음이 나올 것이다. 맹관 공명의 일반적인 원인은 매우 심한 비정상적인 중격이다.

VPI가 조음에 미치는 영향

모든 구개열이 조음장애를 보이는 것은 아니다. 많은 경우에, 초기 구개성형술은 적절한 연인두 메커니즘을 제공하기 때문에 초기 말의 학습 오류에 대한 위험을 최소화시킨다. 연구 결과를 보면, 팀 케어를 받은 취학전 구개열 아동들의 약 25%는 정상적인 조음을 기대할 수 있으나 "상당수의 많은 아동들은 청소년기까지 조음 문제가 지속된다."고 하였다(Peterson-Falzone et al., 2001, p. 164).

언어치료사와 구개열 팀의 전문가들은 VPI가 구개열 화자의 조음에 미치는 지각적인 영향에 대해 잘 알고 있다. 전체적인 혹은 표면적인 수준에서는 '비강유출', '자음 약화', '보상조음' 등이 포함된다. 비록 이와 같은 구어 문제의 분류가 정확하다 할지라도, VPI에 대한 언어치료에서는 임상적으로 거의 사용되지 않는다. 평가를 위해서, 언어치료를 계획하고 효과적인 전달을 위해서 구개열 아동의 오조음에 대한 심도 있는 이해가 필요하다. 이와 같은 오조음에 대한 설명은 이 장의 뒷부분에 제시되어 있다.

비강유출

제1장에서 설명한 것처럼, 비강유출(nasal emission; NE)은 구강과 비강의 비정상적인 커플링의 결과이다. 이것은 **기류의 오류**로, 이것은 기류의 오류로, 구강내 압력을 필요로 하는 고압력자음군(파열음, 마찰음, 파찰음)에 영향을 미친다. 비강기류 유출은 구강으로 향하고, 구강에서 방출되어야 할 기류가 비강으로 들어가 비강에서 방출되는 것이다. 부적당한 구-비강의 결합은 VPI(연인두 포트의 결합)와 누공(구강을 통한 결합)이 원인이다. 연인두 개방의 정도와 기류의 강함에 따라 구강과 비강기류 방출이 동시에 나타날 수도 있고, 기류가 비강에서만 방출될 수도 있다.

NE는 다양한 형태로 나타나며, 서로 다르게 지각된다. NE는 들을 수도 있고 혹은 듣지 못할 수도 있다. 들을 수 있는 NE는 소음성이거나 비소음성일 수 있다. 소음성이건 비소음성이건 간에, NE는 필수불가결한 것이거나 학습된 것일 수 있다. 필수불가결한 NE와 학습된 NE는 지각적인 오류 패턴에 근거하여 변별할 수 있다.

들을 수 없는 NE

들을 수 없는 NE는 들을 수는 없지만, 콧구멍 바로 아래 치경이나 작은 거울 혹은 반사경을 이용하여 볼 수는 있다. NE는 거울을 뿌옇게 하거나 흐리게 할 것이다. 비록 말을 알아들을 수 있다 하더라도, 들을 수 없는 NE는 초기 연인두 기능부전의 지표가 될 수 있으며, 기류가 구비관(비구누공)을 통과할 수 있기 때문에 진단적인 절차를 밟아야 한다.

들을 수 있는 NE

들을 수 있는 NE는 공기가 비강을 통과할 때 **소음성 마찰음**으로 들린다. **소음성 비음**(nasal turbulence)은 비강유출과 연관된 '콧소리'로 들리고, '후비마찰음(posterior nasal frication)'과 '바스락거리는 비성(nasal rustle)'과 같은 많은 다른 이름을 가지고 있다.▼

▼ 이와 같은 소음의 근원은 분명치 않다. Trost(1981)는 소음의 근원으로서 연인두 포트에서의 연구개 마찰음을 확인하여, 이를 '후비마찰음'이라는 용어를 제안하였다. McWilliams(1982)는 소음성 비음이 비강 내부의 저항에서 기인된다고 주장하였다. Kummer 등(1989, 1992, 2003)의 논문에서는 소음성 비음(그들은 '바스락거리는 비성'이라고 사용함)은 아주 작은 연인두 틈과 연관이 있으며, 연인두 포트가 소음의 근원과 관련이 있다고 하였다.

소음성 유무와 상관없이 들을 수 있는 NE는 NE를 동반하거나 모든 혹은 일부 고압력 자음과 동시조음된다. 소음성 유무와 상관없이 NE가 구강 목표음과 같은 자음으로 대치되어 지각할 수 없을 때, 이것은 **대치**된 것이다(이 장 뒷부분의 비마찰음과 후비마찰음에 대한 설명을 참조하라).

여기에서 우리가 강조하고 싶은 것은, NE는 생리적인 기전을 가지고 있는 **필수불가결한 것**(수동적인)이거나 생리학적 기전을 가지고 있지 않은 **학습된 것**(능동적인)이라는 것이다.

필수불가결한 NE. 필수불가결한 NE는 다음과 같은 요소들로 인해 나타날 수 있다.

1. 연인두 기능부전(velopharyngeal insufficiency): 구개열 수술을 하지 않았거나, 구개열 수술이 부적절했거나, 혹은 연인두 폐쇄를 방해하는 메커니즘을 가지고 있는 환자들은 결과적으로 화자의 모든 압력자음군에 영향을 주어 NE를 유발하며, 과대비성을 동반한다.
2. 연인두 기능부전(velopharyngeal incompeteny): 폐쇄형 외상성 뇌손상으로 인한 마비말장애에서 NE는 모든 압력자음에 영향을 미치지만 약하게 나타날 수 있으며▼ 과대비성을 동반할 수도 있다.

▼ 언어학적으로 '나타난다(realized)'라는 용어는 '산출된다(produced)'의 뜻으로 사용된다.

3. 누공: 누공의 위치에 따라 NE의 유형이 달라진다.

필수불가결한 NE는 의료적 처치(수술 혹은 보철 장치)를 필요로 한다.

학습된 NE. 지각적으로 학습된(능동적) NE는 서로 다른 형태로 실현될 수 있다. 즉 비마찰음 대치 혹은 목표음과 동시에 산출된 NE, 이 둘 중 한쪽이 소음성 비음 혹은 콧바람과 연관될 수 있다. 여러분이 임상 과정에서 이와 같은 두 가지 오류 패턴을 만난다면 다음과 같은 부분들이 토의되어야 한다.

PSNE는 아마 가장 흔한 학습된 NE의 오류 유형일 것이다. 이것은 여러분이 이해해야 할 중요한 패턴 중 하나이다. 왜냐하면 이것은 구개열 집단에만 제한되어 있지 않기 때문이다. PSNE는 정상적인 연인두 폐쇄능력을 가진 비구개열 화자뿐만 아니라, 수술 받은 구개열 화자에게서도 발생한다(Peterson-Falzone & Graham, 1990; Trost, 1981). PSNE는 특정 고압력자음군(HPCs)을 산출하는 데 영향을 미치는 선택적인 NE이지만, 나머지 고압력자음군에서는 정상적인 (구강) 기류 방향을 보인다. PSNE에 대한 가장 취약한 음소는 치마찰음과 파찰음 /s, z, ʃ, ʒ, ʧ, ʤ/이다. 지각적으로, 우리는 일반적으로 목표음과 동시 산출된 소음성 NE 혹은 **비마찰음 대치**(예: 뒤쪽 비음 마찰음)를 듣는다. 일반적으로 과대비성과는 무관하다. 이것은 PSNE에 의해 영향을 받은 자음 음소가 근접한 모음에 영향을 주는 간헐적인 동화 비성일 것이다. 왜냐하면 /s/는 항상 영향을 받는 음이고, 영어에서 가장 흔하게 산출되는 음이기 때문이다. 어떤 아동이 PSNE를 보이는 구개열 증상이 없을 때, 이 패턴에 익숙하지 않은 임상가는 이것을 점막하 구개열로 생각할 수 있다. 이러한 오류 패턴은 학습된 것이기 때문에, PSNE는 수술 없이 언어치료를 통해 교정할 수도 있고 혹은 수술을 필요로 할 수가 있다.

수술 이후 지속적으로 나타나는 NE는 적절한 연인두 폐쇄능력을 가진 구개열 화자들에게서 나타난다. 무슨 까닭인지 구개열 화자는 공기가 비강으로 나가는 패턴을 계속 사용한다. 수술 이후 지속적으로 나타나는 NE는 특정한 음을 제한하지 않는다는 점에서 PSNE와 다르다. 이것은 NE와 함께 '학습된' 음이냐에 따라 특정한 고압력자음군에 영향을 준다. PSNE처럼, 지속적인 NE는 목표음과 동시 산출되거나 비마찰음 대치로 나타나는 것을 지각적으로 알 수 있다.

결론 및 권고. 우리는 연구 보고서에서 나온 이러한 NE의 패턴과 관련된 대부분의 자료가 임상가들 사이에서 비공식적으로 교환되고 있다는 사실을 알고 있다. 이러한 학습된 NE 패턴은 임상적 자료와 체계적인 연구 모두를 통하여 보다 명확하게 보증한다. 그럼에도 불구하고, 모든 비강기류 방출(비강유출)이 생리적인 근거를 가지고 있다고 생각해서는 안 된다. 이 패턴들이 익숙하지 않다면 구개열 팀 혹은 구개열을 치료한 경험 있는 언어치료사에게 이와 같은 학습된 NE 패턴들을 확인받을 것을 권고하며, 구개열 관리를 위한 팀이나 지식이 없는 지역 혹은 동네 의사에게 의뢰하는 것이 더 낫다.▼

▼ 오디오/비디오의 NE 샘플을 참조하라(필수불가결한 NE vs. 학습된 NE). 오디오 클립 3-1에는 비강기류 유출의 원인이 다른 세 명의 샘플이 제시되어 있다. 첫 번째 화자는 수술 받지 않은 점막하 구개열 때문에 소음성 NE를 보인다. 두 번째 화자는 앞쪽 누공 때문에 /p, b, t, d/에서 NE가 나타난다. 그러나 다른 압력자음군에서는 나타나지 않는다. 세 번째 화자는 치찰음과 파찰음에 영향을 주는 특정 음소에서 NE가 나타나지만, 다른 자음군에서는 나타나지 않는다. 비디오 클립 3-2에서는 경도~중도의 과대비성을 보이고 압력자음군에서 비강기류가 손실되는 다양한 패턴을 보이는 4세 아동을 볼 수 있다. 그 아동은 자음군에서 /s/를 비마찰음으로 대치하는 '더 악화된 음소' 패턴을 볼 수 있음에 주목하라. 최근 이 아동은 다른 구강 마찰음으로 대치시키지 않고, 다른 문맥에서도 /s/음만 NE를 방출하는 '학습된 NE'의 패턴이 고정되었다. 또한 그는 /ʒ/를 전방화(/k/음), /ʊ/로, /v/를 /f/로 나타내는 발달성 오류도 보였다. 비디오 클립 3-3에서는 VPI가 있지만 매우 양호한 조음(배치)을 보이는 아동 사례도 제시되어 있다. 이 아동은 /s/와 /z/를 능동적인 비마찰음으로 산출하였다(그는 구조적으로 VPI에 문제가 있었기 때문에 '능동적'이다).

〈그림 3-2〉는 NE의 가능한 근원에 대한 그림이다. 제6장에서는 NE 패턴의 차별적인 진단을 보여 주기 위한 세부적인 평가 절차를 제시하였다.

압력자음의 약화

압력자음의 약화는 파열음의 특성을 줄이거나 없애는 **공기압의 문제**로 나타난다. 이 시스템에서 공기의 누출이 생길 때, 압력자음은 마치 물이 새는 호스에서 수압이 낮아지는 것처럼 약해질 것이다. 구강압의 약화는 NE와 관련이 있지만 분리되지는 못하며, 일반적으로 VPI(velopharyngeal

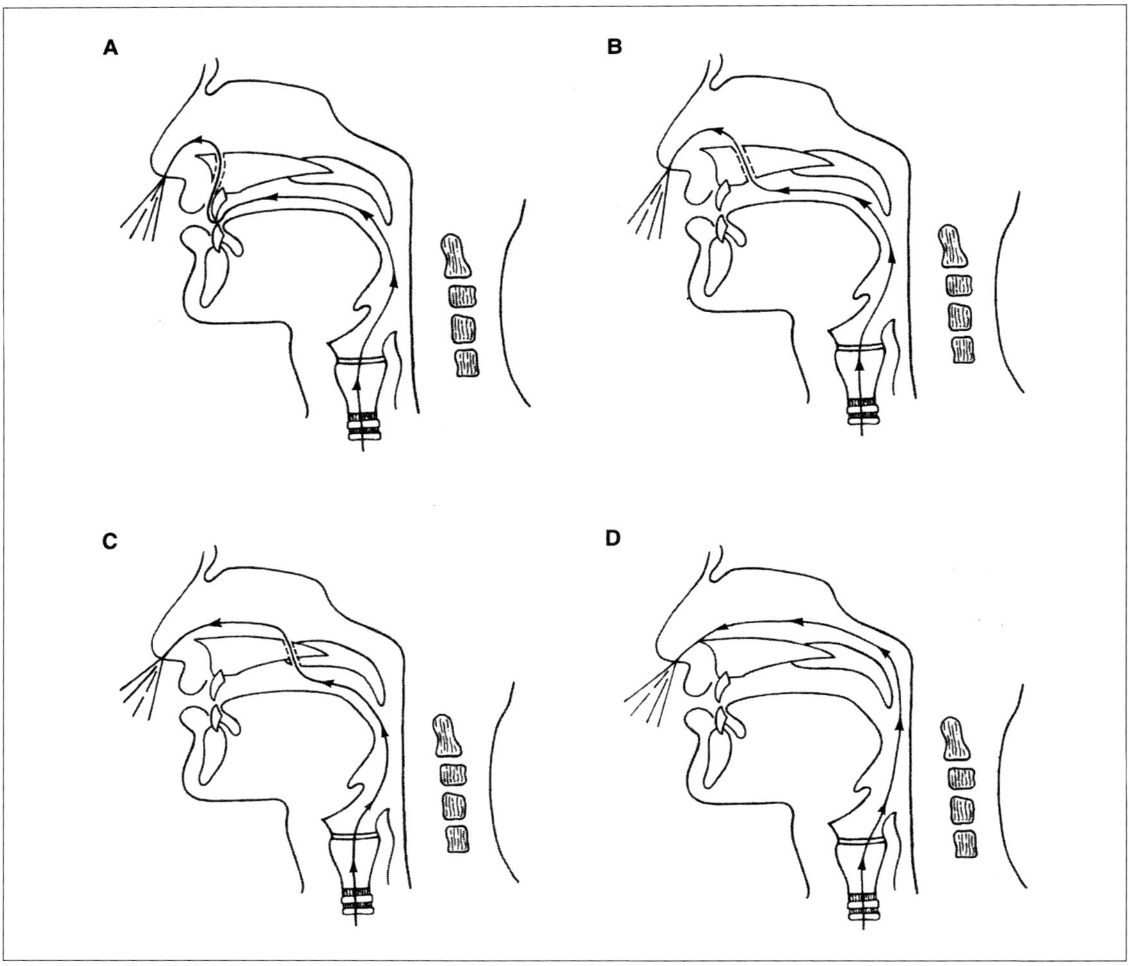

[그림 3-2] 비강유출의 근원. **A**는 비강 양순음 누공, **B**는 앞쪽 구비관(비구누공), **C**는 뒤쪽 구비관(비구누공), **D**는 연인두 포트(연인두 기능부전, 연인두 기능부전, 연인두 학습 오류)이다.

insufficiency와 velopharyngeal incompetence)와 관련이 있다. 매우 심한 형태에서, 구강압의 약화는 'ball'을 'mall'로, 'doll'을 'noll'처럼 구강 파열음을 비음으로 대치할 것이다.

과대비성, 비강기류 방출, 압력자음 약화의 결합된 영향

- VP insufficiency는 과대비성이 많이 나타나고, 음소목록에 있는 모든 압력자음은 힘을 상실하며, NE에 의해 영향을 받게 된다.
- 상당한 크기의 구강 누공이 있으면 누공의 위치에서 만들어진 압력자음을 산출할 때 NE를 듣게 될 것이다. 과대비성은 누공의 크기에 따라 지각될 수도, 지각되지 않을 수도 있으며, 음소적 문맥, 구강 개방 정도, 혀의 위치에 따라 영향을 받을 수 있다.
- VP incompetency는 과대비성이 많이 나타나고, 음소목록에 있는 모든 압력자음은 힘을 상실할 것이다. NE는 지각될 수도, 그렇지 않을 수도 있다. 왜냐하면 VP incompetency는 마비말장애에서 광범위하게 나타나기 때문이다. NE는 실현되지 않을 수도 있다. 왜냐하면 기류를 산출하고 적절하게 유지하기 위한 호흡능력이 감소하기 때문이다.
- VP mislearning에서 과대비성, NE, 압력자음 약화의 영향 및 존재 유무는 학습 오류의 특성에 따라 다양할 수 있다. 그 특성은 다음과 같다.
  - PSNE 혹은 학습된, 수술 이후 지속되는 NE(과대비성이 없거나 최소)
  - 성문 파열음 및/혹은 인두 마찰음 대치는 연인두 포트가 말을 산출하는 동안에 개방되어 있기 때문이다(과대비성과 NE는 쿤절음과 관련이 있을 수 있다)(다음 절 참조).

▼ 보상조음의 특성과 발달에 대한 더 많은 논의는 Trost (1981)와 Peterson-Falzone 등(2001, 제7장)을 참조하라.

보상적 오조음▼

대개의 경우, 구개열과 관련된 보상적 오조음(Compensatory misarticulations; CMAs)은 학습된 조음 문제이고 하나의 위치가 다른 위치로 대치된 조음 위치의 오류이다. CMAs는 말을 습득하는 초기에 학습되고 구개열에 의해 만들어진 구조적인 문제로, 기능적인 면이 상쇄되면서 구개열 아동이 발달시킨 전략의 결과라고 생각된다. 아동은 말 산출에 필요한 압력 밸빙을 충족시키기 위해 비전형적인 배치를 사용한다. 일단 학습된 CMAs는 음소목록이 남아 있고, 음운론적 부분의 문제로 발전되는 경향이 있다. 제1장에서 토의한 것처럼, CMAs는 아동의 어휘로 통합시킬 수 있다. 이와 같은 이유로, CMAs는 성공적인 수술 이후나 연인두 메커니즘의 장치 후까지 계속적으로 지속된다. 따라서 CMAs는 생리적으로 적절한 폐쇄 메커니즘과 공존할 수 있다.

CMAs는 말 명료도 및 이해도에 가장 크게 영향을 미치는 구개열의 말 문제이다. 이 장에서 설명하고 있는 CMAs는 Trost(1981)의 논문과 Peterson-Falzone 등(2001)이 설명한 것을 수정한 것이다. 그들은 성문 파열음, 인두 파열음, 인두 마찰음, 인두 파찰음, 후비마찰음(연인두 마찰음), 비마찰음 및 중설 구개 파열음(mid-dorsum palatal stop) 등을 포함시켰다.▼

▼ 일본 연구자들은 후두 마찰음을 독특한 후두 조음이라고 생각하였다(Kawano et al., 1985). 이 점에서, 우리는 더 많은 자료들이 이것을 지지한다고 생각한다. 후두 마찰음은 인두 마찰음의 변형이라고 할 수 있다. 어떤 것은 인두에서 매우 낮게 산출된다(Trost-Cardamone, 1997). 혀, 설골, 후두가 연계되었기 때문에 설인두 조음에서 후두가 능동적으로 위쪽과 앞쪽으로 움직이기 위해 혀 아래의 공간이 '가득 찰' 수 있다.

'비마찰음'이 첨가되었고, '연구개 마찰음'이 '후설음화'로 분리되었다는 것에 주목해야 한다. CMAs의 유형에 관한 간단한 설명과 그림을 다음 쪽에 제시하였다.

성문 파열음: 〈그림 3-3〉

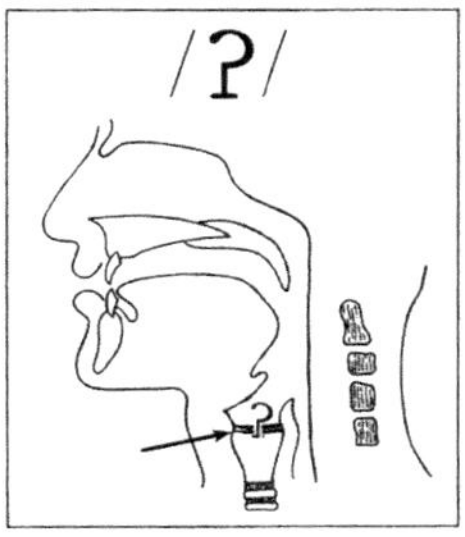

- 성문음 자리에서 산출되는 유성 파열음
- 성대 밸빙과 함께 후두에서 산출
- 전형적으로 파열음을 대치하지만 고압력자음군을 대치할 수 있음
- 주로 파열음과 파찰음이 함께 산출됨

인두 파열음: 〈그림 3-4〉

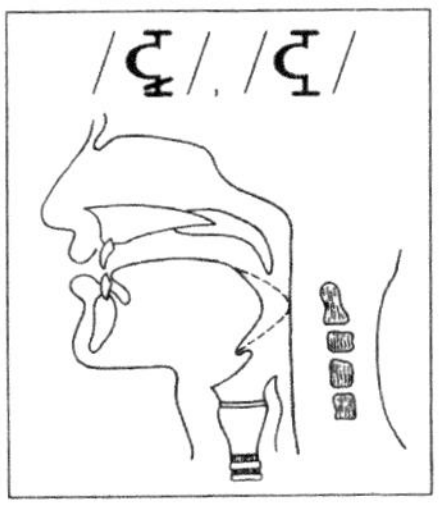

- 설인두음 조음, 유성음 혹은 무성음
- 혀의 기저부와 하인두에서 연구개까지 어떤 한 점에서 후인두벽에 접촉
- 구강 파열음처럼 기류를 막았다가 터뜨림
- /k/와 /g/가 대치됨
- 동시 산출되지 않음

인두 마찰음: 〈그림 3-5〉

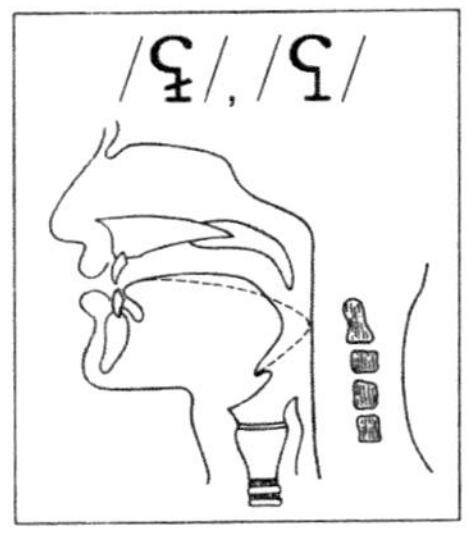

▼ 이 시점에서, 성문 파열음을 사용하는 아동의 비디오 클립 3-1을 다시 보기 바란다. 성문 파열음은 비디오 클립 3-4와 3-5에서도 볼 수 있다. 비디오 클립 3-4의 학령기 아동은 이차 구개를 수술 받았다. 비디오 클립 3-5의 4세 아동은 구순구개열 수술을 받았다. 그는 과소비성과 성문 파열음이 나타났다. 비디오 클립 3-6의 아동은 인두 마찰음이 나타났다.

- 설인두음 조음, 유성음 혹은 무성음이다.
- 인두에서 마찰된다.
- 혀의 기저를 수축시켜 후인두벽에 근접하되 기류를 완전히 막지는 않는다.
- 구강 마찰음과 비슷한 수축을 한다.
- 치마찰음 /s, z, ʃ, ʒ/을 두드러지게 대치한다. 또한 구강 파찰음 /ʧ/와 /ʤ/음 또한 대치한다.
- 동시 산출된다.▼

인두 파찰음 /ʔʕ/, /ʔʕ/

- 인두 마찰음과 성문 파열음이 결합된 것이다.
- 성문 파열음 및 인두 파열음, 그리고 인두 마찰음보다는 적게 나타난다.
- 구강 마찰음 /ʧ/와 /ʤ/만을 대치하는 경향이 있다.

후비마찰음: 〈그림 3-6〉

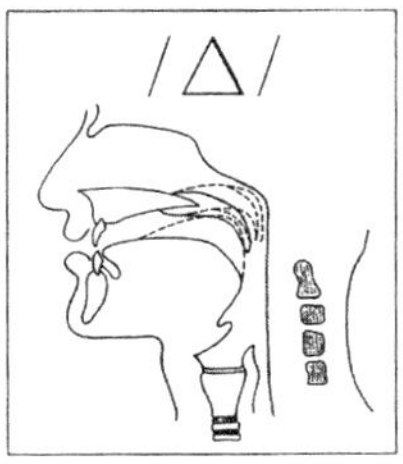

- 연인두 마찰음으로도 불린다.
- 소음성 연인두 마찰음은 작은 연인두 개방과 관계가 있다.
- 연인두 포트 주변에서 다양한 움직임이 있으며, 소음을 만든다.
  - 혀는 연인두 포트를 막기 위해 뒤로 이동하고(혀의 조력), 연구개는 PPW과 가까워지지만 접촉하지는 않는다. 그 결과 수축된 연인두 포트를 통과하는 기류에 의해 마찰음/'콧바람 소리'를 지각하게 된다.
  - 연구개가 PPW(혹은 아데노이드)를 향하여 '움직이는' 경향이 소음성 마찰음/'콧바람 소리'를 산출하는 수축된 기류를 다시 만든다.
- 치마찰음 및 파찰음을 선택적으로 대치시킨다(PSNE의 패턴처럼).
- 일부 혹은 모든 고압력자음과 함께 나타날 수 있다(velopharyngeal insufficiency처럼 필수불가결한/수동적인 혹은 수술 후 지속적인 비강유출이 있는 경우에 나타날 수 있고, 학습된/능동적인 경우에 나타날 수 있다).

비마찰음: 〈그림 3-7〉

▼ '능동적(active)'이라는 용어는 학습된 행동을 의미한다. 이와는 반대로, '필수불가결한'이라는 용어는 '수동적인 비마찰음(passive nasal fricative)'이라고 하는데, 이것은 VP 포트 혹은 누공에서 기류가 새기 때문이다.

▼ 이 책에서 사용되고 있는 / ~/ 기호는 과대비성(모음이나 공명음 위에 표시)과 비강유출(고압력자음 위에 표시) 둘 다를 나타낼 때 사용하였다.

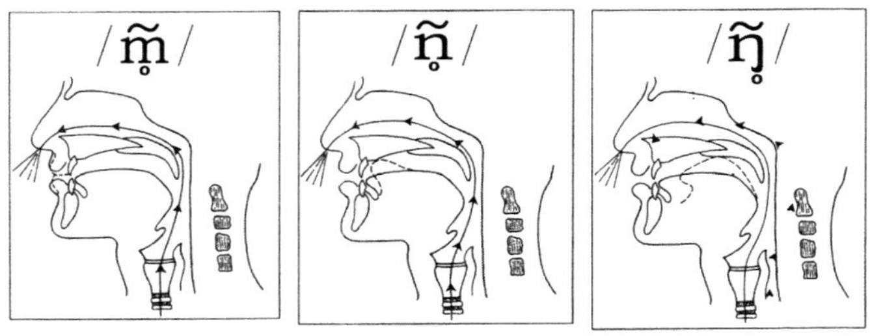

- 능동적인 비마찰음(active nasal fricative)으로도 부른다(Harding & Grunwell, 1998; Sell et al., 1999).▼
- 비소음성 NE는 무성 비음(예: 무성음 /m/, /n/ 혹은 /ŋ/)으로 실현된다. 그 결과 완전하게 구강을 막아서 모든 공기는 코로 방출된다.▼
- 일반적으로 치찰 마찰음을 대치하지만, 파열음을 대치할 수 있다.
- 치마찰음 및 파찰음을 선택적으로 대치시킬 수 있다(PSNE의 패턴처럼). 대개 하나 혹은 두 개의 목표음에서 나타난다(Sell et al., 1999).▼

▼ 비디오 클립 3-7에는 이전에 가지고 있던 기능적인 연인두 시스템이 필요한 아동을 보여 준다. 4세 때, 이 아동은 여전히 구개열 봉합 수술을 받지 못했다(Robin과 관련된 이차문제인 기도 때문에 18개월까지 수술이 지연되었다). 이 아동은 /s/에서 '능동적'(선택적) 비마찰음에서 중설 구개 파열음 및 PSNE를 자주 사용하였다. 이 아동은 구강음 /ʃ/가 자극적이었지만 그 다음에 흡기가 함께 발생하였다.

중설 구개 파열음: 〈그림 3-8〉

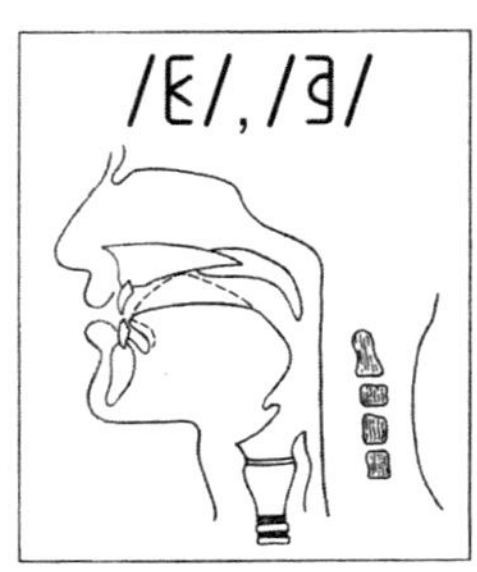

- /j/의 조음 위치에 근접하여 만들어지는 유성 혹은 무성 파열음, 중설

구개 활음(중설이 구개의 중간에 접촉한다)이다.

- 다른 구강 파열음과 비슷하게 기류는 막았다가 방출한다.
- 일반적으로 /t/ 혹은 /k/(무성음), 그리고 /d/ 혹은 /g/(유성음)를 대치시킨다.
- 지각적으로, 중설 구개 파열음은 /t-k/혹은 /d-g/의 중간음으로 들린다. 여러분에게 "이 음이 /t/ 혹은 /k/로 들리나요?"라고 묻는다면, 대부분 중설 구개 파열음으로 들린다고 할 것이다.
- CMAs로 보기에는 다소 논쟁의 여지가 있는데(Peterson-Falzone et al., 2001의 제7장 참조), 그 이유는 다음과 같다.
  - 수술하지 않은 파열 공간을 채우기 위해 혀를 사용하는데, 이 음의 조음 위치가 앞쪽과 뒤쪽의 중간 지점이기 때문에, 초기에 말을 연습하고 옹알이할 때 조음점을 찾는 과정에서 학습되었을 수 있다.
  - 앞쪽/구개의 중간에 위치한 누공을 막기 위해 혀를 사용함으로써 학습되었을 수 있다.
  - 비구개열 아동들의 초기 구어발달에서 일시적으로 산출될 수 있다.
  - 조음 위치가 목젖 뒷부분이 아닌 유일한 보상적인 오조음일 수 있다.▼

▼ Gibbon과 Crampin(2002)이 이와 같은 이중조음을 산출하는 어떤 아동의 자료를 전자 구개도로 제시하였다.

앞에서 설명한 것처럼, 두드러진 조음 오류는 **후방화된 조음**이다. 조음 장소는 목표음의 조음 위치보다 뒤쪽에서 산출되는 것으로 들린다. CMAs는 **부적응적** 행동으로 생각되는데, 그 이유는 CMAs가 **주변 음소가 아닌 다른 음소로 대치되기 때문이다.** CMAs는 조음 위치(대부분 비구강)에서 문제가 있을 뿐만 아니라 지각적으로도 문제가 있다. 비마찰음은 대부분 다른 CMAs와 달리 CMAs로서 논쟁의 소지가 많다. 구개열 언어에서 비마찰음의 발생 빈도는 임상적으로 주목할 만하다. 자주 관찰되지 않는 CMAs에는 치조 파열음을 클릭음으로 대치하는 경우와 마찰음 산출을 위해 흡기

를 사용하는 것 등이 있다. 뒷부분에서, 화자는 압력자음을 산출할 때 짧은 클릭음을 산출한다.▼

▼ 비디오 클립 3-8의 아동은 부적절한 이차 구개열 수술을 받았다. 비디오 내시경을 통해 지속적인 VPI는 짧은 구개 때문이라는 것을 알게 되었다. 이 아동은 중등도의 과대비성이 나타났고, 압력자음군에서 비강기류의 상실을 보상하기 위해 흡기를 사용하였다. 특히 단어 마지막의 마찰음과 파열음(혹은 '음절 마지막') 부분을 잘 들어보기를 바란다.

동시조음인 보상적 오조음▼

▼ '동시 산출(co-production)'이라는 용어는 이전 책에서는 '동시조음(co-articulation)'으로 사용하였는데, '동시조음'은 음소/언어 단계에서 예측 계획과 겹치는 조음 특징을 보다 엄밀하게 규정하는 단어로, 음소적 단계에서의 오류를 보다 상세하게 설명하고 동시조음과 구별하기 위해서 동시 산출이라는 용어를 사용하였다. Morley(1970)와 다른 사람들은 동시 산출과 유사한 '이중조음(double articulation)'이라는 용어를 사용하였다(Hardcastle, Barry, Nunn, 1989; Grunwell, 1993; Sell et al., 1994; Whitehall, Stokes, Hardcastle, & Gibbon, 1995; Gibbon & Crampin, 2002).

성문 파열음, 인두 마찰음, 후비마찰음은 목표음의 위치에서 동시에 산출될 수 있다. 보상적 동시조음에서, 화자는 하나의 조음 방법을 사용하여 **두 조음 위치**에서 동시에 조음할 수 있다. 예를 들어 **〈그림 3-9〉**의 A에서 'bay'의 /b/는 보상적 동시조음으로 산출되었다. 즉 입술을 폐쇄시켰지만 동시에 성문 파열음을 산출하였다. 따라서 청자는 /b/(양순음)의 입 모양을 봤지만 성문 파열음을 듣게 된다. 반대로, **〈그림 3-9〉**의 B는 목표음 /b/를 성문 파열음으로 대치한 그림이다. 파열 위치가 한 곳이고 입술을 개방하고 있음을 주목해야 한다. 이와 같은 산출은 다르게 보이면서 다른 소리를 듣게 된다.

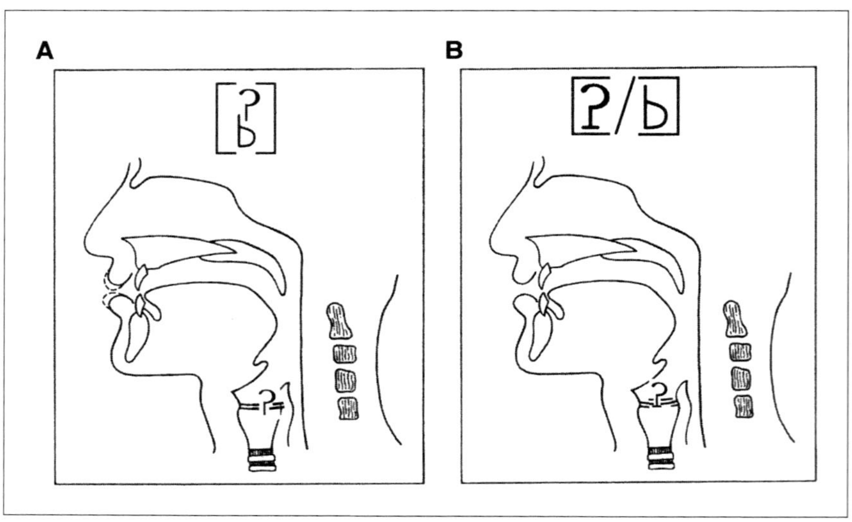

〈그림 3-9〉 **A**는 동시조음된 성문 파열음, **B**는 성문 파열음으로의 대치

〈표 3-1〉 보상적인 오조음과 목표음

보상적 오조음	음성 기호		목표음 대치와 동시조음	
	무성음	유성음	대치	동시조음
성문 파열음		ʔ	압력자음 (전형적으로 파열음)	압력자음 (전형적으로 파열음)
인두 파찰음	ʔʕ̵	ʔʕ	구강 파찰음	파찰음
인두 마찰음	ʕ̵	ʕ	치 마찰음 ± 구강 파찰음	치 마찰음, 파찰음
인두 파열음	ʢ̵	ʢ	/k/, /g/	없음
후비마찰음 (연인두 마찰음/'흡기음')	Δ		압력자음	압력자음
비마찰음*	m̥̃ ñ̥ ŋ̊̃		치찰 파열음 ± 구강 파열음	없음
중설 구개 파열음	Ɛ	ɜ	/t/, /d/, /k/, /g/	없음

출처: Peterson-Falzone SJ, Hardin-Jones MA, Karnell MJ: *Cleft palate speech* (3re ed). St Louis: Mosby, 2001을 수정함.

*이 책에서는 과대비성과 비강유출 모두를 /~/으로 표시하였다. 모음 혹은 구강 공명음 위에 표시하였을 때에는 과대비성을, 고압력자음 위에 표시하였을 때에는 비강유출을 의미한다.

보상적 오조음과 목표음에 해당하는 음성 기호를 **〈표 3-1〉**에 제시하였다.

〈그림 3-10〉은 구강 이외의 조음 장소에서 산출되는 보상적 오조음을 그림으로 나타내었다. **〈표 3-2〉**에는 이러한 음에 대한 조음 위치 및 장법에서의 오류를 제시하였다. '위치에 대한' 오류를 요약하면 성문음(성대), 설인두(인두 내에 있는 여러 지점), 연인두(비인두) 및 비음(비강) 등이다.

이 시점에서 여러분들은 비디오 클립 중 '보상적 오조음'을 보기 바라며, 이 비디오 클립은 Trost-Cardamone(1987)의 숙련된 지도를 보여 주고 있다.

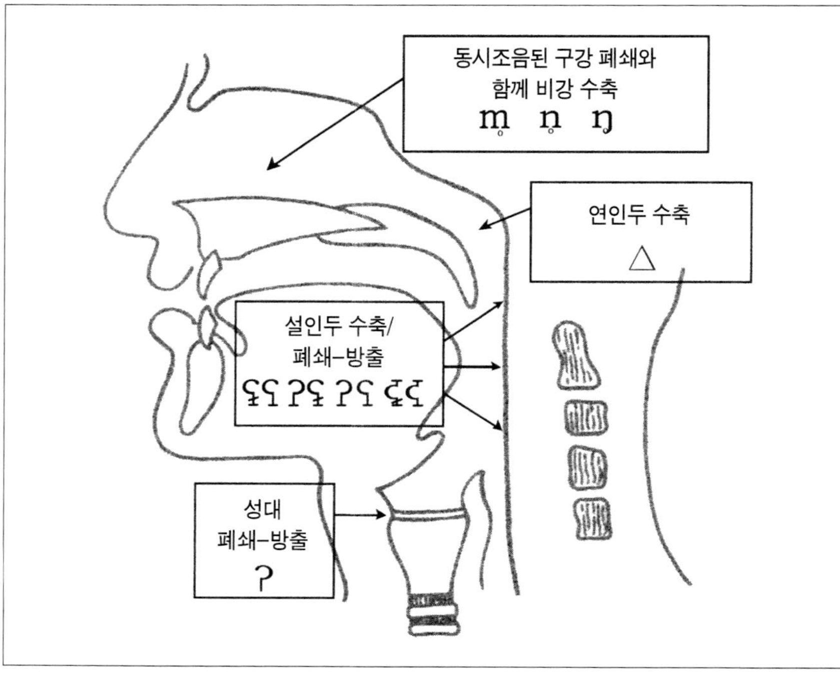

〈그림 3-10〉 보상적 오조음에 대한 부적응적 조음 위치에 대한 설명

〈표 3-2〉 조음 위치 및 방법에 대한 부적응적 보상 오조음

	비강	인두		후두(성문)
		연인두	설인두	
파열음			ʡ̬ ʡ	ʔ
마찰음	m̥̃ ñ̥ ŋ̊̃[2]	Δ	ʢ ʕ	
파찰음			ʔʢ ʔʕ	

후설음화

비록 비전형적인 조음이지만, 후설음화(backed oral productions)는 말 명료도 및 이해도에 영향을 덜 미친다. 후설음화는 심각하지 않은 오조음 형태로, 구개열 아동의 전반적인 특징이다. 정의에 의하면, 이와 같은 오조음은 조음 위치는 여전히 구강에 위치하지만, 정상적인 구강 조음 위치보다 후방화된 자음이 포함될 수 있다. 구개열 화자에게서 자주 나타나는 것은 중설 구개 마찰음, 연구개 마찰음, 치조 공명음 /n/과 /l/의 연구개음화 등이며, 이에 대해서는 아래에 간단하게 설명하였다.

중설 구개 마찰음 /ç, j/

- 유성 혹은 무성 마찰음은 중설 구개 반모음 /j/와 가까운 위치에서 만들어지며, 중설 구개 파열음과 유사하다.
- **중설**이 구개의 중간과 가까워진다. 이것은 치구개 마찰음 /ʃ/, /ʒ/와는 **구별**된다.
- 무성음의 형태로 들린다.
- 지각적으로 '고양이 소리'처럼 들린다.
- 특히 /s/와 /z/ 같은 치 마찰음과 파찰음이 대치된 형태로 사용된다.

연구개 마찰음 /χ, ɣ/

- 유성 혹은 무성 마찰음은 연구개 파열음 /k, g/와 동일한 장소에서 만들어진다. 조음 위치는 연구개이며, 방법은 마찰이다.
  - /k/ → /χ/

- /g/ → /ɣ/

- 대부분 치 마찰음이 대치되어 나타나며, 가끔 파찰음이 대치되어 산출되는 경우도 있다. 왜냐하면 이와 같은 목표음의 조음 위치가 후방화되기 때문이다.
- 지각적으로 인두 마찰음과는 구별된다. 장음 /k:/ 혹은 /g:/처럼 들린다(후방화가 거의 일어나지 않은 것을 제외하고는 '고양이 소리'처럼 들린다).

▼ 공명음도 '접근음'으로 부를 수 있다.

치조 공명음의 연구개음화 /ŋ, L/▼

- 치조 공명음이 연구개 공명음으로 산출된다.
  비강 공명음 /n/ → /ŋ/
  유음 / l / → /ʟ/
- 정상적인 비구개열 화자에게서도 나타난다.

공명음의 연구개음화 /ɾˠ/ 혹은 /ʁ/

- /r/ → /ɾˠ/
- /r/ → /ʁ/
- 정상적인 비구개열 화자에게서도 나타난다.

〈표 3-3〉에는 이와 같은 후설음화를 요약 제시하였다.

〈표 3-3〉 후설음화

후설음화	음성 기호		목표 음소 배치
	무성	유성	
중설 구개 마찰음	[ç]	[j]	치 마찰음, 특히 /s, z/와 파찰음
구개 마찰음	[χ]	[ɣ]	치 마찰음 및 파찰음
구개음화된 치경 공명음		[ŋ]	/n/
		[ʟ]	/l/
구개수 유음 공명음		[ɾˠ]	/r/
구개음화된 유음 공명음		[ʁ]	/r/

적응적 구강 오조음

적응적 구강 오조음은 **구강의 구조적 결함**(VPI 문제가 아닌)에 의한 것이어서 대개 반드시 나타난다. 적응적 구강 오조음에는 치아 문제, 교합 문제, 입술의 기능부전과 부수적으로 부정교합, 수술 혹은 이 모두에 의해 발생하는 말 문제를 포함한다. 적응적 구강 오조음은 구개열만 있는 화자브다 구순열 혹은 구순구개열 화자에게서 더 많이 나타난다. 적응적 구강 오조음은 구조적 결함에 적응한 구어 제스처를 보이며, 지각적으로 목표음을 인지할 수 있다.

치아 문제는 특정 치아의 결함을 의미한다. **치아 문제**는 치아의 위치 혹은 치열의 문제 혹은 하나 또는 그 이상의 치아가 빠진 상태를 말한다. 이와 같은 치아 문제는 부정교합(혹은 교합 문제)과는 구별된다. 치아 문제에는 치아가 없거나, 돌아갔거나, 제자리를 벗어났거나(잘못된 장소에 있는), 치아가 너무 많거나, 비정상적인 것(비전형적인 형태) 등이 포함된다.

교합은 상악과 하악의 첫 번째 어금니 사이의 위치적인 관계에 근거한다.▼ 부정교합은 치아궁 사이의 이상적인 전후관계를 방해하는데, 그 결과 하악이 과도하게 나오거나(2급 부정교합) 상악이 튀어나온다(3급 부정교합). 혀가 하악에 자리 잡고 있다는 것을 기억하면 이와 같은 부정교합이 조음에 미치는 영향을 알 수 있다. 부정교합의 또 다른 형태로는 교차교합과 개방교합이 있다. 부정교합은 윗입술과 아랫입술 사이의 전후 및 수직적 위치에 부가적인 영향을 주어 양순음 및 설치음 산출에 영향을 준다.▼

▼ 치아, 교합, 치아 및 교합 문제가 조음에 미치는 영향 등에 관한 자세한 정보는 Peterson-Falzone 등(2001)의 제5장과 제7장, 표 5-1 및 7-3을 참조하라.

▼ 비디오 클립 3-10에는 후방전위된 하악으로 인해 적응적 구강 오조음을 보이는 아동을 소개하고 있다. 또한, 여러분은 성문 파열음 대치 및 성문 파열음 및 중설 구개 파열음이 더해진 동시조음을 들을 수 있다. 이 소녀의 모국어는 중국어이며, 성문 파열음이 산출되는 또 다른 원인을 소개하고 있다: 일부 중국 방언에서는 후성문 파열음(postvocalic stops)과 마찰음을 성문 파열음으로 대치하여 사용하는 것을 정상으로 여긴다.

VPI가 발성에 미치는 영향

구개열 말에 관한 문헌을 보면 "구개열이 없는 대상자들보다 구개열이 있는 대상자들에게서 발성장애가 현저하게 많이 나타난다."고 한다(Peterson-Falzone et al., 2001, p. 188).

발성장애와 공명장애의 차이를 강조하는 것이 중요하다. **발성장애**는 후두 수준(성대, 성문)에서의 문제로 제한되지만, 공명장애는 상후두강(supralaryngeal cavities) 및 그 구조물(인두, 구강, 비강)의 문제까지 포함한다. 발성장애 및 공명장애는 모두 말 산출 문제를 유발시킨다. **과대비성은 발성장애가 아니다.** 비록 모든 연구자 및 임상가들이 이와 같은 점에 집착하지 않지만, '과대비성 음성'보다는 '과대비성'라는 용어가 적당하다. 그러나 진단 및 치료에서는 발성장애와 공명장애가 분명히 다르기 때문에, 임상에서는 이것을 구분하는 것이 중요하다. 구개열과 가장 관련이 많은 음성장애는 목 쉰 음성과 강도 문제인 '약한 음성 증후군(soft voice syndrome)'이다.

목 쉰 음성

구개열 아동이 후두의 과기능으로 성대결절 유발률이 높다는 것은 잘 알려진 사실이다. 결절은 보상적 구어 밸빙 메커니즘과 같은 성대 남용으로 인해 발생하는 이차적인 문제이다. 구개열과 목 쉰 음성이 함께 있는 아동들은 결절과 연인두 기능부전(velopharyngeal insufficiency)을 함께 가지고 있다. 이와 같은 환자에 대한 언어치료는 후두 및 연인두 기능에 대한 포괄적인 평가가 이루어질 때까지 미루어야 한다.

약한 음성 증후군

약한 음성 증후군은 VPI를 가진 구개열 화자가 과대비성 및 비강유출을 최소화하거나 감추려는 목적으로 **더욱 더 부드럽게 말하는 것**(강도를 감소시켜)을 말한다. 이러한 점에서 약한 음성 증후군도 보상 전략의 한 유형으로 볼 수 있다(Peterson-Falzone et al., 2001). 약한 음성 증후군에 관한 언어치료는 연인두 기능의 상태에 따라 달라지며, 수술이 필요할 수도 있다.

약한 음성 증후군은 VPI로 인해 강도가 감소하는 것과 구분되어야 한다. 즉 과대비성은 모음의 강도를 감소시키는 경향이 있고, VPI가 있는 화자는 일상 대화에서 적절한 크기의 음성을 산출하지 못한다. 이와 같은 화자들은 **높은 성문하압을 생성하여 강도를 증가시키고자 할 것**이다. 결과적으로 이것은 과대비성과 비강유출을 더 잘 지각되게 할 것이다.

요약

- VPI(velopharyngeal inadequacy)는 '부적절한 연인두 폐쇄'에 대한 일반적인 용어로, 그 원인은 다양하다.

- VPI는 공명(과대비성), 조음(비강유출, 보상적 오조음, 조음 위치와 관련된 오류), 발성(음질 및 강도)에 영향을 미치며, 이들 모두는 정확한 평가와 치료를 필요로 한다.

- 여러분 대부분은 보상적 오조음에 대한 자료가 익숙하지 않을 것이다. 이 시점에서 여러분은 "여기서 중요한 것이 무엇인가?"라고 물을 수 있다. 여러분이 반드시 기억해야 할 것은 아동의 말이 발달하는 동안, VPI로 인해 아동이 잘못된 조음 위치를 습득하는 경향이 있다는 것이다. 특히 아동은 조음 위치를 후방화시킨다. 이것은 '조음 위치를 앞쪽으로 옮긴다'는 조음치료의 주요 목적을 이해하는 데 도움을 준다.

- 보상적인 것과 보상적이지 않은 것을 인식하는 것과 일반적으로 문제를 보이는 위치(성문, 인두, 연인두 혹은 비강)를 확인하는 것은 중요하다. 이러한 내용을 새롭게 배우는 사람에게는 보상적 조음을 정확하게 확인하는 것이 중요하지 않다. 많이 듣고, 치료와 전문적인 경험이 많이 쌓이게 되면 보상적인 파열음(성문, 인두, 중설 구개)과 보상적인 마찰음(인두, 후비강/연인두, 비강) 사이의 지각적인 차이점을 학습할 수 있을 것이다. 모든 음소에 대한 음성 기호는 학습해 두어야 한다.

- 가장 중요한 것은 보상적 오조음 및 관련된 후설음화에 대한 치료 전략을 가지고 있어야 한다는 것이다. 또한 아동이 가지고 있는 연인두

구조 및 기능적 특성에 맞는 실재적인 목표와 기대치를 가지고 있어야 한다.

- 제4장에서는 연인두 기능에 대한 기기적 평가 방법과 이에 따른 진단에 대해 설명하였고, 제6장에서는 연인두 기능부전에 대한 지각적인 평가와 진단에 대해 설명하였다. 제7장에서는 구개열이 가지고 있는 잠재적인 언어 습득 문제와 취학 전 아동에 대한 초기 발견, 그리고 초기 언어치료에 관해 중점적으로 다루었다. 제8장에서는 아동의 조음치료에 대해 설명하였다.

참고 문헌

Colton RH, Cooker HS: Perceived nasality in the speech of the deaf. *J Speech Hear Res* 11: 553-559, 1968.

Cullinan WL, Counihan DT: Ratings of vowel respresentatives. *Percept Mot Skills* 32: 395-401, 1971.

Falk ML Kopp GA: Tongue position and hypernasality in cleft palate speech. *Cleft Palate J* 5: 228-237, 1968.

Fletcher SG, Daly DA: Nasalance in utterances of hearing-impaired speakers. *J Commun Disord* 9: 63-73, 1976.

Fletcher SG, Mahfuzh F, Hendarmin H: Nasalance in speech of children with normal hearing and children with hearing loss. *Am J Speech Lang Pathol* 8: 241-248, 1999.

Gibbon F, Crampin L: Labial-lingual double articulations in speakers with cleft palate. *Cleft Palate Craniofac J* 39: 40-49, 2002.

Golding-Kushner KJ: *Therapy techniques for cleft and related disorders*. San Diego: Singular-Thompson Learning, 2001.

Grunwell P: *Analyzing cleft palate speech*. London: Whurr Publishers, 1993.

Hardcastle W, Barry RM, Nunn M: Instrumental articulatory phonetics in assessment and remediation: case studies with the electropalatograph. In Stengelhofen J (ed): *Cleft palate: the nature and remediation of communication problems*. Edinburgh: Churchill Livingstone, 1989.

Harding A, Grunwell P: Active versus passive cleft-type speech characteristics: implications for surgery and therapy. *Int J Lang Commun Disord* 33: 329–352, 1998.

Henningsson GE, Isberg AM: Velopharyngeal movement patterns in patients alternating between oral and glottal articulation: a clinical and cineradiographical study. *Cleft Palate J* 23: 1–9, 1986.

Henningsson GE, Isberg AM: Influence of palatal fistulae on speech and resonance. *Folia Phoniatr* 39: 183–191, 1987.

Henningsson GE, Isberg AM: Oronasal fistulas and speech production. In Bardach J, Morris HL (eds): *Multidisciplinary management of cleft lip and palate*. Philadelphia: Saunders, 1990.

Henningsson GE, Isberg AM: A cineradiographic study of velopharyngeal movement for deviant versus non deviant articulation. *Cleft Palate J* 28: 115–117, 1991.

Hutters B, Bronsted K: Strategies in cleft palate speech—with special reference to Danish. *Cleft Palate J* 24: 126–136, 1987.

Isberg A, Henningsson G: Influence of palatal fistulas on velopharyngeal movements: a cineradiographic study. *Plast Reconstr Surg* 79: 525–530, 1987.

Karling J, Larson O, Henningsson GE: Oronasal fistulas in cleft palate patients and their influence on speech. *Scand J Plast Reconstr Hand Surg* 27: 193–201, 1993.

Kawano M, Isshiki N, Hartia Y, Tanokuchi F: laryngeal fricative in cleft palate speech. *Acta otolaryngol* 419(suppl): 180–187, 1985.

Kummer AW, Briggs MA, Lee L: The relationship between the characteristics of speech and velopharyngeal gap size. *Cleft Palate Craniofac J* 40: 590–596, 2003.

Kummer AW, Curtis C, Wiggs M, et al: Comparison of velopharyngeal gap size in patients with hypernasality, and audible nasal emission, or nasal turbulence(rustle) as the primary speech characteristic. *Cleft Palate J* 29: 152-156, 1992.

Kummer AW, Neale HW: Changes in articulation and resonance after tongue flap closure of palatal fistulas: case reports. *Cleft Palate J* 26: 51-55, 1989.

McDonald E, Koepp-Baker H: Cleft palate speech: an integration of research and clinical observation. *J Speech Hear Disord* 16: 9-20, 1951.

McWilliams BJ: Cleft palate. In shames G, Wiig E (eds): *Human communication disorders*. Columbus, Ohio: Merrill, 1982.

Morley M: *Cleft Palate and Speech* (7th ed). Edinburgh: Churchill Livingstone, 1970.

Peterson-Falzone SJ, Graham MS: Phoneme-specific nasal emission in children with and without physical anomalies of the velopharyngeal mechanism. *J Speech Hear Disord* 55: 132-139, 1990.

Peterson-Falzone SJ, Hardin-Jones MA, Karnell MP: *Cleft Palate speech* (3rd ed). St Louis: Mosby, 2001.

Sell D, Harding A, Grunwell P: A screening assessment of cleft palate speech (Great Ormand Street Speech Assessment). *Eur J Disord Commun* 29: 1-15, 1994.

Sell D, Harding A, Grunwell P: GOS.SP.ASS.'98: an assessment for speech disorders associated with cleft palate and/or velopharyngeal dysfunction (revised). *Int J Lang Commun Disord* 34: 17-33, 1999.

Shelton RL, Blank JL: Oronasal fistulas, intraoral air pressure, and nasal airflow during speech. *Cleft Palate J* 21: 91-99, 1984.

Trost JE: Articulatory additions to the classical description of the speech of persons with cleft palate. *Cleft Palate J* 18: 193-203, 1981.

Trost-Cardamone JE: *Cleft palate misarticulation: a teaching tape*. California State University at Northridge, 1987.

Trost-Cardamone JE: Coming to terms with VPI: a response to Loney and Bloem. *Cleft Palate J* 26: 68-70, 1989.

Trost-Cardamone JE: Speech in the first year of life: a perspective on early acquisition. In Kernahan DA, Rosenstein SW (eds): *Cleft lip and palate: a system of management*. Baltimore: Williams & Wilkins, 1990.

Trost-Cardamone JE: *Articulation assessment procedures and treatment decisions*. In Cleft palate interdisciplinary issues and treatment: for clinicians by clinicians. Austin TX: Pro-ed, 1993.

Trost-Cardamone JE: Diagnosis of specific cleft palate speech error patterns for planning therapy or physical management needs. In Bzoch KR (ed): *Communicative disorders related to cleft lip and palate*. Austin, Texas: Pro-Ed, 1997.

Whitehill T, Stokes S, Hardcastle WJ, Gibbon F: Electropalatographic and perceptual analysis of the speech of Cantonese children with cleft palate. *Eur J Disord Commun* 30: 193-202, 1995.

CHAPTER 4

연인두 기능에 대한 기기적 평가 이해

말 평가는 매우 단순해 보이지만, 말장애의 유형마다 장애의 정도는 각기 다르다. VPI도 예외가 아니다. VPI가 말에 미치는 영향에 대한 미묘한 차이를 설명하기 위해 '경미한(marginal)', '경도(mild)' 혹은 '경-중등도(mild-moderate)', '경계선급(borderline)'과 같은 용어들을 사용한다(Morris, 1984; Van Demark와 Morris, 1983).

기기적 평가는 연인두 밸빙에 어려움이 있는 환자들에게 말에 대한 임상가의 지각을 확인시키고 설명해 주기 위해서 종종 사용된다. 이 장에서는 VPI가 있는 환자에 대한 임상적 평가 과정에서 기기적 평가의 역할을 설명하고자 한다.

기기적 평가를 왜 해야 하는가?

여러 해 동안, 임상가의 훈련된 귀는 VPI 아동의 말을 평가하는 데 필요한 유일한 도구로 간주되어 왔다. 심지어 오늘날까지도 이러한 견해가 설득력 있게 받아들여지는 경우가 있다. 아무튼, 결과적으로 말 명료도에 부정적인 영향을 미쳤거나 그 자체가 부정적인 관심을 유발시켰다면 VPI는 문제가 된다. 모든 방법을 사용할 수 있지만, 어떠한 기기도 분별력 있는 인간의 귀와 교육을 잘 받은 인간의 뇌보다 평가를 더 잘할 수는 없다. 사실, 정확한 판단은 기기적 평가 결과와 지각적 판단을 비교함으로써 그 타당성을 얻게 된다(Dalston et al., 1993; Moll, 1964; Nellis et al., 1992; Watterson, 1998). 예를 들어 기기적 평가 결과, 아동의 연인두 폐쇄는 완벽하였지만 말에서 과대비성 혹은 기타 연인두 기능부전에 대한 견해가 지각되었다면, 기기적 평가 결과는 의미 없는 것으로 간주된다.

임상가는 종종 말에 대한 자신의 주관적, 지각적인 평가 결과에 대해 만족하지 못해 자신의 판단 결과를 '객관적'으로 뒷받침해 주기를 원한다. 기기적 평가는 지각에 기초한 생리적, 공기역학적, 음향학적인 측면을 임상가가 잘 이해할 수 있도록 도와준다. 기기적 평가는 (1) 현재의 연인두 폐쇄 상태를 살펴보기 위해, (2) 의료적인 관리 및 언어치료를 결정하는 데 필요한 정보를 수집하기 위해 사용한다.

구어의 상태 살펴보기

말에 문제가 있는가? 만약 있다면 어느 정도인가?

말한 바와 같이, 아주 잘 훈련된 훌륭한 임상가라 할지라도 말 문제를 명확하게 규정하지는 못한다. VPI가 말에 미치는 영향은 심각하지 않다(비디오 클립 4-1 참조). 그러나 경도 혹은 경계선급의 VPI는 평가 과정에서 더욱 면밀하게 조사할 필요가 있다(비디오 클립 4-2, 4-3 참조). 따라서 기기 사용은 구어에 대한 불확실한 임상적 진단을 입증할 수 있고, 미세한

문제의 근원을 확인할 수 있으며, 심한 정도를 증명할 수 있기 때문에 매우 유용하다.▼

▼ 비디오 4-1에서는 13개월 이상 VPI가 지속되는 아동을 볼 수 있다. 처음에 그 아동은 과대비성, 들을 수 있는 비강유출, 보상조음 등을 보였다. 그는 인두판 수술을 받은 후 6개월이 되었다. 그는 그때 언어치료를 받을 필요가 있었다. 7개월 후 그는 조음을 증진시키기 위해 언어치료를 받았다. 조음 및 구/비강 공명 모두가 개선되었다. 비디오 클립 4-2와 4-3에서는 경미한 VPI 화자에 대한 내시경 사례를 볼 수 있다.

시간이 지나면서 봉합 상태가 변화되었는가?

말 특성 및 명료도가 아동의 성장, 학습, 혹은 치료 효과가 시간이 지나면서 변했다면, 기기적 평가의 주요한 목적은 특정 시기에 환자의 연인두 폐쇄 상태를 확인하기 위해서 '스냅 사진'을 찍는 것이다. 일정 시간간격으로 찍은 스냅 사진은 아동이 말 산출 시 연인두 폐쇄가 안정적인지 혹은 시간에 따라 변화하는지에 대한 매우 정확한 평가 결과를 제공해 준다.

기기적 평가가 치료 결정에 미치는 영향

기기적 평가가 의료적 혹은 행동적 치료를 지지하는가?

지각적 평가 결과 중재가 아동의 말을 향상시킬 수 있다고 생각했다면, 기기적 평가는 중재(언어치료 혹은 의료적 처치)의 유용성에 대한 부가적인 혹은 객관적인 증거를 제공해 준다. 일반적으로 VPI 증상이 심하고, 부적응적 보상 오조음이 없다면 치료를 해야 한다. 그렇지만 지각된 문제가 경계선급이거나 '비일관적인' 오류 패턴을 보인다면, 기기적 평가의 결과는 중재 유무를 결정하는 데 부가적인 정보를 제공할 수 있다.

기기적 평가가 시도하려는 중재 방법에 대해 무엇을 알려 주는가?

아동의 말 특성 및 명료도가 VPI와 상관이 있다는 것을 안다 하더라도, 이 사실이 우리가 무엇을 해야 하는지에 대해서는 알려 주지 못한다—언어치료를 먼저 해야 하는가? 혹은 수술이나 보철과 같은 의료적 처치를 해야 하는가? 먼저 선택해야 할 치료 옵션이 있는가? 해부 및 생리에 기초한 평가는 무엇이 잘못되었고, 그 잘못된 것을 바로잡기 위해서 무엇을 해야 하는지를 결정하는 데 중요한 역할을 담당한다. 비디오 내시경 및 비디오 투시검사와 같은 영상기기들은 이와 같은 정보를 수집하기 위해서 종종 사용된다.

임상에서 사용되는 기기의 종류

실험실과 임상실에서 다음과 같은 것을 결정하기 위해 주의 깊게 평가가 이루어진 이후에, VPI와 관련된 말장애를 평가하고 치료하는 데 기기를 사용할 수 있다: (1) 안정적이고 신뢰할 만한 정량화된 측정치, (2) 타당한 측정치. 일부 기기들은 매우 신뢰할 만하고 타당한 측정치를 가지고 있는 반면, 일부 기기들은 여전히 테스트 중에 있다. 아래에 설명한 기기적 평가는 임상목적으로 아주 적절한 신뢰도와 타당도를 가지고 있다. 다시 한 번 강조하지만, 이러한 기기의 사용은 기기적 평가 이전에 반드시 실시되어야 하는 말에 대한 지각적 평가를 대신하기보다는 보조적인 수단으로 생각해야 된다.

연인두 메커니즘을 시각적으로 분석할 수 있는 기기들

수술적인 절차나 보철적인 처치가 필요한지를 결정할 때, 말을 산출하는 동안 연인두 메커니즘을 실제로 보는 것이 가장 유용한 방법이다. 임상에서 연인두 메커니즘을 관찰하는 데 가장 유용한 두 가지 방법은 비디오 내시경과 비디오 투시검사이다.

비디오 내시경

비디오 내시경(videoendoscopy)은 영상 기법으로, 연인두 메커니즘(**〈그림 4-2〉** 참조)을 살펴보기 위해 의학용 잠망경 렌즈인 작고(지름 2.2~3mm) 유연한 광섬유(fiberoptic) 내시경(**〈그림 4-1〉** 참조)을 비강 통로로 약 2~3cm 정도 삽입한다. 비디오 내시경은 보통 비디오 및 오디오 기록 장치에 부착되어 있다. 비디오 비내시경(videonasendoscopy)은 말 산출 시 연구개와 후인두벽 및 측인두벽의 활동을 컬러 영상으로 제공한다(**〈그림 4-3〉** 참조). 폐쇄를 촉진하거나 방해할 수 있는 아데노이드와 편도 또한 육안으로 볼 수 있다.

비디오 투시검사

비디오 투시검사(videofluoroscopy)는 진단 방사선과(방사선 사진 혹은 X-ray 필름 등을 구할 수 있다)에서 사용되는 영상 기술이다. 말을 산출할 때 연인두 폐쇄의 정도를 진단하기 위해 사용되는 비디오 투시검사는 일반적으로 언어치료사와 방사선사가 실시한다. 아동의 구강과 인두 영역을 저강도 X-ray에너지에 노출시킬 때 만들어지는 그림자가 바로 이 영상이라고 생각하면 된다. 고밀도(예: 뼈, 치아) 구조들은 어두운 그림자로 나타나고, 저밀도 구조들(예: 혀, 구개)은 더 옅은 그림자로 나타나는 경향이 있다. 비디오 및 오디오 장비를 사용하여 흑백 그림자 영상과 소리를 녹화해 둘 수 있다(**〈그림 4-4〉** 참조).

비디오 투시검사의 영상은 보통 다양한 각도에서 녹화하는데, 외측면이 가장 자주 사용된다(비디오 클립 4-4 참조). 연구의 목적과 평가하는 임상가의 전문성에 따라 Towne(비디오 클립 4-6 참조)과 Waters에서 사용된 것처럼 기저면, 전방면(비디오 클립 4-5 참조), 경사면 등을 사용할 수 있다.

비디오 클립 4-4, 4-5, 4-6에는 말 산출 시 비디오 투시검사를 이용하여 연인두 폐쇄 정도를 평가한 결과를 보여 준다.

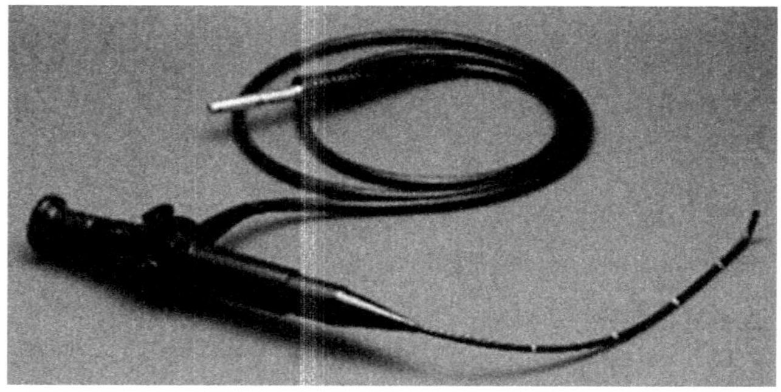

〈그림 4-1〉 연성 광섬유 내시경

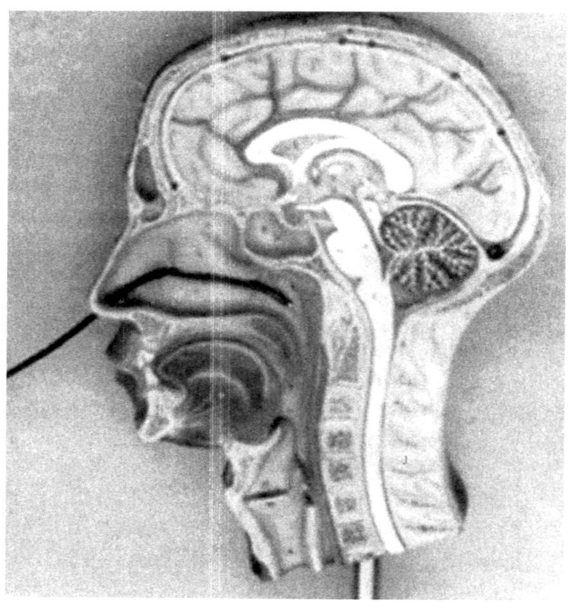

〈그림 4-2〉 연인두 포트를 보기 위해 배치된 연성 광섬유 내시경

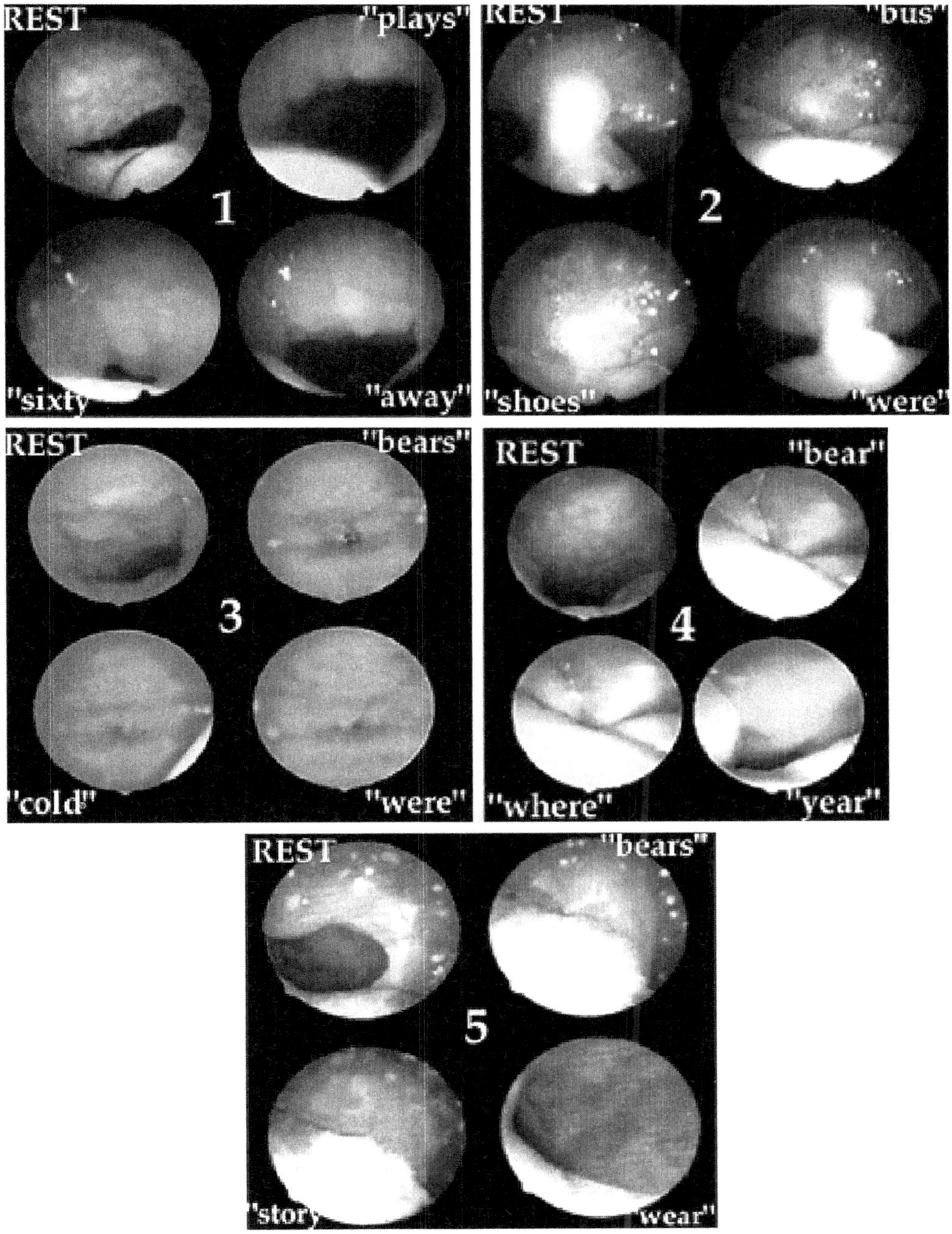

〈그림 4-3〉 내시경으로 본 다섯 환자의 다양한 연인두 포트 샘플

출처: Karnell MP, Schultz K, & Canady JW: Investigations of a pressure-sensitive theory of marginal velopharyngeal inadequacy. *Cleft Palate Craniofac J* 38: 346-357, 2001.

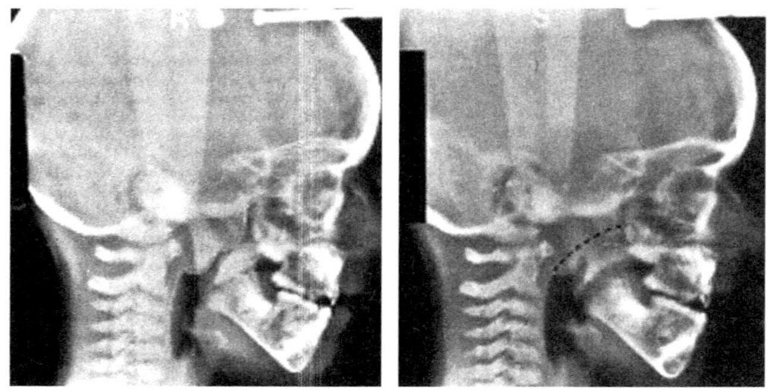

〈그림 4-4〉 비디오 투시검사로 본 성인(왼쪽) 및 아동(오른쪽)의 연구개 위치

영상 기술에 대한 주의점

말 평가 결과가 의심스럽고 말 산출 시 연인두 폐쇄능력이 비일관적인 것이 영상 기술을 통해 확인되는 일부 아동들이 있다. 이것은 PSNE 형태, 보상적 오조음(특히 성문 파열음 또는 인두 마찰음 산출), 혹은 경계선급 연인두 폐쇄 메커니즘 등에 의해 야기될 수 있다. 임상가는 잘못된 학습과 관련된, 즉 수술보다 언어치료가 더 유용한 아동인지를 검사해야 한다. 이러한 이유로 임상가는 치료 시 비일관적인 특성에 대하여 명확하게 이해하고 있어야 한다. 만약 여러분이 이 아동의 치료사라면, 검사 비디오테이프와 검사 결과 보고서를 구해야 한다.

상태를 확인하고 변화를 추적하기 위한 기기들

음향학적·공기역학적 검사를 실시할 수 있는 기기들은 산출된 말의 음향학적·공기역학적 정보를 수집하는 데 매우 유용하다. 보다 객관적인 방법으로 변화를 추적하기 위해서는 환자들로부터 얻은 치료 전·후의 측정치

변화를 살펴보는 것이 좋다. 여기에서는 이와 같은 측정 결과들을 어떻게 해석해야 하는지를 간략하게 언급하였다.

음향학적 측정

Nasometer의 측정치는 말 산출 동안에 코와 입을 통해 전달된 음향학적 에너지의 평균치를 제공해 준다(**〈그림 4-5〉** 참조).▼ 여기서 제시된 측정치를 '비성도(nasalance)'라고 한다. 기본적으로, 비성도는 말을 하는 동안에 산출된 전체(비강 및 구강)의 음향학적 에너지를 비강 음향 에너지로 나눈 비율이다. 비성도 측정 결과의 범위는 0(매우 적은 비강 공명)에서 100(과도한 비강 공명)까지 이른다. 비성도는 VPI 환자의 시간에 따른 경과를 추적하는 데 매우 용이하다. 또한 말 산출 시, 구강 및 비강 공명에 대한 중재가 효과적인지 혹은 그렇지 않은지를 객관적으로 결정할 수 있다.

▼ 음향학적 비강 에너지는 코 아래에 위치한 마이크로 집음되기 때문에, 비성도는 비강 공명과 비강유출 둘 다에 영향을 받는다.

비성도는 화자가 단어 혹은 문장을 반복하는 동안 수집할 수 있으며, 정상 화자의 경우 비강 공명은 거의 집음되지 않는다. '동물원 문장(Zoo Passage)'에서 "Look at this book with us" 및 "It's a story about a zoo" 등

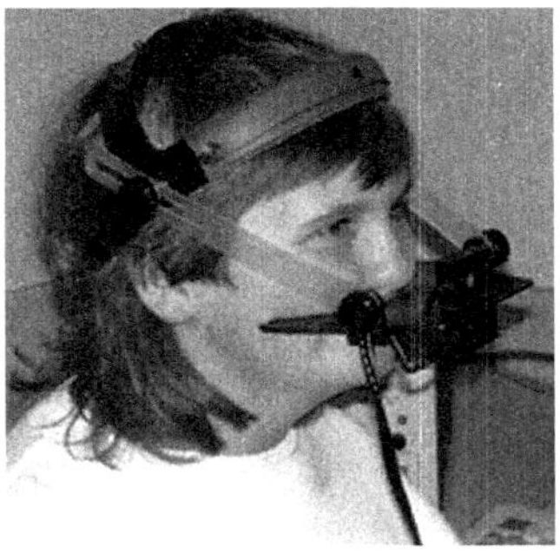

〈그림 4-5〉 비성도를 측정하기 위해서 설치된 Nasometer의 헤드셋

과 같은 문장에는 비음이 포함되어 있지 않다. 따라서 비강 공명은 최소한만 집음될 것으로 기대된다. 규준치 연구 결과, 이와 같은 문장들을 산출했을 때 보통 비성도가 30 이상이면 과대비성으로 지각된다고 한다. "Mama made some lemon jam" 및 "Ten men came in from Bounding, Maine"과 같이 비음들로 이루어진 문장들에서는 비강 공명이 많이 산출되어야 정상적이다. 무비성 혹은 과소비성 환자들의 비성도는 보통 50 이하였다.

기준치를 초과한 비성도는 VPI가 존재한다는 증거로 사용되기도 한다. 숙련된 청자들은 다양한 화자들이 산출한 비강 공명의 연속된 말 샘플들을 듣고 과대비성을 지각적으로 평가한 후에 그 기준치를 결정할 수 있다. 그런 다음 동일한 화자들에게서 측정된 비성도를 청자가 매긴 점수와 비교한다. 기준치는 대부분의 청자들이 비강 공명이 심하다고 평가한 점수이다. 비성도에 대한 기준치('동물원 문장'의 산출에 대한)는 28~32개의 연구 논문에서 서로 다르게 나타났다. 이것은 아마도 지역에 따른 말의 미묘한 차이, 지역에 대한 청자의 기대치, 혹은 측정에 대한 세부적인 조건들이 다르기 때문인 것 같다.

▼ 공기역학적인 평가는 말 산출 시 구강압 및 비강기류의 양을 객관적으로 측정할 수 있다.

공기역학적인 평가▼

일부 임상가들은 VPI가 공기역학에 미치는 영향을 객관적으로 정량화시키기 위하여 비강기류와 구강압을 측정한다. 구강압력자음 산출 시 평균 구강압이 3cm H_2O 미만이고, 비강기류가 초당 300*ml*를 초과하면 비정상적이라고 판단한다. 일반적으로 낮은 구강압과 높은 비강기류는 말을 산출하는 동안 연인두 개방이 심하다는 것을 말한다. /p, b, t, d, k, g/를 올바르게 산출하기 위해서는 구강압을 형성해야 하는데, 이 음을 산출할 때 연인두가 개방된다면 공기는 개방된 곳으로 새게 되어 결과적으로 비강기류는 증가하고 구강압은 낮아지게 된다. 이에 근거하여, 특정 자음이 영향을 받았다면 비정상적인 연인두 개방이 있다는 것을 알 수 있다. 그러나 이런 현상이 왜 발생하는지에 대한 이유를 항상 알 수 있는 것은 아니다. 특히 연인두 폐쇄를 방해할 수 있는 성문음 및 인두음의 대치를 사용하는 화자의 경우에는 더욱 그러하다. 이와 같은 측정치가 정확하게 수집된다면 연인두 개방의 크기를 추정할 수 있다.

기기적 평가가 치료를 결정하는 데 영향을 미치는가?

치료는 지금, 의료적 처치는 나중에

임상가로 활동하고 있는 여러분은 눈과 기기적 평가 결과에 대한 보고서를 살펴보아야 하며, 이 보고서는 언어치료를 시작하고 종결하는 데 영향을 미칠 수 있다. 만약 한 아동이 검사 시에 비성도 및 압력 흐름이 측정되었지만 연인두 기능부전과 같은 임상적으로 매우 심각한 문제를 보이지 않았다면 '정상범위 내에 있음'이라고 검사 결과를 설명할 것이다. 이러한 결과는 고무적일 수 있다. 검사가 제대로 이루어졌다면, 아동은 검사를 받는 동안 연인두를 폐쇄하였을 것이다. 치료 세팅에서, 아동에게 평가 시에 수행했던 과제(예: '파파파파파'의 반복)를 다시 수행시켜 보라. 그러면 아동의 발화가 정상적인 범위 안에 있다는 여러분의 의견을 확인하거나 혹은 반박할 수 있을 것이다.

비성도 및 공기역학적 검사 결과가 비정상적인 범위로 계속 떨어진다는 것은 치료만으로는 연인두 폐쇄능력을 개선시킬 수 없다는 것을 의미한다. 이와 같은 환자에게는 일종의 의료적인 처치가 필요하다. 약화된 혹

비디오 클립 4-7에서는 조음 방법을 변화시켜 연인두 폐쇄를 지속적으로 향상시킨 접근법을 보여 주고 있다.

은 부정확한 조음 및 연인두 활동을 보이는 환자는 예외이다. 이러한 경우에는 조음치료가 효과적일 수 있다. 이와 관련된 예를 비디오 클립 4-7에 제시하였다.

여러분은 이미 VPI가 있는 아동들은 결정적인 말-학습 시기 동안에 비정상적인 조음 위치를 개발한다는 것에 대해 배웠다. 잘 계획하여 실시된 언어치료는 연인두 폐쇄를 치료하는 데 효과적일 수 있으며, 심지어 수술을 받기 이전에도 효과적일 수 있다. 또한 부적응적 보상 오조음, 특히 성문 파열음 및 인두 마찰음의 사용은 실제적으로 연인두 폐쇄를 **방해**할 수 있다는 것을 기억해야 한다. 언어치료법에 대해 다룬 장(제7장~제9장)에서는 이와 같은 점에 대해 보다 상세한 내용을 다루었다.

기기적 평가 결과가 경계선급 혹은 비일관적으로 나온다면 이것을 치료에 적용시킨다는 것은 매우 어려운 일이지만, 평가 결과 그 자체는 매우 중요한 의미를 가진다. '경계선급'이라는 것은 측정치가 정상 범위에 매우 가깝다는 것을 의미한다. '비일관적'이라는 것은 측정치가 가끔은 '정상 범위'로 나타날 수 있고, 가끔은 그렇지 않다는 것을 의미한다. 여러분은 언어치료가 말 산출 시 연인두 폐쇄를 향상시킨다는 것을 증명하기 위해서 이와 같은 검사를 실시해야 한다. 일단 연인두 폐쇄를 향상시킬 수 있다고 생각했다면, 여러분은 자기 자신에게 "내가 아동에게 실시할 수 있는 치료 중 어떤 것이 연인두 폐쇄를 향상시킬 수 있는가?"에 대해 자문해 봐야 한다. 다시 한 번 말하지만, 제언과 지침에 대해서는 치료 부분에서 다루었다.

덧붙여, 성문 파열음과 인두 마찰음은 기본적으로 연인두 시스템을 '무시'하기 때문에, 기기적 평가는 '의미가 없을 수' 있다: 영상 결과는 지속으로 혹은 적어도 우세하게 연인두 폐쇄가 부족한 것으로 나올 것이다. 따라서 공기역학적 혹은 음향적 평가 결과를 해석하는 것이 어려울 것이다. 이러한 환자들은 수술이 필요하다는 결정을 내리기 이전에 조음치료(위치에 대한)를 받을 필요가 있다.

치료 및 의료적 관리(수술)

연인두를 비일관적으로 폐쇄한다면 수술이 필요할 수 있다. 만약 수술이 필요하다고 결정되었다 하더라도, 앞서 언급한 것처럼, 음운발달을 촉진시키고 조음 위치를 학습시키기 위한 치료는 수술 혹은 보철을 실시하기 이전에도 효과적일 수 있다. 그러나 음운 및 조음치료에 대해서만 언급한 것이지 연인두 폐쇄를 위한 '근력강화'를 목표한 치료를 언급한 것이 아님을 알아야 한다.

마지막으로, 연인두에 대한 수술이 정상적인 말 산출을 보장하는 것은 아니다. 일부 환자들은 수술 혹은 보철 이후에도 여전히 과대비성을 산출한다. 이 중 일부 환자들은 수술 이후에 향상된 메커니즘 상태에서 치료를 받음으로써 향상된다. 또 다른 일부 환자들은 부가적인 수술을 받아야 한다. 지속되는 문제가 왜 존재하는지, 그리고 이를 위해서 무엇을 해야 하는지를 결정하기 위해 기기적 평가를 다시 실시해야 한다.

수술은 우리가 생각한 것처럼 항상 효과가 있는 것은 아니다. 비디오 클립 4-8에서는 인두피판술을 받은 후에도 VPI가 지속되는 아동을 소개하고 있다.

요약

- 이 장의 목표는 연인두 기능부전이 있는 환자들을 평가하고 치료하는 과정에 자주 참여하지 못하는 임상가들에게 기기가 치료 과정에서 어떤 역할을 하는지를 이해하도록 하는 데 있다.

- 자기공명영상(MRI)과 같은 새로운 기술의 발전으로, 우리는 연인두에 대한 해부 및 생리에 대해 더욱 쉽게 이해할 수 있다.
- 이와 같은 전반적인 고찰은 여러분에게 환자를 치료하고 있는 여러 전문가들과 의사소통을 할 수 있는 충분한 오리엔테이션을 제공했을 것이다.

▼ 참고 문헌에는 관심 있는 독자를 위해 최근의 논문과 예전의 논문들을 함께 제공하였다. 더 많은 참고 문헌들과 기타 기기들은 Peterson-Falzone 등(2001)의 pp. 268-272를 참조하라.

참고 문헌▼

Dalston RM, Neiman GS, Gonzalez-Landa G: Nasometric sensitivity and specificity: a cross-dialect and cross-culture study. *Cleft Palate Craniofac J* 30: 285-291, 1993.

Moll KL: "Objective" measures of nasality. *Cleft Palate J* 1: 371-374, 1964.

Morris HL: Types of velopharyngeal incompetence. In Winitz H (ed): *Treating articulation disorders: for clinicians by clinicians*. Baltimore: University Park Press, 1984.

Nellis JL, Neiman GS, Lehman JA: Comparison of nasometer and listener judgements of nasality in the assessment of velopharyngeal function after pharyngeal flap surgery. *Cleft Palate J* 29: 157-163, 1992.

Peterson-Falzone SJ, Karnell MP, Hardin-Jones MA: *Cleft palate speech* (3rd ed). St Louis: Mosby, 2001.

Van Demark DR, Morris HL: Stability of velopharyngeal competency. *Cleft Palate J* 20: 18-22, 1983.

Watterson T: Nasalance and nasality in low pressure and high pressure speech. *Cleft Palate J* 35: 293-298, 1998.

부가 자료(기타 자료)

Birch M, Sommerlad BC, Bhatt A: Image analysis of lateral velopharyngeal closure in repaired cleft palates and normal palates. *Br J Plast Surg* 47(6): 400–405, 1995.

Chen PK, Wu J, Hung KF, et al: Surgical correction of submucous cleft palate with Furlow palatoplasty. *Plast Reconstr Surg* 97(6): 1136–1146(discussion: 1147–1149), 1996.

D'Antonio LL, Marsh JL, Province MA, et al: Reliability of flexible fiberoptic nasopharyngoscopy for evaluation of velopharyngeal function in a clinical population. *Cleft Palate J* 26(3): 217–225, 1989.

Engelke W, Hoch G, Bruns T, Striebeck M: Simultaneous evaluation of articulatory velopharyngeal function under different dynamic conditions with EMA and videoendoscopy. *Folia Phoniatr Logop* 48(2): 65–77, 1996.

Gildersleeve-Neumann CE, Dalston RM: Nasalance scores in noncleft individuals: why not zero? *Cleft Palate Craniofac J* 38: 106–111, 2001.

Henningsson G, Isberg A: Comparison between multiview videofluoroscopy and nasendoscopy of velopharyngeal movements. *Cleft Palate J* 28: 413–416, 1991.

Karnell MP, Ibuki K, Morris HL, van Demark DR: Reliability of the nasopharyngeal fiberscope: analysis and judgement. *Cleft Palate J* 20: 199–208, 1983.

Karnell MP, Schultz K, Canady JW: Investigations of a pressure-sensitive theory of marginal velopharyngeal inadequacy. *Cleft Palate Craniofac J* 38: 346–357, 2001.

Kawano M, Isshiki N, Honjo I, et al: Recent progress in treating patients with cleft palate. *Folia Phoniatr Logop* 49: 117–138, 1997.

Kummer Aw, Curtis C, Wiggs M, et al: Comparison of velopharyngeal gap size in patients with hypernasality, hypernasality and nasal emission, or nasal turbulence(rustle) as the primary speech characteristic. *Cleft Palate Craniofac J* 29(2): 152–156, 1992.

Lewis KE, Watterson T, Quint Q: The effect of vowels on nasalance scores. *Cleft Palate Craniofac J* 37: 584-589, 2000.

Mehendale FV, Birch MJ, Birkett L, et al: Surgical management of velopharyngeal incompetence in velocardiofacial syndrome. *Cleft Palate Craniofac J* 41: 124-135, 2004.

Ramamurthy L, Wyatt RA, Whitby D, et al: The evaluation of velopharyngeal function using flexible nasendoscopy. *J Laryngol Otol* 111(8): 739-745, 1997.

Searl JP, Carpenter MA: Speech sample effects on pressure and flow measures in children with normal or abnormal velopharyngeal function. *Cleft Palate Craniofac J* 36: 508-514, 1999.

Van Lierde KM, Claeys S, de Bodt M, van Cauwenberge P: Outcome of laryngeal and velopharyngeal biofeedback treatment in children and young adults: a pilot study. *J Voice* 18: 97-106, 2004.

Vidotto de Sousa T, Lazarini Marques I, Carneiro AF, et al: Nasopharyngoscopy in Robin Sequence: clinical and predictive value. *Cleft Palate Craniofac J* 612-617, 2003.

Watterson T, Hinton J, McFarlane S: Novel stimuli for obtaining nasalance measures from young children. *Cleft Palate J* 33: 67-73, 1996.

Witt PD, Myckatyn T, Marsh JL, et al: Does pre-existing posterior pharyngeal wall motion drive the dynamism of sphincter pharyngoplasty? *Plast Reconstr Surg* 101(6): 1457-1466, 1998.

CHAPTER 5

구개열 및 비구개열의 의료적 처치에 대한 이해

구개열 및 비구개열의 VPI에 대한 의료적 처치에는 수술, 보철 혹은 수술과 보철이 결합된 형태 등이 있다. 만약 여러분이 학교 혹은 기타 병원이 아닌 환경에서 근무하는 언어치료사라면 이미 수술을 받은 아동들을 만날 것이다. 그러나 아동이 십대가 될 때까지 의료적 처치는 단계적으로 지속되기 때문에, 여러분은 이러한 결과로 인한 신체적 변화가 치료를 계획하는 데 어떤 영향을 미치는지에 대해서 알아야 한다. 물론 여러분이 유아 혹은 어린 아동을 대상으로 일하고 있다면, 처음부터 그 아동의 의료적 처치를 살펴보아야 할 것이다.

최악의 시나리오는 여러분이 만나기 이전까지 어떠한 진단도 받지 않은 아동(구개열 혹은 비구개열로 인한 연인두 기능부전의 초기 아동기 아동)을 여러분이 만나는 것이다. 여러분이 받은 의뢰서에는 “이 아동의 말은 매우 재미있으며 마치 코로 말하는 것 같다.”라고 되어 있을 것이다. 모든 의뢰서가 잘 훈련된 청취자에 의해 작성된 것은 아니기 때문에, 여러분은 “아동은 마치 감기 걸린 듯한 음성으로 말한다.”와 같은 의뢰서를 받을 수도 있다. 최선의 시나리오는 여러분이 (1) 아동이 태어날 때부터 지금까지 모든 치료 내역서에 대한 정보와 (2) 의사소통 발달을 최대화시키기 위해서 아동의 초기부터 중재하는 기회를 갖는 것이다.

특정 시기(태생기 혹은 영아기, 혹은 유아기 혹은 학령 전기, 혹은 학령기)에 아동의 치료 프로그램에 관여하든 혹은 관여하지 않든 간에, 여러분들은 현재 받고 있는 의료적 처치가 어떤 변화를 가져올지에 대해 알 필요가 있다. 또한 수술을 담당하는 사람과 지속적으로 의사소통을 해야 한다. 이들의 개입이 없다면 여러분의 치료는 부적절할 수도 있다. 마찬가지로, 여러분의 개입이 없다면 부적절한 의료적 처치를 실시할 수도 있다.

수술

외과 의사들이 아동들에게 최소한의 수술만 할지라도, 구순열 및 구개열 아동들은 보통 아래와 같은 6단계에서 8단계를 거치게 된다.▼

▼ 모든 수술은 흉터(scar tissue)를 남길 수 있으며, 동일한 위치에 실시되는 또 다른 수술은 심한 흉터를 남길 수 있다.

1. 입술 봉합(때로는 코 수술을 함께 시행하기도 한다)
2. 구개 봉합
3. 아동이 학교에 들어가기 전에 입술/코를 교정
4. 아동기 후반에 치조 융기에 뼈 이식하기
5. 만약 치열교정(orthodontic)만으로 정상적인 교합과 치열이 형성될 수 없다면, 십대에 턱 수술이 이루어진다.
6. 가끔 최종 입술/코 교정술이 실시된다.

일부 경우에 추가적으로 필요한 절차는 다음과 같다.

1. 일차 구개술이 완벽하지 않았거나 혹은 아동이 성장하면서 연인두 폐쇄 정도가 점차 악화된다면(연인두 공간이 넓어지고 아데노이드의 크기가 감소하는 것은 모두 자연스러운 일이다), 연인두 폐쇄를 향상시키기 위해서 이차 수술을 실시한다.
2. 구개의 누공을 막기 위한 수술
3. 비강통로를 향상시키기 위한 수술〔코의 성장을 방해하지 않기 위해, '비중격 비성형술(septorhinoplasty)'은 보통 코가 거의 성장했을 때 실시한다〕

편측 구개열인 경우에는 코가 비대칭적인데, 그 이유는 구개열이 있는 쪽보다 구개열이 없는 쪽으로 비중격이 휘어져 있고 비강통로가 막혀 있기 때문이다. 따라서 편측 구개열의 경우에는 마지막 수술이 필요할 수가 있다.

입술 및 구개 봉합

미국의 경우, 수술적 치료는 구순 봉합술로 시작되는데, 이는 보통 생후 몇 달 이내에 실시한다.▼ 양측 구개열 아동은 입술의 심한 정도와 수술팀이 선호하는 절차에 따라 하나 혹은 두 개의 절차를 거쳐 입술을 봉합하게 된다. 나중에, 파열된 치조 양측면의 뼈 융합은 1단계 혹은 2단계에서 유사하게 실시한다.

▼ 일부 팀들은 입술을 모으기 위해 '입술 접합술(lip adhesion)'을 먼저 실시하고, 입술 형태를 가지런히 정렬시키기 위해 전상악골에 일부 조직을 삽입한다. 이 수술은 구순열의 가장자리를 새롭게 하기 위해 입술이 붙을 때까지 일부 천 조각들을 붙여 두는 것 이외에는 아무것도 하지 않는다. 근육을 재배열하는 최종적인 입술 봉합은 이것을 시행하고 난 다음에 실시한다.

미국의 경우, 구개열은 보통 한 번의 절차만으로 봉합하지만, 예외도 있다. 일부 팀들은 연구개를 먼저 봉합하는데(만약 구순열도 있다면, 보통 입술 봉합과 함께 실시한다), 이는 파열된 뼈 부분을 좁힘으로써 봉합이 쉽게 된다고 여기기 때문이다. 이것이 최초의 '연구개 성형술'로 알려져 있다. 남은 구개열 부분을 언제 봉합하는 것이 좋은가는 연구개 성형술을 사용하는 팀마다 서로 차이가 있으며, 수술을 하지 않은 구개열 부분을 보철로 항상 막는 것은 아니다.▼ 왜냐하면 이것은 언어발달과 밀접한 관계가 있기 때문이다.

▼ 일부 치료 팀, 특히 유럽에서는 7, 8세 혹은 그 이상의 연령까지 경구개를 파열된 채로 남겨 둔다.

일부 팀들은 반대로, 즉 경구개 부분을 먼저 봉합하고 몇 달 후에 연구개 부분을 봉합한다. 이와 같이 '계획된' 두 단계의 절차 이외에 가끔 이차 구개술이 필요한데, 이것은 일차 수술로 모든 구개열을 다 봉합할 수 없거나 혹은 수술 이후에 구개에 누공이 남아 있는 경우 때문이다.

보통 구개 전체 및 입술의 봉합 수술은 여러분이 아동을 만나기 이전에 실시되기 때문에, 만약 여러분이 구개열/두개안면 기형 팀의 일원이 아니라면 수술 이후에 아동과 가족은 만나게 될 것이다.▼ 여러분은 팀의 선택으로 인해 의도적으로 경구개를 폐쇄하지 않았거나 혹은 잘못된 수술로 인해 코 안에 꽤 큰 파열이 있는 영아, 유아, 취학 전 아동을 만날 수도 있다. 최소한 미국에서는 이 두 가지 경우는 드물다. 만약 여러분이 경구개에 여전히 파열이 있는 유아나 취학 전 아동을 치료해야 한다면, 아동이 최적의 말을 사용할 수 있도록 하기 위해 상당한 어려움에 직면하게 된다.

▼ 현재 초기 중재 프로그램에서 강조하는 것은, 생후 6개월 이내의 아동의 경우에는 언어치료사가 집에서 중재해야 한다는 것이다.

구개열 유아들은 귀 질환을 가지고 있는 경향이 있기 때문에 치료 팀은 청력 수준을 주의 깊게 확인해야 하고, 입술 수술을 시행하기 전에 중이에 물이 차 있는지 여부를 확인해야 하는데, 이는 입술을 수술하기 전에 고막에 환기 튜브를 삽입하기 위해서이다. 많은 팀들은 입술 수술 시 튜브를 일괄적으로 삽입한다. 구개열 아동은 중이염에 자주 걸리기 때문에, 아동이 성장함에 따라 잦은 고막절개술과 튜브삽관 등이 필요할지 모른다. 매우 어린 아동의 경우, 간헐적이고 비교적 경한 청력손실은 음성적, 음운적, 언어적 발달에 영향을 줄 수 있다. 대부분의 구개열 아동들이 아동기 후반 및 10대 초반의 나이가 되면 귀 질환이 감소하지만, 이들에 대한 초기 이학적 건강상태 및 청각 기능에 대해 지속적이고 주의 깊은 검사가 필요하다.

이론상으로, 만약 구개 근육들과 귀의 환기를 담당하는 근육들의 비정상적인 해부학적 구조 때문에 구개열 아동에게서 귀 질환이 자주 나타난다면, 질병의 특성상 구개 봉합술을 했을 때에는 자동적으로 사라져야 한다. 구개 성형술이 귀 질환을 감소시킨다는 연구들도 있지만, 그렇지 않은 경우도 있다. 따라서 우리는 구개 수술이 이학적 질환을 확실하게 감소시킨다는 가정에 동의할 수 없다.

연인두 폐쇄를 위한 이차 수술

기능적으로 완전한 연인두 폐쇄 메커니즘을 만들기 위한 일차 구개 성형술의 성공률은 지난 수십 년 동안 극적으로 증가하였는데, 다른 증후군을 동반하지 않은 구개열 아동의 경우에는 성공률이 약 90% 정도이다. 이전에 언급했듯이, 두개안면 및 아데노이드가 성장함에 따라 일부 아동의 경우에는 연인두 폐쇄능력이 저하될 수 있다. 이것이 구개열 아동을 의료센터에서 '치료하고 퇴원'시키지 못하는 이유 중 하나이다. 아동이 성장함에 따라 필요로 하는 요구도 달라진다. 만약 일차 구개 성형술로 완전한 연인두 폐쇄 메커니즘을 가지지 못했다면, 수술 후 빠른 시일 내에 또는 아동이 성장한 이후에 연인두 폐쇄 기능을 회복시킬 또 다른 수술을 실시할 것이다. 연인두 기능을 향상시키기 위해 실시하는 여러 가지 수술법이 있

〈박스 5-1〉 연인두 기능을 향상시키기 위한 수술법

- 구개의 길이를 늘이는 수술(수술 이후)
- 누공을 막기 위한 수술(수술 이후)
- 초기 구개 성형술 이후에 연구개가 너무 짧거나 그 움직임이 부적당하여 연인두 폐쇄가 잘 이루어지지 않아, 구개 자체는 변화시키지 않고 연인두 구멍을 해부학적으로 바꾸는 수술

다. 이러한 수술법은 기본적으로 3개 유형으로 분류할 수 있다(**〈박스 5-1〉** 참조).

지난 10년 동안 연인두 폐쇄를 위해 실시한 대부분의 수술법은 '인두 피판술'의 형태였는데, 이것은 초기에 구개 수술을 받았거나 병인학적으로 다른 연인두 폐쇄 문제를 가진 환자에게 주로 실시되었다. 본질적으로, 이 수술법은 연구개와 후인두벽 사이에 중앙 융기 조직을 삽입시킴으로써 연인두 포트의 크기를 줄이는 방법이다. 이 중앙 피판술은 70년 전에 Sanvenero-Roselli(1934)가 처음으로 제안하였다. 많은 환자들이 측인두벽의 활동으로 연인두 폐쇄를 할 수 있도록 연인두 포트의 사이즈를 줄이는 시술을 받았다. 그러나 외과 전문의와 언어치료사는 이 기법이 일부 환자에게만 유용하다는 것을 알았고, 이로 인해 이차 구개술, 인두 수술, 그리고 이들을 결합한 수술 형태를 수년에 걸쳐 개발하였다(Peterson-Falzone et al., 2001).▼

▼ 제5장에서 언급한 모든 수술법들에 대한 참고 문헌은 Peterson-Falzone 등(2001)을 참조하라.

언어치료사로서, 당신은 수술 절차를 자세히 알 필요는 없지만, 아래와 같은 것들은 알고 있어야 한다.

1. 만약 인두 피판이 인두벽상의 낮은 위치에 고정되어 있다면, 구강의

중앙에 위치시킨 인두 피판을 구강 내부를 평가할 때 볼 수 있음을 기억해야 한다.▼

▼ 일반적으로, 중앙에 위치시킨 피판이 말 산출 시 효과적으로 기능하기 위해서는 그 기원을 후인두벽에서 두어야 하기 때문에, 구강 내 검사를 실시할 때 여러분이 관찰할 수 있다.

2. 이차 구개 수술 또는 인두 수술의 모든 형태를 구강 평가에서 볼 수 있는 것이 아님을 기억해야 한다.

3. 발성 시 연구개 및 인두벽의 움직임의 정도를 항상 관찰해야 한다(그러나 현실적으로 말 산출 시에 일어나는 최대 움직임은 볼 수 없다).

4. 말 산출 시 연인두 폐쇄는 대개 구강검사에서는 볼 수 없는 위치에서 일어난다.

1960, 1970, 1980년대에 상당수의 구개열 팀들은 구개 성형술 이후 VPI를 개선시키기 위해서 다양한 인두 피판술을 실시하였다. 1990년대에는 VPI를 위해 Furlow double-reversing Z-plasty와 함께 일차 구개 수술 및 이차 구개 수술을 시행한 결과, 연인두 폐쇄를 상당히 향상시켰다(Furlow, 1986). 미국에 있는 여러 센터들은 Furlow 수술법으로 실시한 일차 구개 성형술 및 이차 구개 확장술 모두가 말 산출 시 좋은 연인두 폐쇄를 보였다고 보고하였다. 연구개의 길이 혹은 기능을 향상시키기 위한 이차 수술법은 옛날 방식, 즉 인두 피판을 중앙에 위치시키는 방법을 더 선호한다. 왜냐하면 인두 피판은 정상적인 연인두 폐쇄와는 상당히 다른 방식으로 연인두를 폐쇄시키기 때문이다. 구개 성형술을 실시하였음에도 불구하고 나타나는 VPI 문제를 해결하기 위해서 다양한 수술법들이 해마다 계속해서 늘어나고 있다. 그러나 아동이 성장함에 따라 새로운 기법이 말에 미치는 영향을 확인하기 위해서는 다년간 추후 평가를 실시해야 할 것이다.

이차 수술에서의 차이점

이 시점에서 우리는 두 가지 이차 수술에 대한 기본적인 차이점과 절차상에서 발생하는 차이점에 대해 설명하고자 한다. 첫 번째 범주는 Furlow Z-plasty처럼, 연구개의 길이를 증가시키기 위한 방법들로 구성되어 있으며, 오래전에는 'Island flaps' 그리고 더 오래전에는 '구개 후위법(palatal pushback)' 등이 이 범주에 포함된다. 두 번째 범주에는 연인두 공간의 크기를 줄이는 다양한 방법들이 포함된다. 두 번째 범주에서, 외과 전문의는 (1) 연구개를 후인두벽으로 가깝게 밀착시키기 위해 후인두벽에 융기조직을 첨가하고, (2) 인두 근육을 떼어내 재배치시켜, 후인두벽의 움직임이 연인두 공간을 줄일 수 있도록 하였다. 중앙에 위치한 인두 피판은 두 번째 범주에 속한다고 볼 수 있다.

역사적으로, 외과 전문의는 연인두벽을 앞쪽으로 가져오기 위해 (1) 인공물질(예: 실리콘, 다양한 형태의 테플론, 폴리머 등) 혹은 신체 조직의 일부(연골, 콜라겐)를 삽입하거나 주입하고, (2) 후인두벽에 융기를 만들기 위해 근육조직을 변경시켰다. 일반적으로 인공물질이 수술에서 삽입한 위치에서 이탈하는 것 혹은 액체로 된 주입물의 경우에는 시간이 지남에 따라 분해된다는 것이 문제이다. 일부 외과 전문의는 장기적인 결과 때문에 연골 및 콜라겐을 여전히 사용하고 있다.

근육의 위치 변경을 시도한 첫 번째 인물은 Hynes(1950)이며, 그의 수술법은 'Hynes의 인두 성형술'로 알려져 있다(Peterson-Falzone et al., 2001, p. 321). 그는 일부 인두근육의 위치를 재조정함으로써 PPW의 조직에 융기를 만들었는데, 이는 연인두 공간의 크기를 감소시키고 재조정된 근육이 괄약근으로서의 역할을 담당할 목적을 가지고 있었다(Hynes, 1953, 1967). 그러나 그의 연구에서는 이것이 말 산출에 미치는 영향에 대해서는 아무런 언급을 하지 않았다.

십여 년 뒤에 Orticochea(1968, 1970)는 '괄약 인두 성형술(sphincter pharyngoplasty)'을 자신이 직접 설계하였는데, 이것은 후구협궁(posterior faucial pillars)의 수평 위치를 옮겨서 하인두 피판에 붙여 중앙에 작은 괄약근을 만들어 마치 '가죽으로 된 지갑의 윗부분을 끈으로 묶었을 때' 처럼 기능하도록 하였다.▼ 그 후에 여러 외과 전문의들은 괄약근의 위치(그리고 안정성) 및 연인두를 폐쇄하기 위한 근활동의 효용성을 증가시키기 위해서, 괄약 인두 성형술에 대한 다양한 제약조건을 개발하였다. 1980년대 중반까지 Orticochea 수술법으로 수술 받은 약 50%의 환자들에게서만 성공적으로 말을 산출했지만, 수술 기법과 환자의 선정 조건이 발달하면서 인기 있는 수술법이 되었다.▼

▼ 변형된 혹은 개선된 Orticochea 수술법은 아래쪽에 위치한 인두 피판을 항상 사용한 것은 아니다.

▼ 괄약 인두 성형술뿐만 아니라 중앙에 위치한 인두 피판을 사용한 팀들은 수술 전에 연구개와 인두벽의 움직임에 대한 양을 평가하여, 이 수술이 좀 더 양호한 말을 산출하도록 하였다.

괄약 인두 성형술 및 인두 피판술의 사용에 대해서는 Kuehn과 Moller(2000), Sloan(2000)을 참조하라.

수술 이후의 임상적 평가

구강검사를 실시할 때 여러분은 여기에서 논의된 일부 수술들을 볼 수 있다. 연구에 실시된 대부분의 수술은 임상가에게 지각되지 않는데, 특히 환자가 수술을 받은 지 오래 되었다면 더욱 그러하다. PPW를 앞쪽을 가져오기 위해 인조물 혹은 자연물을 이용하여 인두 증대술을 실시한 경우 PPW의 융기를 볼 수 있다. 그러나 인플란트를 구개판 위쪽에 삽입한 대부분의 환자에게서는 PPW의 융기를 볼 수 없다. 예외적으로, 연구개가 짧거나 완전히 거상한 경우에는 PPW의 융기를 볼 수 있다. 일반적으로 여러분이 바라보는 것보다 약간 위쪽 중앙에 인두 피판이 위치하지만, 연구개가 거상

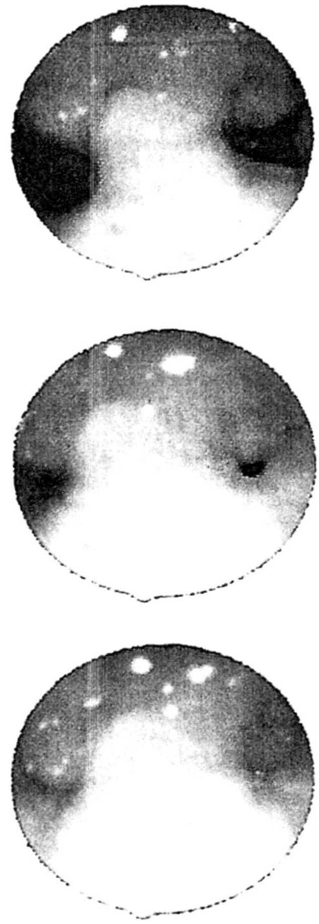

〈그림 5-1〉 중앙에 위치한 인두 피판을 관찰한 내시경 모습으로, 말 산출 시 측인두벽이 안쪽으로 움직여서 각 측면이 폐쇄된 것을 볼 수 있다.

출처: Peterson-Falzone SJ, Hardin-Jones MA, Karnell MP: *Cleft palate speech* [3rd ed]. St Louis: Mosby, 2001.

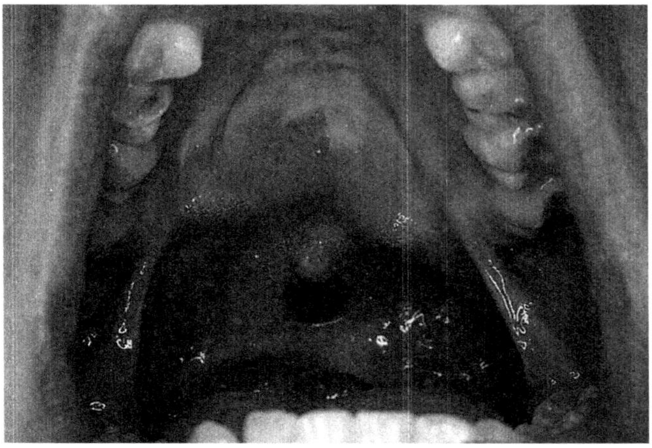

〈그림 5-2〉 'orticochea' 환자의 구강 내 사진으로, 인두 성형술을 시행함으로써 중앙 괄약근이 말 산출 시 폐쇄되는 것을 보여 주고 있다.

출처: Peterson-Falzone SJ, Hardin-Jones MA, Karnell MP: *Cleft palate speech* [3rd ed]. St Louis: Mosby, 2001.

할 때 여러분은 인두 피판의 하면을 볼 수 있다. 중앙 피판술 혹은 sphincter pharyngoplasty의 경우 PPW에 부착한 부위가 시간이 지나면서 아래로 이동하게 되면 볼 수 있다(**〈그림 5-1〉**과 **〈그림 5-2〉** 참조).

아동이 이차 구개열 혹은 인두 수술을 받았기 때문에 VPI로 인해 발생한 모든 말장애가 자동적으로 없어질 것이고 따라서 언어치료를 더 이상 받을 필요가 없다는 것은 아니다. 수술 이전에 존재했던 문제가 일관적인 비강기류 손실 및 과대비성뿐이었다면 수술만으로도 '충분'하지만, 대부분의 아동들은 다음과 같은 여러 가지 목표를 이루기 위해 언어치료가 여전히 필요하다.

1. PSNE와 같은 지속적인 오류 패턴을 제거하기 위해서

〈박스 5-2〉	이차 수술 후에 공기로를 방해하는 증후

- 과소비성을 보인다.
- 습관적으로 입을 벌리고 있다.
- 잠잘 때 코를 곤다.
- 항상 피곤하다고 호소한다.

2. 부적응적 보상조음을 제거하기 위해서
3. 발성장애를 치료하기 위해서
4. 언어발달 문제를 치료하기 위해서
5. 발달적 음운장애를 치료하기 위해서

환자가 이차 수술로 인해 구어가 향상될 것이라고 기대한다면, 여러분은 책임 소재를 명확하게 하기 위해 기류를 방해하는 증후에 대해 알려줄 필요가 있다. 대부분의 인두 성형술과 일부 구개 확장술은 '과교정(overcorrection)' 될 수 있다(〈박스 5-2〉 참조).

여러분은 환자나 가족을 인터뷰할 때 일어날 수 있는 문제에 대한 정형화된 질문을 할 필요가 있다. 만약 환자가 최근에 치료 팀을 찾아가지 않았다면, 여러분은 환자나 가족에게 치료 팀을 찾아가서 공기로 문제를 평가하라고 알려 주어야 한다.

최근 보고서에는 이차 중재인 Furlow 기법과 다양한 형태의 괄약 인두 성형술(sphincter pharyngoplasty)이 말 산출 시 연인두 폐쇄를 향상시킨다고 보고 있다. 외과 전문의와 그 팀들은 초기 구개 성형술이 실패했을 때 가장 안전하고 효과적으로 연인두를 폐쇄시킬 수 있는 방법에 대해 계

속적으로 연구해야 할 것이다.▼

▼ 여기에서 가장 중요한 메시지는 초기 구개 성형술이 성공적이었고, 그 결과가 지속될 것인지를 결정하는 것은 외과의의 책임이 아닌 언어치료사의 책임이라는 것이다. 왜냐하면 연인두 기능은 시간이 지남에 따라 변할 수 있기 때문이다.

보철 치료

수술만으로 구개열을 완벽하게 봉합한다는 것을 상상하기란 어려운 일이다. 보철 전문의의 도움이 필요하며, 그 범위는 환자의 해부학적·생리적 손상 정도에 따라 달라질 수 있다. 수십 년 전에, 외과 전문의들이 연인두 시스템에 대한 구개 수술과 이차 수술의 방법을 개선시키기 위해 노력하면서 구개열을 봉합하고 말 산출 시 연인두를 폐쇄시키는 데 도움을 주는 보철장치를 구개열 환자에게 착용시키는 것이 관례가 되었다. 사실상, 원래 1943년에 창설된 'American Society for Cleft Palate Prosthetic Rehabilitation'이 현재의 American Cleft Palate–Craniofacial Association이다.

많은 치과 전문가들, 즉 소아 치과의, 치위생사, 일반 치과의, 교정의, 보철의 등이 구개열 환자 치료에 참여하고 있다. 구개열 아동들은 다음과 같은 이유로 정기적인 치과 치료 이외에 전문적인 보철의의 도움이 필요하다.

1. 섭식을 위한 구개판
2. 구개 부분에 잘 배치될 수 있도록 초기 영아에게 실시하는 상악몰딩 장치
3. 수술로 구개열을 봉합하기 전까지 영아 및 유아가 사용할 수 있는 '구개 폐색장치'▼

▼ 1~3번은 논란의 여지가 많다. 일부 팀들은 섭식을 위한 구개판 및 상악몰딩 장치를 천편일률적으로 사용하지만, 다른 팀들은 일률적으로 사용하는 것에 대해 반대하는 의견을 가지고 있다. 구개 폐색장치의 효용성에 대한 지금까지의 연구 결과는 매우 부정적인 것으로 나타났다 (Hardin–Jones et al., 2002). 이와 유사하게, 유아의 상악에 실시하는 '몰딩' 장치의 필요성 혹은 효용성에 대해서도 의견이 서로 상반된다. Peterson–Falzone 등(2001)은 이와 같은 문제들을 좀 더 자세하게 언급하고 있지만, 이와 같은 보철적 치료를 받고 있는 아동을 치료하는 임상가는 최근 연구의 경향을 알고 있어야 한다.

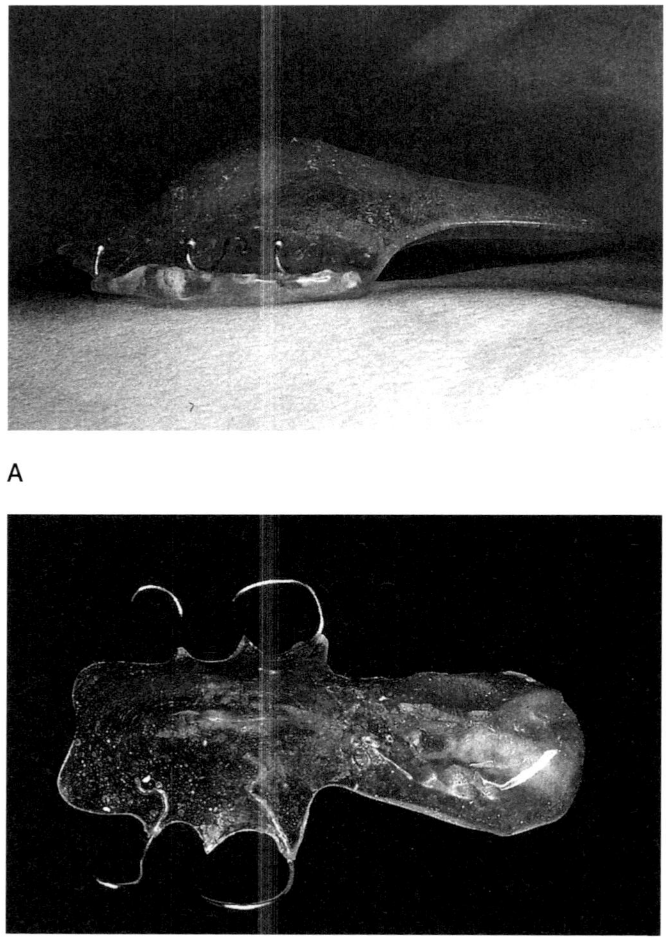

A

B

〈그림 5-3〉 구개 거상기

출처: Peterson-Falzone SJ, Hardin-Jones MA, Karnell MP: *Cleft palate speech* [3rd ed]. St Louis: Mosby, 2001.

4. 누공 및 파열 부분을 막기 위한 구개판

5. 수술을 받았거나 구개가 완전히 봉합되지 않은 환자를 위한 구개판 및 'speech bulb'

6. speech bulb 또는 구개 거상기와 같은 연인두 보철기

부가적으로, 보철의는 필요하다면 적적한 시기에 빠진 이를 채워 넣어야 한다.

지금은 구개 거상기나 speech bulb에 의존하는 환자를 만나기 힘들지만, 여러분은 다음과 같은 임상적 포인트를 기억해야 할 것이다.

- 구개 거상기는 연구개가 후인두벽(아마도 측인두벽도 부분적으로 관여)과 충분히 접촉할 수 있도록 들어올리거나 혹은 인두벽에서 연구개 근육의 최소한의 움직임으로 연인두 폐쇄를 충분히 할 수 있는 위치에 설치한다(**〈그림 5-3〉** 참조).

- 구개 거상기는 연구개가 전혀 움직이지 않는 비구개열 환자와 신경학적 손상으로 인해 인두벽의 활동이 감소한 환자에게 가장 많이 사용된다. 구개 거상기는 이를 부착시킨 치아에 부담을 줄 수 있다.

- speech bulb는 연인두 공간을 완전히 막지 않을 정도의 크기로 설치하는 것이 좋다(**〈그림 5-4〉** 참조). 즉 보철의는 연인두 공간 대부분을 막지만, 비강호흡이 가능할 수 있도록, 장치와 연인두 사이에 충분한 여유 공간이 생기도록 speech bulb를 디자인해야 한다. speech bulb가 최적으로 기능하는 것은 연인두 폐쇄를 위해 인두벽의 안쪽으로 얼마나 움직이느냐에 달려 있다.

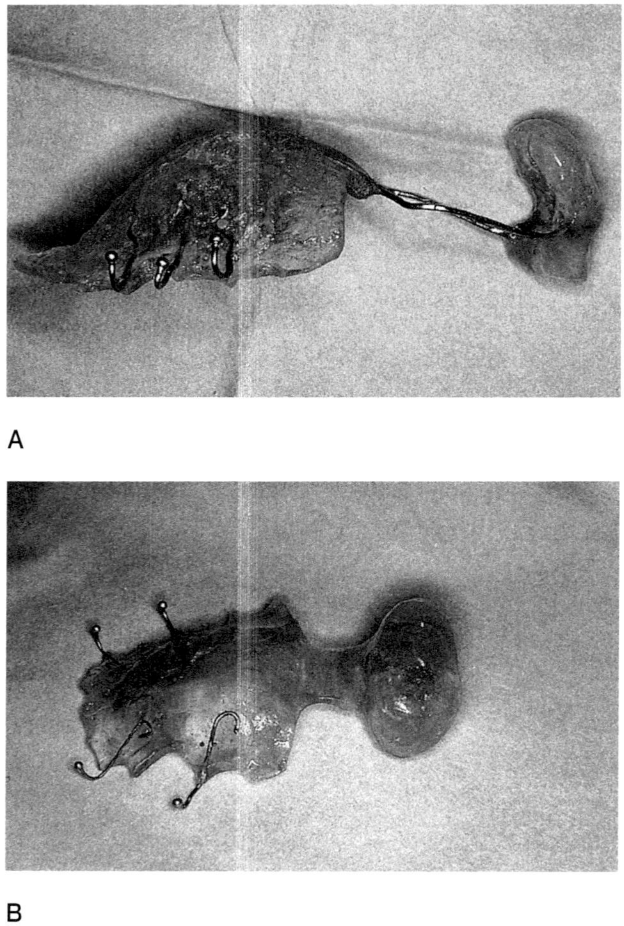

〈**그림 5–4**〉 구개 수술을 받았지만 부적절한 연인두 폐쇄를 보이는 환자를 위해 제작된 'under-and-up' 보철기

출처: Peterson-Falzone SJ, Hardin-Jones MA, Karnell MP: *Cleft palate speech* [3rd ed]. St Louis: Mosby, 2001.

연인두 결함에 관한 시각적 영상 기법

구개 거상기 혹은 speech bulb를 착용한 일부 환자에게 이 장치를 착용했음에도 불구하고 휴식 시와 말 산출 시 모두에서 왜 연인두 기능부전이 나타나는지를 자세하게 설명해 주어야 한다. 그 이유에 대해서는 비디오 투시 조형술과 비디오 내시경을 이용하여 다양한 각도에서 연인두 시스템을 살펴봄으로써 알 수 있다. 다른 환자의 경우, 환자가 머리를 잘 관찰할 수 있는 범위 내에서 안정적으로 고정시키지 못한다면, 아무리 비침습적인 기법으로 실시하는 비디오 투시 조형술(방사선은 항상 위험하다)이라도 비실용적일 수 있다.

연구를 통해 유용한 정보를 얻을 수 있는지에 영향을 미치는 네 가지 요인이 있는데, 그것은 다음과 같다:

1. 환자의 동의
2. 환자의 수준
3. 환자의 나이(아동에게 방사선은 매우 위험하며, 그 영향이 평생 동안 지속될 수도 있다)
4. 외과의 혹은 보철의에게 치료와 관련된 정보를 얻을 수 있는 가능성

다학문적 팀의 경우, 네 번째 요인은 문제가 되지 않는다. 팀이 존재하는 이유는 각 분야의 전문적인 지식을 활용하여 치료를 결정하고 보다 좋은 치료를 제공하기 위해서이다.

보철 장치에 대한 환자의 반응

보철에 대한 환자의 반응은 문제가 될 수 있다. 환자에게 보철을 성공적으로 착용시키고 착용된 보철장치에 환자가 잘 적응할 수 있도록 하기 위해서는 시간과 상당한 연습이 필요하다. 가장 좋은 방법은 보철의와 언어치료사가 함께 환자를 관리하는 것이다. 만약 환자가 아동이라면 가족과 함께 하는 것이 좋다. 이 장치가 환자에게 편안하려면 이 장치를 착용하고 환자가 숨을 잘 쉴 수 있어야 한다. 환자가 이 장치를 계속 사용할지의 여부는 (1) 말을 향상시키려는 환자의 동기와 (2) 장치를 사용하였을 때 환자가 지각하는 말의 변화 등에 달려 있다.

어떤 형태의 장치를 착용한다 할지라도 여러분이나 환자가 기대하는 정도의 효과가 즉시적으로 나타나지는 않을 것이다. 성인 환자의 경우에는 심지어 학습효과가 있을 수도 있다. 환자의 요구사항을 들어 주기 위해 실시한 보철장치가 여러분이나 환자, 혹은 보철의를 즉시적으로 만족시킬 수는 없다. 사실, 수십 년 동안 부적절한 연인두 시스템으로 말해 온 성인 환자들은 수술 혹은 보철의 결과에 대해 즉각적으로 만족하지 않을 것이다. 심지어 이러한 장치가 최상의 결과(임상가의 관점에서)를 제공하였다 하더라도, 환자는 자신의 말을 매우 위협적으로 들을 수 있다. 환자는 "내 목소리가 아닌 것 같습니다. 나는 이 목소리가 싫습니다."라고 생각하거나 말할지도 모른다. 여러분은 환자의 이와 같은 반응에 대해 사전에 준비해 두는 것이 좋다. 여러분과 보철의는 환자에게 말 산출을 위한 해부 및 생리학을 간단하게 설명해 주어야 하는데, 이때 구개 및 인두벽의 기능을 설명해 주고 단순한 다이어그램과 거울을 통해 각 구조물을 보여 주어야 한다. 이러한 사실과 더불어, 환자의 말에서 기대되는 변화를 '치료 전'에 상담하는 것은 환자가 새로운 말 산출 메커니즘에 적응하는 데 도움이 된다.

최근 보철을 장착한 환자들은 보통 언어치료사의 도움이 필요한데, 그 이유는 다음과 같다.

1. 말 산출 시 장치가 설치된 공간에서 일어날 수 있는 변화를 살펴보기 위해서
2. 비강유출이 동반되어 산출된 말과 구강압 및 구강기류가 동반되어 산출된 말을 비교하여 듣고 느끼기 위해서
3. 구강음과 함께 산출된 성문 파열음과 같은 보상조음을 제거하기 위해
4. 구강음 산출을 습관화하기 위한 연습 방법을 확립하기 위해▼

▼ 제9장에서는 '훈련' 장치로서 보철을 사용하는 것에 대해 설명하였다.

수술과 보철을 결합한 치료

여기서 여러분은 구개열 아동에게 왜 수술과 보철 치료의 결합이 유용한지를 생각해 보아야 한다(〈박스 5-3〉 참조).

〈박스 5-3〉 구개열 아동에게 수술과 보철을 결합해서 사용하는 경우

- 구개열을 수술하기 전 파열을 막는 장치를 먼저 사용한 아동의 경우, 안전상의 이유로 이 장치의 크기는 전체 연인두 공간을 막을 만큼 커서는 안 된다.
- '일차 연구개 성형술'을 받은 아동과 이들 중 구개열 수술이 성공적이지 못한 경우에 폐색장치 사용
- 구개 수술을 받은 환자의 연구개가 제대로 기능을 못하여 구개 거상기 혹은 VP bulb를 장착할 경우

각 치료 단계에서 말의 지각적 평가에서의 결합, 다양한 기기를 이용한 말 평가(비성도를 포함한 공기역학적/음향학적 평가), 시각적 영상 기법(방사선, 비디오 내시경, 비디오 투시 조영술 등) 등을 이용하여 보철과 수술을 결합한 치료에 대한 결과를 평가할 것이다.

요약

- 여러분은 구개열 환자를 치료하는 언어치료사로서 아동의 현재 상태 내에서 여러분의 치료목표에 대해 열린 자세로 치료 팀과 의사소통해야 한다.
- 구개열 아동에게 효과적인 치료를 제공하기 위해서는 다음과 같은 것이 필요하다.

  1. 과거에 받은 아동의 의료적 처리를 확인한다.
  2. 현재 아동의 치료에 관여하고 있는 전문가들(예: 구개열, 두개안면 팀, 수술의)과의 관계를 형성한다.▼
  3. 최근 아동의 의사소통 능력이 과거 및 현재의 신체 상태(예: 새로 장착한 보철 장치 또는 이차 수술)와 어떤 관련이 있는지를 살펴보아야 한다.
  4. 아동의 현재(및 변화된) 신체 상태와 여러분이 치료에서 확립하고자 하는 것을 통합하여야 한다.

▼ 만약 아동의 구강검사 결과 문제점이 있다고 인식했다면, 치료 팀이 여러분에게 도움을 줄 것이다.

- 외과의, 보철의, 혹은 전체 구개열 팀이 아동의 의료적 관리가 완결되었다고 본다면, 남아 있는 모든 말 문제는 '언어치료사'일이라는 것

을 기억해야 한다. 그들의 의견이 옳다 하더라도, 특히 언어치료사에 의한 철저한 평가까지가 최근에 이루어지지 않았다면 정확하지 않을 수도 있다. 팀과 밀접한 관계를 유지할 때, 여러분과 팀 구성원들은 언어치료의 목표가 실제로 그 아동의 범위 안에 있다고 결정할 수 있다.

참고 문헌

Furlow L: Cleft palate repair by double opposing Z-plasty. *Plast Reconstr Surg* 78: 724-736, 1986.

Hardin-Jones MA, Chapman KL, Wright J, et al: The impact of early palatal obturation on consonant development in babies with unrepaired cleft palate. *Cleft Palate Craniofac J* 39: 157-163, 2002.

Hynes W: Pharyngoplasty by muscle transplantation. *Br J Plast Surg* 3: 128-135, 1950.

Hynes W: The results of pharyngoplasty by muscle transplantation in "failed cleft palate" cases, with special reference to the influence of the pharynx on voice production. *Ann R Coll Surg* 13: 17-35, 1953.

Hynes W: Observations on pharyngoplasty. *Br J Plast Surg* 20: 244-256, 1967.

Kuehn DP, Moller KT: The state of the art: speech and language issues in the cleft palate population. *Cleft Palate Craniofac J* 37: 348, 2000.

Orticochea M: Construction of a dynamic muscle sphincter in cleft palates. *Plast Reconstr Surg* 41: 323-327, 1968.

Orticochea M: Results of a dynamic muscle sphincter operation in cleft palates. *Br J Plast Surg* 23: 108-114, 1970.

Peterson-Falzone SJ, Hardin-Jones MA, Karnell MP: *Cleft palate speech* (3rd ed). St Louis: Mosby, 2001.

Sanvenero-Roselli G: Divisione palatine, sua cura chirurgica. In Sanvenero-Roselli G (ed): *La divisione congenital del labio e del palato*. Rome:

Casa Editrice Luigi Pozzi, 1934, pp 262–268.
Sloan GM: Posterior pharyngeal flap and sphincter pharyngoplasty: the state of the art. *Cleft Palate Craniofac J* 37: 112–122, 2000.

CHAPTER 6

구개열 환자의 말소리 오류에 대한 지각적 평가 및 진단

지각적 평가의 목적

말소리 오류에 대한 지각적 평가는 모든 말소리 평가 및 진단을 하는 데에 있어서 초석이 된다. 이 책의 핵심 목표는 연인두 기능 문제가 지각에 미치는 영향과 구강 구조의 문제가 공명 및 조음에 미치는 영향, 궁극적으로 말 명료도에 미치는 영향 등에 기초하여 말소리를 진단하는 것이다. 이와 같은 진단 결과를 통해 임상가는 언어치료의 필요성과 목적성을 알 수 있다.

우리는 많은 언어치료사들이 구개열 아동을 자주 치료하지 못한다는 것과 구개열 아동 치료에 대한 경험이 전혀 없거나 거의 없는 언어치료사들이 최소한의 이론교육만을 받는다는 것도 안다. 그럼에도 불구하고 구개열 아동을 치료해야 한다면, 여러분은 아동의 말소리를 정확하게 평가할 능력을 갖추고 또한 적절한 치료를 할 수 있기를 원할 것이다. 우리는 지각적 평가 단계에서 체계적이고 집중적인 접근법을 제공할 것이며, 결국에는 여러분이 말소리 진단을 정확하게 할 수 있도록 이끌 것이다. 이러한 자료들은 구개열 환자의 말소리 오류에 대한 구개열 팀의 추천 사항을 이해하고, 치료를 계획하고 실시하는 데 도움이 될 것이다. 또한 여러분과 구개열/두개안면 기형 팀 간의 의사소통을 촉진시킬 것이다. 만약 당신이 두개안면 기형의 말장애(speech disorders)에 익숙하거나 구개열 환자를 많이 접해 본 '베테랑'이라면, 이 자료들이 구개열 아동의 말소리 평가 및 치료 결과에 대한 특징적인 요인들을 살펴보는 데 도움이 될 것이다.

목표 달성을 위한 프로토콜

여기에 제시된 프로토콜은 4단계로 구성되어 있으며, 〈표 6-1〉에 요약되어 있다: (1) 적절한 말 샘플 수집하기, (2) 말 샘플 분석하기, (3) 말에 대한 지각적 평가와 구강안면 검사 결과와의 상관관계, (4) 임상 자료 해석하기.

적절한 말 샘플 수집하기

여러분들은 우선 적절한 말 샘플, 즉 신뢰할 수 있고 정확한 분석을 할 수 있으며, 치료를 계획하는 데 유용한 데이터를 수집하기를 원할 것이다. 이를 위해서는 다양한 문맥에서 샘플을 수집해야 한다. Trost-Cardamone과 Bernthal(1993), Trost-Cardamone(2005)은 적절한 말 샘플을 수집하기 위한 필수요건으로 다음과 같은 것을 제시하였다.

- 연속된 구어(자발적 대화가 가장 좋다)

〈표 6-1〉 구개열 언어의 오류 평가를 위한 프로토콜

I. 적절한 말 샘플 수집하기

A. 다양한 문맥의 말 샘플

1. 연속된 구어(대화, 문장 혹은 문단 읽기, 자동구어, 단어, 문장 반복하기)
2. 출간된 음소목록 검사/조음검사
3. 특수 샘플링 문맥(구개열 언어 오류에 민감한)
4. 자극 반응도 검사

B. 오류음에 대한 음성 전사

II. 말 샘플 분석하기

A. 전반적인 말 이해도/명료도 비율(대화 샘플을 기준으로)

B. 음소목록 분석

1. 목록 크기, 음의 유형 및 제약
2. 정상 발달과의 비교(아동의 경우)
3. 부적응적 보상 오조음 및 구강음의 후방화

C. 공명 분석(WNL, 과대비성, 과소비성, 혼합형, 심한 정도 등)

D. 비강기류 유출 분석(없음, 소음/비소음)

E. 오류 분류

1. 조음 위치-방법-유성성 표시
2. 대치(보상조음 포함), 생략, 왜곡(비강유출 포함)
3. 보상적 동시조음/이중조음

F. 구개열 오류 유형 설명

1. 과대비성: 유형 및 심도
2. 비강유출 유형(필수적/수동적 혹은 학습된/능동적)
3. 부적응적 보상 오조음
4. 구강음의 후방화
5. 적응적 오조음
6. 유형의 일관성

III. 구어에 대한 지각적 평가와 구강안면 검사 결과의 상관관계

A. 조음 오류와 구강 구조 오류 간의 상관관계 결정하기. 예를 들어 3급 부정교합/하악전돌 및 회전된 치아

B. 구강안면 검사에 대한 주요 구성요소는 이 장의 끝에 제시된 부록 6-4를 참조할 것

IV. 임상 자료 해석하기

A. 확정적인 진단하기 혹은

B. 임시적인 진단하기

1. 기기적인 평가를 실시하기까지
2. 진단적 언어치료 결과를 살펴보기까지

출처: Trost-Cardamone JE, Bernthal JE를 수정함: Moller KT, Starr CD(eds): *Cleft palate interdisciplinary issues and treatment: for clinicians by clinicians* (3rd ed), Austin, Texas: Pro-Ed, 1993. Peterson-Falzone SJ, Hardin-Jones MA, Karnell MP: *Cleft palate speech* (3rd ed), St Louis: Mosby, 2001; and Trost-Cardamone JE: In Bzoch KR(ed): *Communicative disorders related to cleft palate speech* (4th ed), Boston: Little, Brown, 2004.

- 특수 샘플링 문맥
- 출간된 음소목록
- 자극 반응도 검사

구개열 환자의 말 샘플은 구개열 환자의 특정 오류 형태를 확인하기 쉽도록 구조화시킬 필요가 있다. 왜냐하면 말은 매우 복잡한 행동적 과제이고, 언어치료사의 귀를 통해 오류나 문제로 판단될 수 있는 변수들이 다양하기 때문이다. 다시 말해 "포괄적이거나 포커스가 없는 말 샘플은 말에 대한 오류 진단을 더 부정확하기 만들기 때문에 결국 잘못된 치료 결정을 하기 쉽다."고 말할 수 있다.

연속된 구어

대화는 구어를 평가할 때 항상 포함시켜야 한다. 왜냐하면 대화가 가장 대표적인 말 샘플일 뿐만 아니라, 말의 명료도, 오류의 일관성, 오류음 산출이 음성학적 문맥에 미치는 영향을 판단하는 데 기초가 되기 때문이다(제9장의 Peterson-Falzone et al., 2001 참조). 또한 음질 및 공명을 판단하기 좋은 문맥이기도 하다.▼ 대화에 잘 참여하지 못하거나 자발적으로 말 샘플을 제공할 수 없는 환자의 경우에는 숫자 헤아리기나 요일 말하기 등과 같은 특별한 평가 과제를 통해 연속된 구어 샘플을 수집할 수 있다. 일부 아동의 경우에는 동요를 부르게 하여 말 샘플을 수집하기도 한다.

▼ 이것은 아동의 대화를 통해 잘 판단할 수 있다고 가정한 것이며, 정반대의 현상을 보이는 아동도 있다. 유아 혹은 학령기 이전 아동들은 놀이 상황에서 여러분과의 대화를 통해 비교적 쉽게 말 샘플을 얻을 수 있지만, 10대 초반의 경우에는 말수가 확연하게 감소하는 경향이 종종 있다.

특수 샘플링 문맥

현재 미국에는 구개열 환자의 말 평가 시 사용할 수 있는 표준화된 프로토

콜이나 문장 등이 전혀 없다.▼

따라서 많은 임상가들은 일반 구어검사 및 프로토콜을 그냥 사용한다. 비록 일반적인 단단어 및 문장 조음검사로 구개열 환자의 말소리 오류를 알 수 있지만, **특수 샘플링 문맥과 절차**(Trost-Cardamone & Bernthal, 1993; Peterson-Falzone et al., 2001; Trost-Cardamone, 2004, 2005, 발간 중), Iowa Pressure Articulation Test(IPAT)(Morris et al., 1961)와 같은 **구개열 환자의 말소리 오류를 살펴보기 위해 특별히 제작된 조음검사**, Bzoch가 추천한 임상적 검사(Bzoch, 1997), 그리고 GOS.SP.ASS 문장(Sell et al., 1999) 등을 사용할 것을 추천한다. 왜냐하면 이러한 검사들은 구개열 환자의 말소리 오류를 유도해내는데 초점을 두고 있기 때문에 임상적으로 유용한 샘플링 프로토콜을 제공할 수 있을 뿐만 아니라 다른 표준화된 검사도구와 함께 사용할 수 있기 때문이다. 일부 환자의 경우에는 특수 검사 및 절차가 유일한 검사 도구일 수도 있다. 이러한 것은 성인 만성 환자와 말-선별 검사를 받은 구개열/두개안면 기형 클리닉 환자에게서 종종 볼 수 있다.

〈표 6-2〉에는 특수 샘플링 문맥 및 절차, 그리고 구개열 환자의 말소리 오류를 평가하는 목적 등을 제시하였다. 비록 이러한 검사들이 구개열 환자의 말소리 오류에 민감하게 반응하도록 설계되었다 할지라도, 조음에 대한 정보 역시 제공한다는 것을 강조하고 싶다. 언뜻 보기에, 말 자극어를 모으는 과제가 강제성을 띠는 것처럼 보일 수 있다. 하지만 그렇지 않다. 기본적으로 한 세트의 문장과 한 세트의 단단어 모두가 음성학적으로 잘 구조화되어 있기 때문에 과대비성, 비강유출, 그리고 조음 위치 오류를 샘플링하기에 충분하다. 독립자음 산출, 자음의 반복 산출(이 장의 끝 부록 6-1에 제시되어 있는 양식), '동물원 문단'(Fletcher, 1972), 수 헤아리기 등은 기본 검사 도구에 추가하기 쉽다. 우리가 알기로, 현재까지

▼ 현재 미국에서는 구개열의 말 평가를 위한 표준화된 프로토콜 개발을 위해 국가적인 노력을 진행하고 있다. 언어에 따른 프로토콜 개발을 위한 국지적인 노력도 진행하고 있다. 이러한 노력들이 구개열 언어에 대한 공동적인 연구를 촉진시킬 것이다.

〈표 6-2〉 특수 샘플링 문맥 및 구개열 언어의 오류를 진단하기 위한 과제들

문맥	절차	목적
단단어 출간된 프로토콜—Iowa Pressure Articulation Test(IPAT)*	그림이름 명명하기, 음성 전사된 오류 반응 반복하기	• 고압력자음(HPCs)에 대한 비강유출(NE)을 평가하기 위해서 • 보상 오조음(CMAs)의 유형과 구강 목표음의 후방화 유형을 평가하기 위해서 • 적응적 구강 오조음을 평가하기 위해서 • 기타 일반적인 오조음을 평가하기 위해서(생략, 왜곡, 발달적 대치)
문장[+] 1. 구강압력자음, 문장당 한 목표음을 강조 2. 비음 3. 구강 공명음/저압력자음(비음 제외)	음성 전사된 오류를 반복하거나 읽기	1. NE, CMAs, 구강음의 후방화를 평가하기 위해. 적응적 오조음과 기타 일반적인 오조음을 알아보기 위해 2. 동화비성 및 과소비성을 살펴보기 위해 3. 과대비성 및 구강음의 후방화를 평가하기 위해
문단 '동물원 문단'[+]	읽기	• 과대비성을 평가하기 위해
CV 음절 전방 위치에서 후방 위치까지 순서화된 발화 산출. [pʌ]에서 [hʌ]까지 모든 영어자음이 포함됨	치경 혹은 반사판을 코 밑에 위치시키면서 반복하기. dP: [pʌpʌpʌ], [bʌbʌbʌ], [fʌfʌfʌ], …, [gʌgʌgʌ]	• NE/HPCs에 영향을 주는 거울의 김 서림을 탐지하기 위해서 • 자음목록을 분석하기 위해 • CMAs를 알아보기 위해 • 구강음의 후방화를 살펴보기 위해
수 헤아리기 60~70까지 50~60까지	치경 혹은 반사판을 코 밑에 위치시키면서 수 헤아리기	• 60~70은 /s/에 대한 PSNE를 살펴보기 위해 • 60~70에서 존재하지 않은 NE가 50~60에서도 나타나지 않는지를 살펴보기 위해
고모음 산출 [u, i]	콧구멍을 '가볍게' 막으면서 모음 [u]와 [i]를 연장 발성하기	• 공명 변화는 비전형적인 구비강 통합(과대비성)을 의미한다.
구강압력자음이 포함된 단단어에서의 고모음 [u, i](예: bead, food, eagle, rule, key)	반복하기 및 읽기	• 과대비성을 평가하기 위해

〈표 6-2〉 특수 샘플링 문맥 및 구개열 언어의 오류를 진단하기 위한 과제들 (계속)

문맥	절차	목적
비음이 포함된 단단어(예: moon, name, long, hand, ring)	반복하기 및 읽기	• 과소비성을 평가하기 위해
비음이 포함된 문장	반복하기 및 읽기	• 과소비성을 평가하기 위해

출처: Peterson-Falzone SJ, Hardin-Jones MA, Karnell MP: *Cleft palate speech* (3rd ed), St Louis: Mosby, 2001, 표 9-2 수정함.

* Morris HL, Spriestersbach DC, Darley FL: *J Speech Hear Res* 4:48-55, 1961.

† 각 범주에 대한 문장의 예는 부록 6-2 참조.

‡ Trost-Cardamone JE: In Bzoch KR(ed): *Communicative disorders related to cleft palate speech* (4th ed), Boston: Little, Brown, 2004; and In Moller KT, Starr CD(eds): *Cleft palate interdisciplinary issues and treatment for clinicians by clinicians* (3rd ed), Austin, Texas: Pro-Ed, in press. 기타 프로토콜에 대한 샘플은 부록 5-1 참조.

이러한 목적으로 가장 유용하게 사용할 수 있는 영어 문장은 GOS.SP.ASS. 문장이고, 가장 유용하게 사용할 수 있는 단단어 조음목록은 IPAP (Morris et al., 1961)이다. 현재 임상가들이 선택해서 사용하고 있는 GOS.SP.ASS. 문장을 여러분이 사용할 수 있도록 부록 6-2에 제시하였으며, 부가적으로 영국 영어와 미국 영어 간의 단어 차이 때문에 수정한 일부 단어들도 함께 제시하였다.

출간된 음소목록 검사 및 표준화된 조음검사

특히 아동 환자의 경우에는 정상 규준치를 제공하고 있는 조음검사를 사용할 것을 추천하는데, 그 이유는 아동의 조음 및 음운발달 상태를 확인하기 위해서이다. 이를 위해 Goldman-Fristoe 2(AGS, 2001) 혹은 그 후속 버전인 Bankson-Bernthal의 음운검사(1990), Kahn-Lewis의 음운 분석(KLPA 2)(AGS, 2002)▼과 같은 수많은 표준화 검사를 이용할 수 있다. 강

▼ 만약 말을 잘 산출하지 않는 아동을 다루어야 한다면, 여러분은 자발적인 말 산출을 유도하기 위해 "누가 나무에 살고 있나요", "너는 컵 안에 무엇을 집어넣었어?", "꼬맹이가 왜 운다고 생각해?"와 같은 질문을 하면서 자극도(stimulus pictures)를 사용할 수 있다.

조하고 싶은 것은, 구개열 환자의 말 평가에 초점을 두고 있는 이러한 검사 도구들은 주로 구개열의 유형에 따른 말소리 오류를 진단하고 아동의 발달 상태를 살펴보기 위한 부가적인 수단으로 사용한다는 것이다. 이와 같은 검사 도구들이 구개열 전용 검사 및 샘플링 검사 대신에 사용되어서는 안 된다.

자극 반응도 검사

자극 반응도 검사는 모든 조음 평가의 통합적인 부분이다. 독립음 혹은 CV 음절의 자극 반응도 검사는 음소에 대한 화자의 운동능력(motor phonetic ability)을 알 수 있다. 이 검사는 환자의 음소목록(phonetic inventory), 즉 화자가 산출하고자 하는 목표자음(혹은 모음)을 자연스러운 대화 혹은 유도된 대화에서 실질적으로 사용할 수 있는지를 증명할 수 있는 핵심 수단이다. 자극 반응도 검사 결과는 치료의 출발점을 결정해 준다. 예를 들어 구개열 환자의 말에서 구강 파열음을 성문 파열음으로 대치한다면, 이것이 실제적으로 음소목록을 제한할 수도, 그렇지 않을 수도 있다. 만약 자극 반응도 검사 결과 성문 파열음을 산출한 화자가 목표음도 산출할 수 있다면, 단어 수준 혹은 구 수준에서 치료를 시작할 수 있다.▼ 반대로, 자극 반응도 검사 결과 유도된 문맥에서 목표음을 산출할 수 없다면, 조음 위치를 강조하면서 조음 운동적 수준에서 치료를 시작해야 한다.▼

▼ 만약 목표 파열음이 무성음이거나 단독으로 산출되어야 한다면, /pa/ 대신에 /p/를 산출한 다음 /a/를 산출하는 방식으로 '분절화'를 피하기 위한 CV 수준에서 시작하는 것이 좋다. 만약 두 음이 분리된다면, 성문 파열음과 함께 시작된 모음은 제거될 것이다. 단어 수준에서도 주의 사항은 동일하다(예: /p/+/at/이 아니라 'pot'

▼ 자극 반응도 검사에 대한 보다 많은 정보는 Peterson-Falzone 등(2001)의 제9장을 참조하라.

음성 전사

특수 샘플링 문맥, 조음검사, 자극 반응도 검사 등에서 관찰된 모든 오류 산출음을 음성 전사하는 데 최선을 다해야 한다. 광의의 전사에서는 정/오 채점을 더 선호하지만, 우리는 구개열 환자의 말에서 관찰된 조음 오류를 특수문자와 발음부호로 기록할 수 있는 협의의 전사를 추천한다. 동시조

〈표 6-3〉 발음부호

종류	변별기호	예
비음화		
모음, 구강 공명음	Ṽ 또는 C̃	'we' /wi/ → [wĩ]
		'we'/wi/ → [w̃ĩ]
자음[1](덜 빈번함)	C̃	'boy' /bɔɪ/ → [b̃ɔɪ]
비강유출	C̃ 또는 C̃̇	'pie' /paɪ/→ [p̃aɪ]
		'pie' /paɪ/ → [p̃̇ie]
과소비음화	C̃	'my' /maɪ/ → [m̃aɪ]
치음화	C̪	'boy' /bɔɪ/ → [b̪ɔɪ]
측음화	C̭	'soap' /sop/ → [s̭op]
전방화	C<	'soap' /sop/ → [s< op]
후방화	C>	'soap' /sop/ → [s> op]
전도화[2]	C̺	'boy' /bɔɪ/ → [b̺ɔɪ]

[1]유성 파열음 /b, d, g/음 산출에서 관찰되었을 때 목표자음에서 파열 정도가 약하다.
[2]IPA는 아니지만 저자가 사용하였기 때문에 양순음 /p, b, m/과 양순 치조음 /f, v/ 대신에 양순 치조음 도치에 대해 상세하게 설명하였다.

출처: Peterson-Falzone, SJ, Hardin-Jones, MA and Karnell MP, *Cleft Palate Speech* (3rd e), St. Louis: Mosby, 2001를 수정함.

음을 포함한 잘못된 보상 오조음을 전사하는 데 필요한 여러 기호들은 제3장에 제시하였다. 구개열 환자의 말을 평가할 때 유용한 발음부호들은 **〈표 6-3〉**에 제시하였다. 기타 유용한 발음부호에는 확장된 IPA(International Phonetic Alphabet) 기호들이 있다(1993).

말 샘플 분석하기

말 샘플을 분석함으로써 우리는 과대비성, 비강유출, 조음 오류의 유무에 대한 전반적인 상태 그 이상을 알 수 있다. 예를 들어 "조음 오류가 많고 과대비성이 있는 말이다."나 "심한 조음장애와 비강유출을 동반한 과대비성 음성이다."와 같은 진단 설명은 목표가 부족하다.

샘플을 분석함으로써 전반적인 말 명료도와 이해도에 대한 심한 정도를 알 수 있다.▼ 음소목록에 대한 기록에는 목록의 크기, 제약사항, 정상 발달 기준과의 비교 등이 포함되어야 한다. 핵심은 부적응적 보상 오조음과 구강음의 후방화에 대한 기록이다. 공명장애, 특히 과대비성에 대한 심한 정도는 반드시 기술되어야 한다. 비강유출에 대해서는 존재 유무와 특징(마찰 혹은 비마찰) 등을 기록해야 한다.▼

▼ 명료도 및 이해도에 대한 등급을 매길 때에는 0=모든 말을 이해할 수 있음, 1=거의 대부분 이해할 수 있음, 2=일부 이해하기 힘듦, 3=거의 이해할 수 없음 등과 같은 4점 척도를 사용할 것을 권고한다.

▼ 비강유출에 대한 판단은 존재한다/존재하지 않는다와 같은 이분법적 판단을 이용할 것을 권고한다. 왜냐하면 비강유출이 존재한다는 것은 비정상임을 의미하기 때문이다. 과대비성(HN)에 대한 등급 척도는 3점에서 9점 척도를 사용하길 권한다(보다 자세한 내용은 Peterson-Falzone et al., 2001을 참조하라). 임상 평가에서 과대비성에 대한 평가는 4점 척도, 즉 '0=정상 범위 내에 있음(within normal limits; WNL), 1=경도, 2=중등도, 3=심도'를 사용할 것을 권고한다.

조음 및 공명 평가에 대한 결과를 검토하는 것은 오류를 분류하기 위한 하나의 분석형태이다(Stoel-Gammon과 Dunn, 1985; Grunwell, 1993; Bernthal과 Bankson, 2004). 조음 위치-방법-유성성에 대한 표준화된 분류는 구개열 환자의 말 분석에 매우 유용하다. 오류분류는 대치, 생략, 왜곡, 동시조음 등의 오류 형태로 요약되고, 과대비성, 비강유출, 부적응적 보상 오조음, 구강음의 후방화, 굳어진 구강 오조음과 같은 오류 유형으로 설명된다. 사례 결과에 대한 샘플은 이 장의 끝에 있는 부록 6-3에 제시하였다.▼

▼ 여기에 기초해서 발췌한 말 샘플은 비디오 클립 6-1에 제시하였다.

말에 대한 지각적 평가 결과와 구강안면 검사 결과의 상관관계

이 시점에서, 구강 구조의 결과와 말의 오류 간의 상관관계를 알아보기 위해 말을 평가할 수 있다. 예를 들어 환자의 말에서 들을 수 있는 비강유출의 원인이 습관보다는 오히려 구비강의 누공 때문인가? 만약 그렇다면, 언어치료가 아니라 수술이나 보철로 누공을 막아야 할 것이다. 비강유출의 원인이 구조적 결함으로 인한 연인두의 지속적인 기능부전이라면 이 또한 수술 혹은 보철을 이용하는 것이 최선의 치료법일 것이다.▼ 반대로, 누공 혹은 신체적 결함에 의한 연인두 기능부전이 없는데도 여전히 비강유출이 있다면 수술이 아니라 언어치료가 적절한 방법일 것이다.

▼ 누공의 존재 유무와 크기, 그리고 연인두 개방의 일관성 등은 가능하다면 기기적 평가를 통해 살펴보아야 한다.

임상 자료 해석하기

우리는 이제 말을 진단하기 위해 임상적 결과를 해석하려고 한다. 경험이 많은 임상가들은 단지 임상 결과만을 가지고 진정한 연인두 기능부전을 배제시킬 수 있으며 명확한 진단을 제시할 수 있다. 그러나 일부의 경우에는 임상적 평가 결과만으로는 명확한 진단을 내리지 못한다. 따라서 우리는 '육감적 진단' 혹은 진정한 연인두 기능 문제를 배제시키기거나 확인하기 위해 기기적 평가를 사용하는 잠정적 진단을 개발하였다. 일부 아동들의 경우에는 진단적 평가가 치료가 될 수 있다.

프로토콜의 구성요소 및 이론적 배경에 대한 좀 더 상세를 정보를 원한다면 Tros-Cardamone과 Bernthal(1993), Trost-Cardamone(2004, 2005, 출간 중), 그리고 Peterson-Falzone 등(2001)의 제9장을 참조하라.

구개열 환자의 말소리 오류에 대한 확인 및 분석

구개열 환자의 말소리 오류를 확인하기 위해서는 비정상적인 발화를 지각적으로 판단하는 능력—부적응적 보상 오조음과 구강음의 후방화—과 제3장에 제시된 조음 형태에 대한 이해력이 필요하다. 비강유출(NE)과 공명장애, 특히 과대비성(HN)이 있다는 것을 아는 것은 비교적 쉬운 일이다. 그러나 NE의 유형을 알고 공명장애의 심한 정도를 판단하는 것은 상대적으로 어렵다. 마찬가지로, 성문 파열음은 구개열 환자의 말에서 매우 빈번하게 관찰되며 대부분의 임상가들이 쉽게 발견하지만, 인두 파열음을 발견하고 인두 파열음, 인두 마찰음, 인두 파찰음을 서로 구분하는 것은 어렵다.

이 장에서 우리는 구개열 환자의 말장애와 오류를 진단하기 위한 체계적이고 단계적인 접근법을 제시하고자 한다. 이 장을 공부할 때, 말 샘플 자료를 기초로 하여 과제를 요약한 〈표 6-2〉를 자주 살펴보는 것이 좋다.

진단적 질문과 이에 대답하는 방법

공명 평가

과대비성 공명(가장 일반적인 공명장애) 진단적 질문과 가능한 대답은 다음과 같다.

1. 연속적인 말에서 과대비성이 들리는가?

   - 첫 번째 분석 단계에서는 이것을 이원적으로 '있다/없다'로 판단

한다.

2. 만약 있었다면, 과대비성이 간헐적인가/지속적인가?

   - 간헐적이라는 것은
     - 경계선급 연인두 폐쇄능력(연인두 포트의 폐쇄가 이루어지지만 단지 산발적으로 이루어짐)을 가지고 있거나
     - 목표음소가 PSNE 혹은 인접한 비음에 의해 영향을 받아 동화비성이 된 것을 시사한다.
   - 지속적이라는 것은 연인두 문제가 신체의 구조적 결함과 관련이 있음을 시사한다.

3. 당신은 모음 연장 시 비강 진동을 느낄 수 있는가?

   - 이러한 촉각자극은 심한 비강 공명을 의미하지만, 촉각단서에 민감하게 반응하기 위해서는 많은 연습이 요구된다. 그러나 이것은 확실한 진단법은 아니다.

4. 모음을 산출하면서 콧구멍을 막았을 때와 막지 않았을 때의 공명 차이가 있는가? (**힌트**: 콧구멍을 막을 때 아동의 코를 너무 세게 잡지 마라. 그렇게 하면 비강 공명의 크기가 줄어들기 때문에 인위적인 과대비성이 산출될 수 있다.) 열린 콧구멍을 막을 때에는 두 엄지손가락을 콧구멍 아래에 위치시켜, 아동이 입으로 숨을 쉴 수 있도록 해라.

   - 일반적으로 정상 화자들은 이러한 두 조건에서 공명 차이를 보이지 않기 때문에, 공명 차이가 있다는 것은 과도한 비강 공명이 있음을 의미한다. 그러나 이것은 확실한 진단법이 아니라는 것을 다시 한

번 말한다.

5. 전반적인 과대비성의 심한 정도는 어떠한가? 이것은 연속적인 구어(이상적으로 대화–이상적인 대화)에 기초한 전반적인 말 평가여야 한다. 당신은 임상적 경험을 통해 일관적이고 가장 편안하게 사용할 수 있는 평가 척도를 사용할 수 있다.(**힌트**: 정신물리학적 평가에서 가장 좋은 것은 평가 척도가 단순한 것인데, 평가 척도가 단순하면 단순할수록 임상가는 신뢰성 있게 사용할 수 있고 타당성 있는 판단을 할 수 있다. 예를 들어 '0=WNL/방언에서는 적절함, 1=경도, 2=중도, 3=심도'와 같은 단순한 평가 척도는 '0=존재하지 않음, 1=경도, 2=경도~중도, 3=중도, 4=중도~심도, 5=심도'와 같은 복잡한 척도보다 더 확실한 데이터를 제공할 것이다.) 당신이 무엇을 선택하든 간에, 일관성과 타당성을 높이기 위해서는 항상 같은 평가 척도를 사용하는 것이 좋다.

기타 공명장애 진단적 질문과 가능한 답변은 다음과 같다.

1. 연속된 구어 중 비음, 모음, 그리고 공명음에서 과소비성 혹은 맹관공명이 지각되는가?

- 다음 중에서 한 가지 이상이 존재하는지 살펴보라.
  - 아데노이드 비대
  - 인두 피판의 방해
  - 비강 내 기류 방해: 일차 구개열을 수술 받은 환자에게서 일반적임; 이차 구개열과 관련된 수술만 받은 환자의 경우에는 덜 빈번함. (**힌트**: 환자 혹은 부모가 현재 감기나 비 알레르기에 대

한 가능성이 있는지를 체크하라.)

2. 혼합형 공명장애, 즉 과대비성과 과소비성이 번갈아 일어나는가?
   - 비 알레르기가 있는 아동은 경계선급 기능적 연인두 폐쇄 부전과 같은 다양한 신체적 요인들을 살펴보라(제3장 참조).
   - 또한 매우 큰 인두 폐색자가 필요한 환자의 경우 이상적인 말소리 샘플을 얻기 힘든데, 그 이유는 제9장의 Peterson-Falzone 등(2001)을 참조하라.

기류 혹은 기압 평가

비강기류 방출(기류의 방향 문제) 진단적 질문 및 가능한 답변은 다음과 같다.

1. 연속된 구어에서 들을 수 있는 비강기류 유출이 존재하는가? 분석의 첫 단계에서는 단순히 이원적(존재한다 vs. 존재하지 않는다)으로 판단한다.
2. 들을 수 없는 비강기류 유출이 존재하는가? 이것을 살펴보는 가장 일반적인 방법은 치경 혹은 반사판을 콧구멍 아래에 위치시키는 것이다.
   - 거울에 김이 서리거나 습기가 찬다는 것은 비강유출이 있다는 것을 의미하지만, 그 타이밍을 잡는 것은 쉽지 않다. 샘플을 수집하기 위한 가장 단순한 방법은 구강 파열음 혹은 마찰음을 짧게 반복시킨 다음(예: 〈표 6-2〉에 제시된 'puh puh puh', 'fuh fuh fuh'), 아동의 호흡으로 인해 김이 서리거나 습기가 차지 않도록 거울을 빨리 치

우는 것이다.

- 또한 '리스닝 튜브(listening tube)'로 간단하게 탐지할 수 있다. 이것은 올리브 모양의 뚜껑이 달린 신축성 있는 긴 고무 튜브로, 튜브의 한쪽 끝은 아동의 콧구멍에, 다른 한쪽 끝은 임상가의 귀에 갖다 댄다.
- 비강기류의 양이 적은 경우 딱딱한 튜브 내에 있는 작은 스티로폼 조각을 움직일 수 없기 때문에 See-Scape를 사용한다. 코 밑에 거울이나 반사경을 이용할 때 적용한 타이밍이 중요한데, 이는 '리스닝 튜브' 혹은 'See-Scape' 사용에서도 똑같이 중요하다.

3. 코 찡그림이 있는가?

- 이원적 판단: 존재한다 혹은 존재하지 않는다.
- 존재한다면, 이것은 비강기류를 코로 조절하는 무의식적인 시도로 볼 수 있으며, 따라서 비강유출이 있다고 판단할 수 있다.

4. 들을 수 있는 비강유출(NE)의 **패턴**은 무엇이며, 이 원인을 판단하는데 도움이 되는 형태를 어떻게 분석할 수 있는가?

- 화자의 음소목록에서 NE와 같은 패턴이 모든 압력자음에서 일관적으로 나타나는가?
  - 그렇다면 이것은 신체적 원인에 의한 연인두 기능부전을 시사한다.
  - 화자에게서 나타나는 지속적인 과대비성은 이것을 뒷받침해 주는 가장 확실한 증거이다.▼

▼ 이 시점에서 여러분은 연인두 기능부전 및 만연화된 NE 및 HN을 보이는 아동에 대한 비디오 클립 3-3을 다시 한 번 보기 바란다.

- 연인두 문제는 구조적(수술 전 구개열, 부적적한 수술을 받은 구개열) 원인이거나 비구조적(신경학적) 원인이다.
- 이러한 임상적 판단을 확인하기 위해서는 기기적 평가를 의뢰하거나 사용하라. 그러면 치료를 결정하는 데 도움이 될 것이다.

• 들을 수 있는 NE가 '비일관적인' 패턴을 보이는가? 만약 그렇다면 여러 가지 가능한 원인이 존재하며, 비일관적인 것이 다음과 같은 원인인지를 결정하기 위해서는 샘플 분석이 필요하다.

- 누공이 원인이다.
- 음소의 특이성 때문이다.
- 가끔 발생하며, 경계선급 연인두 기능부전이 원인일 수 있다.
- 수술 이후에 적절한 연인두 폐쇄능력이 있음에도 불구하고 지속된다.

다음의 진단적 질문은 비강기류 유출이 일어나는 원인을 결정하는 데 도움이 될 것이다. NE의 치료는 원인에 의해 결정되기 때문에, 가능한 원인은 진단에 중요하다.

1. NE의 원인이 누공인가? **기억하라:** 누공의 위치는 기본적으로 압력자음에 의해 발생한 공기 유출의 형태를 결정한다. 즉 기류는 조음의 수축점에서 비강으로 다시 향한다. 누공과 관련된 질문에 대답하기 위해서는 구강안면 검사 시 누공의 존재 여부, 위치, 개방성을 살펴보아야 한다.▼

▼ 구비 누공의 유형과 위치에 대한 부가적인 정보는 Peterson-Falzone 등(2001)을 참조하라.

• **전방 압력자음**에서만 비강유출을 들을 수 있고, 후방 압력자음에서

는 비강유출을 들을 수 없는가?

- 만약 그렇다면, 그 원인은 구강의 앞쪽(치조 혹은 절치공의 앞쪽 경구개 혹은 두 가지 형태를 합한)에만 구비강 누공이 있을 가능성이 있다.
  - 앞쪽 구비강 누공은 /t, d, s, z, p, b/와 같은 음에서 비강유출을 나타나는 원인이 될 수 있다.
  - 앞쪽 비순(nasolabial) 혹은 치조 누공은 /f, v/, /ɵ, ð/, 그리고 아마도 /p, b/음에서 비강유출이 일어날 수 있다.▼
- 이것은 누공을 열거나 닫은 상태에서 목표음을 산출하여 비교해 보면 쉽게 알 수 있다.▼ 만약 누공을 닫은 상태에서 NE가 감소하거나 사라진다면, 비강기류 유출의 가장 큰 원인은 아마도 누공일 것이다.
- 연인두 폐쇄의 적절성을 확인하기 위해서 기기적 분석을 이용할 수 있다.

▼ 비디오 클립 6-2는 비순/보다 앞쪽에 위치한 구비 누공으로 인해 비강유출이 있는 아동을 보여 주고 있다. /ɵ/, /f/, /s/음에서는 비강유출이 두드러지며, 보다 뒤쪽에서 산출되는 /ʃ/, /k/, /g/음에서는 잘 관찰되지 않는다.

▼ 일시적인 폐쇄는 부드러운 덴탈 왁스(soft dental wax) 혹은 작은 피부조직으로 누공을 막을 수 있는 치과 전문의와 협진을 통해 수행하는 것이 가장 좋다. 전방의 누공에 대한 일시적인 폐쇄는 쉽지만 후방의 누공 폐쇄는 상당히 어려운 과제(상당히 위험하다)이다.

- /k, g/와 같이 좀 더 **뒤쪽에 위치한 자음**에서만 비강유출을 들을 수 있는가?
  - 만약 그렇다면, 보다 뒤쪽에 위치한 누공 때문일 것이다.
    - 누공은 경구개와 연구개가 교차하는 위치에 가장 많다(이곳이 수술 이후에 가장 자주 벌어지는 위치이다).
    - 보다 앞쪽에서 조음되는 /ʧ, ʤ, ʃ, ʒ/음이 정상적인 조음 위치보다 후방화되어 산출된다면 이러한 음들도 영향을 받

을 수 있다.

— 연인두 폐쇄에 대한 적절성을 확인하기 위해서는 기기적 분석이 필요하다.

- 모든 압력자음의 조음 위치에서 비강유출을 들을 수 있는가?

— 이것은 경구개 뒤쪽 부분에서 연구개 사이에 큰 누공(혹은 많은 누공들)이 있다는 것을 의미한다.

혹은

— 이것은 구조적 문제로 인한 연인두 기능부전을 의미할 수 있다.

— 비강유출의 원인을 알아보고 적절한 의료관리를 위해서 기기적 평가는 필수적이다.

2. PSNE가 존재하는가?

- 동시조음된 비강유출 혹은 특히 /s, z/ ± /ʃ, ʒ, ʧ, ʤ/ 등의 마찰음 그리고/혹은 파찰음을 비마찰음으로 대치하는가? 화자의 음소목록 중 NE 없이 산출되는 기타 고압력자음이 존재하는가? 지각할 수 없는 과대비성이 존재하는가?

— 이와 같은 '지각적 현상(perceptual package)'을 PSNE 혹은 NE의 학습된 형태라고 한다.

— 말을 산출하는 동안 연인두 메커니즘은 적절하게 폐쇄되지만, 일부 아동들은 NE를 동반한 선택된 마찰음 혹은 비마찰음 산출을 학습해 왔다.▼

▼ 만약 여러분이 주의 깊게 들을 수 있고 오류음과 유형을 기록할 수 있다면, PSNE는 영어 화자의 경우 /s/음에서 가장 빈번하게 나타난다. PSNE는 비마찰음 대치 혹은 소음을 동반한 비강유출에서 종종 나타난다. 구개열/두개안면 팀에서 활동하는 언어치료사들은 "점막하 구개열이 의심된다."면서 의뢰된 많은 아동들을 만난다. 실질적으로 다양한 유형의 구개열 혹은 연인두 메커니즘의 구조적 결함을 보이는 환자들도 PSNE를 함께 수반할 수 있다(Peterson-Falzone et al., 2001, p. 210). 또한 경계선급 연인두 폐쇄를 보이는 환자들에게서도 이러한 특정 음소에서 비강기류 손실이 가장 빈번하게 일어난다. 이는 마찰음 및 파찰음을 산출하기 위해서는 타이트한 연인두 폐쇄가 요구되기 때문이다. 'PSNE'는 진정한 의미의 학습 오류는 아니지만 연인두 시스템의 신체적 조건을 반영한다고 할 수 있다.

— 임상적으로 PSNE를 확인하기 위해서는 /s/음을 유도하기 위한 촉진 문맥을 사용해야 한다. 가장 일반적이면서 유용한 접근법은 '장음 t' /t:/를 유도하는 것이다. 또 다른 대안으로는 'th'에서 s까지 혹은 'f'에서 s로의 접근법을 사용하는 것이다. 이것은 언어치료에서 시작점으로도 유용하다.▼

▼ 비디오 클립 6-3에는 /s/와 /z/에 대해 PSNE를 보이는 비구개열 아동을 볼 수 있다.

— 연인두 폐쇄의 적절성을 확인하기 위해서 기기적 평가를 사용할 수 있다.

3. 경계선급 연인두 메커니즘이 비강유출의 원인인가?

- 특정 목표음이 아닌 다양한 압력자음에 이따금씩 영향을 주는 NE가 들리는가?(예를 들면 서로 다른 음은 서로 다른 문맥에서 비강기류 유출이 더욱 쉽게 일어날 수 있다.)

— 모든 압력자음에서 경도의 과대비성 혹은 과대비성이 전혀 없이 간헐적으로 들리는 NE는 경계선급 기능적 연인두 메커니즘일 가능성이 많다.

혹은

— 수술 후 적절한 연인두 폐쇄능력을 가졌음에도 불구하고 NE가 지속된다면 특정 목표음 혹은 특정 문맥에서 비강으로 기류가 지속적으로 유출되는지를 살펴보아야 한다.

- 일부 혹은 모든 압력자음에서 간헐적으로 들리는 NE는 치료를 통해 교정할 수 있으며, 특히 학습된 비강유출인 경우에는 더욱 그러하다. 시도적 진단 치료를 통해 NE를 제거할 수 있는지를 알 수 있다. 만약 짧은 기간 동안 실시된 시도 치료가 성공적이지 못했다면

연인두 메커니즘에 대한 가능한 수술중재 및 기기적 평가를 의뢰해야 한다.

고압력자음의 약화(구강압 문제) 진단적 질문 및 가능한 답변은 다음과 같다.

1. 음소목록에서 고압력자음(파열음, 마찰음, 파찰음)이 약한 구강압으로 산출되는가?
   - 이러한 현상은 마찰음에서보다 파열음과 파찰음에서 쉽게 들을 수 있다.
   - 연인두 폐쇄 문제를 기질적인 측면에서 살펴보아야 한다.
   - 화자에게 비강유출과 지속적인 과대비성이 있을 때 구강압이 약화된다. 비강유출과 과대비성이 함께 존재하는 것은 분명히 구조적인 결함으로 인한 연인두 기능부전의 증거이다.
2. 음성 강도가 약해졌는가?
   - 구조적 결함에 따른 연인두 기능부전과 관련된 구강압 감소는 성문하압에 영향을 준다. 성문하압의 감소는 음성 강도를 약화시킨다.

부적응적 보상 오조음 평가

부적응적 보상 오조음(CMAs)을 듣기 위해서는 부적응적 보상 오조음의 주요 특징을 기억해야 한다. CMAs는 학습된 오류로, 대부분 조음 방법보다는 조음 위치에서 더 빈번하게 나타난다. CMAs의 한 형태는 후방화된 조음인데, 특히 인두와 성문까지 후방화시켜 조음한다. 그러나 예외도 있다. 잘못된 보상 오조음은 학습된 조음 형태로, 종종 연인두 포트의 성공적 치료 이후에도 지속된다. 즉 연인두 폐쇄가 가능해진 이후에도 여전히 연인두 시스템을 폐쇄시킬 수 없다면 이것은 학습된 것이다.

진단적 질문 및 가능한 답변은 다음과 같다.

1. CMAs가 존재하는가?
   - 첫 번째 분석 단계에서는 이원적(예/아니요)으로 판단한다.
2. 만약 대답이 '예'라면 다음 질문을 계속하라.
   - 어떤 **유형**의 CMAs가 존재하는가? 이것에 답하기 위해서는 임상가로서의 예리한 지각능력(귀 훈련)뿐만 아니라 상당한 전사능력이 요구된다.
     - 관찰한 유형을 나열하라.▼
     - 성문 파열음을 자음 생략으로 판단하지 않도록 주의하라.
     - 인두 마찰음을 측음화된 마찰음으로 판단하지 않도록 주의하라.
   - 이러한 CMAs 유형이 어떻게 **사용**되는가?▼
     - 이것이 대치로 혹은 동시 산출로, 혹은 둘 다로 나타나는가?
     - 이러한 패턴이 일관적인가? 예를 들어 유성 파열음이 항상 성문 파열음으로 대치되는가? 모든 마찰음이 인두 마찰음으로 대치되는가, 혹은 이러한 패턴이 마찰음 혹은 마찰음 플러스 파찰음으로 제한되는가?
     - 앞선 질문에 대한 대답이 당신이 치료를 계획하는 데 도움이 될

▼ CMAs를 사용하고 이러한 유형이 너무 자주 관찰된다는 것은 팀 보고서에서 제공된 유일한 정보이다. 비록 이러한 정보가 진단 시에 일부 이용되지만, 치료를 계획할 때에는 최소한으로 이용된다. 한편, 만약 비전문적 치료사가 팀에 의뢰를 요청한다면, 이러한 초기 정보는 언어치료사에게 많은 도움이 된다. 정확하고 신뢰할 수 있는 진단을 하기 위해서, 그리고 적절한 치료를 계획하기 위해서 보다 심도 있는 평가 및 분석이 필요하다.

▼ 비디오 클립 3-9를 다시 듣기 바란다.

것이다.

- 지속적인 CMAs의 원인이 연인두 기능부전인가(VPI)?
  - 우리는 CMAs가 VPI의 원인인지를 알고 싶다. 즉 화자가 구강 자음을 성문 파열음 및 인두 마찰음과 같은 CMAs로 대치한다면 정상적인 연인두 메커니즘을 무시한다고 할 수 있다. 중도 과대비성이 있는 화자가 성문 마찰음 대치가 만연하고 인두 마찰음 대치가 많다는 것은 이러한 가능성이 있다는 것을 알 수 있다. 만약 CMAs가 연인두 폐쇄에 악영향을 미친다고 의심된다면, 임상가는 정상적인 구강자음 산출이 있는지, 있다면 어떤 문맥에서 가능한지에 대해 반드시 기록해야 한다.
  - 비디오 비인두 내시경 및 비디오 투시검사와 같은 영상 기법은 연인두 기능부전의 원인일 수 있는 CMAs의 습관적인 사용을 확인하는 데 매우 유용하다(Henningsson & Isberg, 1986, 1991).
  - VPI의 원인이 CMAs라면, 성문음 및 인두음을 구강음으로 바꾸기 위한 언어치료가 연인두 폐쇄 기능을 개선시키거나 정상화시킬 것이다.

후방화된 구강 산출음 평가

진단적 질문 및 가능한 답변은 다음과 같다.

1. 후방화된 구강 조음이 존재하는가?

- 분석의 첫 번째 단계에서는 '예' 혹은 '아니요'와 같은 이원적인 판

단을 한다.

2. 만약 대답이 '예'라면 어떤 유형이 존재하는가?

   - 유형을 나열하라(예: /t, d/ → 중설 구개 파열음이지만 /k, g/는 아니다. /s, z/ → 중설 구개 마찰음. 치조음 /t/ 혹은 /d/ 혹은 /n/ 혹은 / l /이 연구개음화됨. /k/ 혹은 /g/음이 인두 부분은 아니지만 후방화됨). ▼

▼ 구개열 수술을 받은 일부 화자들(구순열의 존재 유무와 관계없이)은 한두 음을 후방화된 구강음으로 산출하지만, 후방화된 모든 조음은 구강 내 목표음에 영향을 주고 부적응적 보상 오조음과 함께 나타날 수 있다는 것에 주의해야 한다. 이러한 정보는 여러분이 치료를 계획하는 데 도움이 된다. 왜냐하면 이는 치료계획의 초점을 특정 목표음을 교정하는 데 두는 것이 아니라 후방화된 조음을 앞쪽으로 유도하는 데 두기 때문이다.

적응적 구강 오조음 평가

적응적 구강 오조음은 현재 신체적인 문제를 가지고 있다는 점에서 CMAs와 구별된다. 가장 빈번하게 접하는 것은 마찰음과 파찰음인데, 이것은 치아와 부정교합에 의해 부정적인 영향을 받는다. 또한 적응적 구강 오조음은 병인론적으로 운동 조정(motor control) 문제에 의해 유발될 수 있다.

치아 문제가 말소리에 미치는 영향 평가하기 진단적 질문 및 가능한 답변은 다음과 같다.

1. 빠진 치아가 있는가?

   - 앞니의 결손은 전방 리스핑을 조장한다.
   - 구치(buccal teeth)의 결손은 마찰음의 측음화를 조장한다.

2. 회전되고 잘못된 치열, 혹은 치열이 고르지 못한 치아가 전악궁에 있는가?

   - 이것은 마찰음과 파찰음 왜곡의 원인이 될 수 있다.
   - 심한 경우에는(예: 심하게 돌아간 치아), /s, z/음을 산출하기 위해

서 혀를 구개에 위치시켜야 한다. /t, d, n, l/음을 조음할 때 혀의 위치가 후방화될 수 있다(즉 혀끝을 경구개에 접촉한다는 것은 구조적인 결함을 피하거나 혹은 적응시키기 위해 정상보다 더 뒤쪽에 위치시킨다는 것이다).

3. 미발달된 치극(diastemas)이 존재하는가? (치극은 혼합된 치아 발생 단계 동안 정상적으로 발달하는 상악의 절치 사이의 공간을 의미한다.)
   - 전상악 치극은 마찰음 산출을 확산시키는 원인이 될 수 있다.
   - 구강 상악 치극(상악 위 측면을 따라 형성된 공간)은 측음화 현상을 조장할 수 있다.

부정교합이 말에 미치는 영향 평가하기 진단적 질문 및 가능한 답변은 다음과 같다.

1. 상악의 깨짐이 존재하는가?
   - 이것은 편측 혹은 양측 교차교합(cross-bite)의 원인으로, 마찰음의 측음화 현상을 유발할 수 있다.
2. 상악전돌이 있는가? 이것은 전형적인 제II형 부정교합에서 볼 수 있지만, 전체 상악보다는 오히려 전상악만이 돌출된 '유사한 제II형 교합(pseudo-class II형)'에서도 볼 수 있다. 이것은 다음과 같은 현상을 유발시킬 수 있다.
   - 아랫니가 윗입술보다는 오히려 윗니와 만나 양순음을 산출한다('양순음의 치음화 현상'이라고 부른다).

- 마찰음 산출이 많아진다.

3. 하악전돌이 있는가? (이것은 대부분 제III형 부정교합에서 볼 수 있다.) 혹은 전악골이 후방화되었는가? (이것은 전체 상악보다는 오히려 전상악만 후방화된 '유사한 제III형 교합'이라 부른다.) 이것이 미치는 영향은 다음과 같다.

   - 특히 '거꾸로 된' 위치(아랫니를 윗입술에 위치시킨다)를 취해서 양순치조음(/f/와 /v/) 산출을 방해한다.
   - /p, b, m/음을 산출 시 양 입술을 접촉하지 않고 입술과 치아를 거꾸로 접촉한다.
   - 혀를 정확하게 위치시키기 위해서는 뒤로 당아야 하기 때문에 설-치조음을 방해한다(반대로, 혀를 '신경 쓰지 않고' 이런 자음을 산출할 때 앞쪽으로 내민다).

윗입술의 구조적 문제가 말에 미치는 영향 평가하기 진단적 질문 및 가능한 답변은 다음과 같다.

1. 윗입술 길이에 문제가 있는가?

   - 윗입술이 지나치게 뒤쪽으로 위치한 것 같은(심한 제III형 부정교합) 짧은 윗입술은 양순음을 산출하기 위해서 필요한 아랫입술과의 지속적인 접촉을 유지하지 못한다.

2. 심한 상처와 비정상적인 근육배열로 인한 수술로 입술이 딱딱하고 움직이지 않는가?

   - 입술을 둥글게 하지 못하면 /w/와 같은 모음 산출이 어려울 수도

있다.

- 드문 경우이지만, 심한 상처가 있어서 입술이 지나치게 길고 못 움직일 수 있다. 이런 화자는 순치음을 산출할 때 양 입술이 접촉할 수 있다.

발달적 조음 및 음운장애

비록 발달적 조음 및 음운 과정이 이 장의 초점은 아니지만 연령에 따라 간단히 언급하고자 한다. 발달 평가를 실시할 때, 이러한 오류 형태와 유형을 평가하거나 보다 포괄적인 평가를 반드시 실시해야 한다.▼

▼ 말장애의 진단 및 치료에 대한 훌륭한 자료는 Bernthal과 Bankson의 *Articulation and Phonological Disorders* (Boston: Allyn & Bacon, 2004)이다. 또 다른 훌륭한 자료는 Ruscello(Boston: Butterworth-Heinemann, 2001)이 편집한 Williams의 *Tests and Measurements in Speech-Language Pathology* 이다.

진단 결과: 구어 진단하기

구개열 환자의 말 평가에서 매우 다양한 진단 결과가 나올 수 있다. 더군다나 이러한 결과를 모두 나열하고 기술할 수는 없다. 그러나 일반적인 구개열 환자의 말에 대한 표상이 있는데, 이 장에 제시된 자료를 적용하고 진단 후에 치료 계획을 변경할 때 이것을 반드시 알아야 한다. 다음은 구개열 환자의 말 진단에 도움이 되는 예이다. 경계선급 혹은 수용할 만한 말을 산출하는 혹은 명백한 발달장애가 있으면서 수술을 받은 많은 구개열 아동과 구개열이 없는 연인두 기능부전 아동, 음소목록이 부족한 아동, 성문 파열음 및 과대비성이 있는 일부 아동 등은 명백한 이유가 있기 때문에 여기에 포함시키지 않았다. 이러한 아동들은 (1) 말이 얼마나 많이 향상될 것인지를 살펴보기 위해서, 그리고 (2) 의료적 치료가 필요한지를 결정하기 위해서 진단적 치료가 필요할 것이다.▼ 이것은 임상적으로 그리고 발달적으로 의미를 부여하고 각 장(章) 간의 연계성을 부여하기 위해서

▼ 오디오 클립 6-1은 이와 같은 아동을 보여 준다. 이 오디오 클립을 들으면, 구어반복/모방에서 성문 파열음이 산출되는 것에 비해 유도된 대화에서 자음 생략이 많음을 알 수 있다. 또한 모음이 제한적이고, 모음을 왜곡하며, 파열은 /b, d/를 잘 산출함을 알 수 있다. 이러한 아동들은 아동기 말실행증의 주요 형태를 보인다. 과대비성은 신체적인 연인두 기능부전의 형태를 보인다(구개열 및 점막하 구개열은 보이지 않는다). 그는 명백한 진단적 치료 대상이다!

자료를 세 연령 그룹, 영·유아, 학령 전기 아동, 그리고 학령기 아동으로 나누어 제시하였다. 이 자료를 읽을 때, 이러한 발달 단계가 동일한 아동에 관한 것이 아니라는 것을 알아야 한다.

영·유아

8~10개월

임상 결과/나타난 문제들

1. 수술 받지 않은 좌측 편측 구순구개열. 12개월에 구개열 수술 계획
2. 최근에 옹알이 시작. 옹알이 목록에 전방위 파열음 없음. /m, w, j, ʔ/를 사용하여 옹알이함.
3. 위에 제시된 음에 /h/음이 더해진 산발적이고 개별적인 CV 발화와 부모님의 표현에 의하면 '귀엽고 재미있는', '목구멍 깊은 곳에서 나는 그르렁거리는 소리'가 있음.
4. 모음목록이 나타나고 확장되기 시작함.

말 진단: 'Bobby'는 옹알이가 늦었고 비음 /m/, 활음 /j/, 성문 파열음 및 /h/음 등을 포함한 음소목록이 부족했다. 부모는 인두 마찰음 형태의 발화가 있었다고 하였으며, 구강 파열음과 치조음을 산출하지 못했고, 초기 말이 후설음화되어 산출되었다고 한다.

추천사항

1. 부모와 아기는 일주일에 한 번 혹은 한 달에 두 번 정도의 언어치료를

통해 인두음과 성문음 산출을 없애고 구강음 놀이를 통해 보다 확장된 음소목록을 만들 필요가 있다.

2. 가정 중심 프로그램이나 치료실 중심 프로그램을 실시해야 하며, 부모는 반드시 참여하여야 한다.

3. 구개 성형술 이후 팀 사후 평가를 실시해야 한다.

16~18개월

임상 결과/나타난 문제들

1. 11개월 때 구개열 팀을 처음 방문함.

2. 구개열만 존재함(12.5개월에 PE 튜브와 함께 구개 성형술 실시함).

3. 유아기에 간헐적인 삼출성 중이염 병력 있음. 의료적으로 처치함.

4. 이중 언어 환경임. 모국어는 스페인어임(어머니는 스페인어와 영어를 사용하는 이중화자이고, 아버지와 할머니는 스페인어만 사용).

5. 부모의 보고에 의하면, 10~15개 단어 정도를 사용할 수 있고 단어 확장이 느리다고 함. 부모는 그녀가 얼마나 많은 것을 이해하는지 잘 모르며, 자신이 좋아하는 음식이나 장난감, 의류 등을 아는 것 같다고 보고함.

6. 임상가와 실시하는 상호작용 놀이에 잘 참여하지 못함. 부모의 보고에 의하면, 그녀는 대부분의 단어를 말하려고 할 때 '모음'과 /m/음으로 시작하며, '으르렁거리는 소리'를 내고 장난감과 대화를 할 때 '코로 바람이 새는 것' 같다고 함.

말 진단: 'Anna'는 말 습득이 느리고 단어목록과 수용언어 능력이 부족하다. 음소목록은 모음과 /m/음으로 제한되어 있으며, 발화 특성은 으르렁거리는 음과 비강기류 유출 등이다.

추천사항

1. 가능하면 일주일에 한 번 혹은 두 번 실시하는 조기 언어치료 프로그램에 등록해야 하며, 부가적인 부모 교육 및 부모 참여가 요구됨. 가정활동 프로그램도 포함시켜야 한다.
2. 이상적으로, 언어치료사는 영어와 스페인어를 구사할 수 있는 이중화자여야 하며, 치료 프로그램은 학교 혹은 가정 중심 프로그램이어야 하고, 또래 아동과 상호작용할 수 있도록 해야 한다.
3. 초기 언어치료에는 소리 모방 놀이를 포함시켜야 하며, 구강기류 사용을 유도하고 비강 마찰음 산출을 억제시켜야 한다.
4. 6개월 이내에 팀 사후 평가를 실시해야 한다.

24개월

임상 결과/나타난 문제들

1. 좌측 편측 구순구개열 수술 시행(구개 성형술 및 8개월에 시행했던 위치에 PE 튜브가 위치하고 있음. 정상 청력).
2. 입술의 움직임은 정상. 누공 없음. 치열 및 교합은 정상.
3. 음소목록: [m, n, w, p, b, j, k>, g, h]. 's-' 같은 음은 연구개 및 구개 마찰음과 함께 다양하게 산출. 성문 파열음 및 중설 구개 마찰음. 구

강 마찰음이 출현함.

4. 경도의 지속적인 과대비성. 단어의 마지막 음소 중 압력자음의 경우 간헐적으로 들을 수 있는 비강유출이 있고 동시조음이 나타남.

5. 언어발달은 정상.

6. 문맥을 아는 경우, 대부분의 시간 동안 말을 이해할 수 있음.

7. 오류 유형: [t, d, s] 음의 구개음화 및 연구개음화. 간헐적으로 단어의 마지막 음소와 모음 사이에 위치한 압력자음을 성문 파열음으로 대치.

말 진단: 'Austin'은 자신의 연령에 비해 음소목록이 다소 제한적([t, d] 은 부재)이며, [t, d, s] 음을 초기 발달형 구개열 오류 유형인 후설음화하는 경향이 있고, 성문 파열음으로 대치함. 대부분의 발화를 이해할 수 있으나 경도의 과대비성과 간헐적인 비강기류 유출이 있다. 이는 경계선급 연인두 폐쇄를 의미할 수 있다.

추천사항

1. 두 달 혹은 매달 언어치료를 위한 가정 프로그램을 실시해야 하며, 언어치료사의 추후 평가 회기를 가져야 한다. 초기 프로그램의 목표는
   - [t, d] 음에 해당하는 전방의 조음 위치를 모델링해 주고 촉진시켜야 한다(치간음의 조음 위치를 제시해 주면 효과적이다).
   - 불기 활동을 통해 구강기류 방향 vs. 비강기류 방향을 지도한다.
   - 구강 마찰음을 확장시키기 위해서 's-' 같은 음을 산출시킨다(이 또한 치간음의 조음 위치를 제시하면 효과적이다).

- 단어의 마지막 음소가 성문 파열음이 되는 것을 막기 위해서 모음 뒤에 위치한 [p] 음을 목표음소로 사용한다(예: "up and …").

2. 보상조음 및 구강음의 후방화 형태, 연인두 폐쇄 정도가 얼마나 바뀌었는지를 알아보기 위해 6개월 이내에 팀 추후 평가를 해야 한다.

학령 전기 아동

3~5세

임상 결과/나타난 문제들(4세)

1. 구강안면 검사 결과 정상 범위 내에 있음. 연인두 기능부전에 대한 신체적 결함 없음. 지각되는 과대비성 없음.
2. 후비마찰음을 항상 치찰음 및 파찰음(s, z, ʃ, ʧ, ʤ)으로 대치; [w/r] 음의 발달적 오류 및 비일관적으로 [k] 음을 전방화시킴. 기타 조음은 WNL.
3. 간헐적인 경도의 비유창성.
4. 촉진 문맥으로 '장음 [t]'를 사용하면 구강음 's'를 잘 산출함(예: [t: → s]).

말 진단: 'Jeremy'는 치찰음과 파찰음에서 PSNE가 나타나지만, 다른 압력자음에서는 정조음한다. 이것은 학습된 유형으로 연인두 기능부전과는 무관한 것 같다. 그리고 [r, l, k] 음에서 발달적 오류가 있다.

추천사항

1. 연인두 폐쇄능력의 적절성을 평가하기 위해서 기기적/영상적 평가를 의뢰해야 한다. 신체적 문제는 없는 것 같다.

2. 지금 개별 언어치료 프로그램에 등록해야 한다.

3. 만약 필요하다면, 팀 사후 평가를 의뢰해야 한다.

3～5세

임상 결과/나타난 문제들(3세 8개월)

1. 현재 3세 8개월이며, 8개월 전에 러시아에서 미국으로 귀화함.

2. 우측 편측 구순구개열 수술 시행(10개월 때 러시아에서 구순열 수술 시행. 2개월 전인 3세 6개월 때 구개 성형술과 양측 PE 튜브를 삽입함. 청력은 정상임).

3. 입술의 움직임은 정상. 구비강 누공은 존재하지 않음. 유치는 완벽함. 목젖이 갈라져 있고 구강 내 구개가 좀 짧음.

4. 영어 학습속도가 빠름. 2～4 단어 발화를 사용. 말은 음절핵을 중심으로 절반 정도 이해할 수 있음.

5. 자음 음소목록에는 [m, n, w, j] 등이 포함되어 있음; [h] 음이 나타나기 시작함. 성문 파열음이 난무하는데, 특히 압력자음을 목표로 할 때 빈번하게 나타난다.

6. 경도에서 중등도의 과대비성이 있음. 불기 활동에서는 비강유출의 증거가 있지만 발화 시에는 거의 나타나지 않는데, 그 이유는 성문 파열

음과 방출음이 빈번하기 때문이다.

말 진단: 'Maria'는 음소목록이 제한적이고 경도에서 중등도의 과대비성이 있으며, 성문 파열음이 난무하는 등의 심한 말장애를 보인다. 비록 뒤늦은 편측 구순구개열 수술과 PE 튜브 삽입이 원인이겠지만, 최근 미국으로 오면서 새로운 언어체계를 직면한 것 또한 성문 파열음이 난무하는 것에 일조하였을 것이다.

추천사항

1. 가능하면 정상적이고 확장적인 음소목록을 만드는 것을 주요 목표로 하는 집중적인 개별 언어치료에 등록하라.
   - 마찰음 산출을 위한 전제가 되는 구강기류에 대한 개념을 확립시켜라.
   - 구강의 조음 위치를 확립시켜라.
   - 성문 마찰음을 제거하라.
2. 6개월 이내에 팀 사후 평가를 실시해야 한다. 사후 평가 시 읽기검사와 비디오 투시검사와 같은 시각 영상을 이용한 연인두 기능검사 유무를 결정해야 한다.

학령기 아동

6세

임상 결과/나타난 문제들

1. 좌측 편측 구순구개열 수술을 함. 이차 수술은 예약하지 않았음.
2. 입술의 움직임은 정상. 구개열이 있는 영역에서 경도의 교차교합이 존재함. 편도가 있으며, 그 크기는 작음. 검사 결과 다른 이상은 없음.
3. 중등도의 과대비성이 있고, 들을 수 있는 비강유출이 존재함. 목표음인 대부분의 고압력자음을 성문 파열음으로 대치하거나 동시조음함. 가끔 목표음을 생략하거나 비마찰음으로 산출함. 대화는 절반 정도 이해할 수 있음. CV 문맥에서 구강음 'f', 'sh', 's'음을 산출하도록 하면 모두 비강유출을 동반함.
4. 주당 3회씩 공립학교에서 개별 언어치료를 받고 있음. 치료사에게 치료목표와 기법에 대한 가이드를 받고 있음.

말 진단: 'Joey'는 중등도의 심한 과대비성과 비강기류 유출, 빈번한 성문 파열음 산출, 간헐적인 비마찰음 산출과 이들의 종합적인 결과로 인한 조음 명료도의 부족 등을 특징으로 하는 심한 말장애를 보인다. 지속적인 연인두 기능부전이 의심되지만 연인두 기능부전으로 인해 성문 파열음이 발생할 수도 있다.

추천사항

1. 연인두 기능부전으로 인해 성문 파열음이 산출된다는 사실을 배제시키기 위해, 그리고 아데노이드와 편도가 연인두 폐쇄에 미치는 영향

을 평가하기 위해서 연인두 기능을 비디오 비내시경 검사로 평가하라. 의심이 되면 의료적 치료를 의뢰하라.

2. 계속적으로 개별 언어치료 프로그램에 대한 가이드를 학교 언어치료사에게 요구하라. 성문 파열음을 제거시키기 전에 구강 마찰음 산출을 확립하는 데 초점을 두라.
3. 6개월 이내에 팀 사후 평가를 실시해야 한다.

8세

임상 결과/나타난 문제들

1. 연속적인 구어 산출 시 간헐적인 경도의 과대비성이 존재함.
2. "s', 'z', 'f', 'sh'와 같은 마찰음에서 동시조음된 들을 수 있는 비강기류 유출이 드물게 나타나며, 말문맥 중 비음 근처에서 가장 잘 지각됨.
3. 연속된 혹은 반복적인 압력자음 산출 시 지속적인 들을 수 없는 비강 유출이 거울의 김 서림을 통해 탐지됨.
4. 음소목록에는 조음 위치에 대한 오류음 없음.
5. 구강안면 검사에서 연구개가 짧아 보였지만 움직임은 좋았고, 모음 발성 시 편도의 아래쪽 가장자리가 관찰되었다. 그 외 다른 두드러진 사항은 없었다.

말 진단: 'Sarah'의 말은 항상 명료했지만 간헐적인 경도의 과대비성과 비음 환경에 동화작용 효과로 보이는 마찰음과 관련된 간헐적인 비강유출이 있었다. 편도의 아래쪽 가장자리가 구강 내에서 관찰되고 있고 연구개가 짧

아 보이기 때문에, 큰 편도와 편도의 가장자리가 연인두 폐쇄를 돕는 것으로 생각된다. 따라서 편도가 작아졌을 때 'Sarah'는 연인두 기능부전이 될 위험요소가 있다.

추천사항

1. 이러한 결과에 기초해 볼 때, 'Sarah'는 연인두 폐쇄의 대한 생리기능 및 적절성을 보다 명확하게 살펴보기 위해서 비디오 비인두 내시경 검사를 고려해 보아야 한다.
2. 해마다 사후 평가를 실시해야 한다.

10세

임상 결과/나타난 문제들

1. 양측 구순구개열 수술을 받음. 이차 수술 계획은 없음.
2. 제Ⅲ형 부정교합. 누공 없음.
3. 경도의 과대비성. 들을 수 있고 간헐적인 비강유출이 있음.
4. 's'와 'z'를 인두 마찰음으로 대치; 'k'를 성문 파열음으로 대치(간헐적으로). 'g'음을 인두 마찰음으로 대치(간헐적으로)(공립학교 언어치료에서 'k'와 'g'에 대한 보상조음 오류를 없애기 위한 과정이 진행 중임).
5. 치조음의 치간음화 및 'sh'와 'zh'의 측음화 현상이 있음.

말 진단: 'Aaron'의 말은 거의 대부분 이해할 수 있으며 경도의 과대비성이 특징임. 간헐적이고 들을 수 있는 비강유출(경계선급 연인두 폐쇄 가능성

이 있음)과 's'와 'z'(인두 마찰음), 'k'(성문 파열음), 'g'(인두 파열음)로의 보상조음이 있음. 제III형 부정교합(underbite)으로 인한 말소리 왜곡이 있음.

추천사항:

1. 연인두 기능을 확인하거나 경계선급 연인두 기능부전을 배제시키기 위해서 비디오 투시검사와 같은 시각 영상 검사를 의뢰할 것.
2. 인두 마찰음 제거라는 부가적인 목표를 포함하고 있는 학교 언어치료를 계속 시행할 것.

12세

임상 결과/나타난 문제들(16세)

1. 우측 얼굴에 소인증이 있고 우측 편측 구순구개열 수술을 실시함(11개월에 구개 성형술 시행). 우측 귀에 폐쇄증이 있고 중등도의 편측 전도성 난청임.
2. 중등도의 우측 교차교합(최근 무분별한 시술은 교차교합에 별 도움이 되지 않음). 치열교정에 대한 사후 평가를 계속하라. 자발적인 구어는 항상 명료하지만 'n'의 불규칙적인 연구개음화 [n → ŋ], 혼합된 공명, 마찰음의 측음화 등을 특징으로 한다.

말 진단: 'Angela'의 말은 항상 이해할 수 있으나, 우측 교차교합으로 인한 혼합된 공명, 'n'음의 불규칙한 후방화, 경도의 마찰음 왜곡 등이 특징적이다.

추천사항

1. 이러한 경도의 장애에 대한 사회적 영향과 조음이 좀 더 향상되기를 바라는 'Angela'에게 언어치료는 최선의 방법이다. 혼합된 공명은 사회에서 묵인될 수 있다. 짧은 하악지(mandibular ramus)에 의해 형성된 교차교합 때문에 왜곡된 마찰음을 좀 더 정확하게 조음하는 것은 어렵다.
2. 해마다 말에 대한 사후 평가를 실시하라.

요약

- 말에 대한 지각적 평가를 다룬 이 장에서는 적절한 말 샘플을 수집하기 위한 요소 및 절차, 샘플 분석 방법, 신체적/구강안면 검사 결과와 임상적 말 데이터와의 상관관계의 중요성, 그리고 말 진단을 위한 이러한 데이터들의 해석 등과 같은 구개열 환자에 대한 말 평가 프로토콜을 제시하였다.
- 구체적이고 특징적인 구개열 환자의 말 오류를 잡아내는 특수 달 샘플 문맥의 활용을 강조하였다. 또한 이러한 오류를 지각적으로 판단할 수 있도록 하기 위해서 구개열 환자를 위한 차별화된 말 진단에서 사용할 수 있는 체계적인 질문을 포함시켰다.
- 이 장은 언어치료가 필요한 환자의 발달 연령대에 걸친 해설적이고 지시적인 진단 결과를 제시함으로써 끝맺음을 하였다.
- 제7장에서는 영·유아에 대한 조기 언어중재와 학령 전기의 보다 직접적인 언어치료에 대해서 다루고자 한다.

참고 문헌

American Guidance Service (AGS): *Goldman-Fristoe 2*. Circle Pines, Minn: AGS, 2001.

American Guidance Service (AGS): *Kahn-Lewis Phonological Analysis* (KLPA 2). Circle Pines, Minn: AGS, 2002.

Bankson NW, Bernthal JE: *Bankson-Bernthal Test of Phonology*. Austin, Texas: Pro-Ed, 1990.

Bernthal JE, Bankson NW: *Articulation and phonological disorders* (5th ed). Boston: Allyn & Bacon, 2004.

Bzoch KR: Clinical assessment, evaluation, and management of 11 categorical aspects of cleft palate speech disorders. In Bzoch KR (ed): *Communicative disorders related to cleft palate speech* (3rd ed). Boston: Little, Brown, 1997, pp 261-308.

Fletcher SG: Contingencies for bioelectric modification of nasality. *J Speech Hear Disord* 37:329-346, 1972.

Grunwell P: *Analyzing cleft palate speech*. London: Whurr Publishers, 1993.

Henningsson GE, Isberg AM: Velopharyngeal movement patterns in patients alternating between oral and glottal articulation: a clinical and cineradiographical study. *Cleft Palate J* 23:1-9, 1986.

Henningsson GE, Isberg AM: A cineradiographic study of velopharyngeal movements for deviant versus non deviant articulation. *Cleft Palate J* 28:115-117, 1991.

Hutters B, Henningsson G: Speech outcome following treatment in cross-linguistic cleft palate studies: methodological implications. *Cleft Palate Craniofac J* 41: 544-549, 2004.

Morris HL, Spriestersbach DC, Darley FL: An articulation test for assessing competency of velopharyngeal closure. *J Speech Hear Res* 4:48-55, 1961.

Peterson-Falzone SJ, Hardin-Jones MA, Karnell MP: *Cleft palate speech* (3rd ed). St Louis: Mosby, 2001.

Sell D, Harding A, Grunwell P: GOS.SP.ASS.'98: an assessment for speech disorders associated with cleft palate and/or velopharyngeal dysfunction (revised). *Int J Lang Commun Disord* 34:17-33, 1999.

Shriberg LD, Kent RD: *Clinical phonetics*. Boston: Allyn & Bacon, 1995.

Stoel-Gammon C, Dunn C: *Normal and disordered phonology in children*. Baltimore: University Park Press, 1985.

Trost-Cardamone JE: Diagnosis of specific cleft palate speech error patterns for planning therapy or physical management needs. In Bzoch KR (ed): *Communicative disorders related to cleft palate speech* (4th ed). Boston: Little, Brown, 2004, pp 137-173.

Trost-Cardamone JE: Articulation assessment procedures and treatment decisions. In Moller KT, Starr CD (eds): *Cleft palate interdisciplinary issues and treatment: for clinicians by clinicians* (3rd ed). Austin, Texas: Pro-Ed, 2005 (in press).

Trost-Cardamone JE, Bernthal JE: Articulation assessment procedures and treatment decisions. In Moller KT, Starr CD (eds): *Cleft palate interdisciplinary issues and treatment for clinicians by clinicians*. Austin, Texas: Pro-Ed, 1993.

Williams AL: Phonological assessment of child speech. In Ruscello D (ed). *Tests and measurements in speech-language pathology*. Boston: Butterworth-Heinemann, 2001.

Appendix 6-1

CV 음절에서의 자음 평가 — Part I

RE: ____________ Age: ________ SLP: ____________ Date: ________

Consonants Inventory Assessment (Single Syllable Imitation)				
	Present	Absent	CNT	Comments Observations
HPCs				
p				
b				
θ				
ð				
f				
v				
t				
d				
s				
z				
ʃ				
ʒ				
ʧ				
tʒ				
k				
g				
Liquids				
r				
l				
Glides				
w				
j				
hl				
Nasals				
m				
n				

Summary comments regarding inventory:

CV 음절에서의 자음 평가 — Part II

Repeated Serial Productions Assessment					
	Correct	Substitution	Nasal Distortion	Oral Distortion	CNT
HPCs					
p					
b					
θ					
ð					
f					
v					
t					
d					
s					
z					
ʃ					
ʒ					
ʧ					
ʤ					
k					
g					
Liquids					
r					
l					
Glides					
w					
j					
h					
Nasals					
m					
n					

HPCs, High Pressure Constants

Summary comments regarding **error patterns**:

Appendix 6-2

문장샘플 프로토콜*			
Target Constant	Sell, Harding, and Grunwell (1999)[†]	Kummer and Lee (1996)	McWilliams and Philips (1979)
HPCs			
/p/	The puppy is playing with a rope.	Popeye plays baseball.	Put the baby in the buggy.
/b/	Bobby is a baby boy.		
/f/	The phone fell off the shelf.	Fred has five fish.	
/v/	Dave is driving a van.		
/ð/(th)	This hand is cleaner than the other.		
/t/	Tim is putting on a hat.	Take Teddy to town.	
/d/	Daddy mended a door.		
/s/	I saw Sam sitting on a bus.	Sissy sees the sun in the sky.	Sissy sees the sun in the sky.
/z/	The zebra was at the zoo.		
/ʃ/(sh)	Sean is washing a dirty dish.	The ship goes in shallow waters.	
/ʧ/(ch)	Charlie's watching a **tennis** match.[‡]		
/ʤ/(J)	John's got a magic badge.	John told a joke to Jim.	Jim and Charlie chew gum.
/k/	Karen is making a cake.	Give Kate the cake.	Kindly give Kate the cake.
/g/	Gary's got a bag of **legos**.		Go get the wagon for the girl.
Nasals			
/m/	Mary came home.		Mama made lemon jam.
/n/	Neil saw a robin in a nest.		
/ŋ/	The bell's ringing.		
Low Pressure			
/h/	Hannah hurt her hand.		
/l/	A ball is like a balloon.		
/j/(y)	The young chicks are yellow.		
/l, r, j/	Laura will wear a yellow **lily**.		
/l, r, j/	We were away all year.		

출처: Peterson-Falzone SJ, Hardin-Jones MA, Karnell MP: *Cleft palate speech* (3rd ed), St Louis: Mosby, 2001, Table 9-6을 수정함.

*임상적으로 유용하게 사용하려면 평가 목적에 따라 문장을 수정해야 한다. 비강유출을 평가하기 위해서는 고압력자음을, 과소비성을 평가하기 위해서는 비음을, 구강 공명음의 비음화를 평가하기 위해서는 저압력자음을 사용하는 것이 유용하다. 모든 문장에 포함되어 있는 모음으로는 과대비성과 같은 왜곡된 공명을 평가할 수 있다.

[†]마지막 두 문장은 1999년 이후에 개정된 GOS.SP.ASS(Sell, personal communication, 2005)에 첨가된 것이다.

[‡]볼드체의 단어들은 영국과 미국 간의 단어 및 용례 차이를 수용하기 위해서 GOS.SP.ASS에서 변경시킨 것이다. football 대신에 **tennis**를, lego 대신에 **legos**를, welly 대신에 **lily**를 사용하였다.

Appendix

6-3

조음 위치-방법-유성성에서의 오류 요약*								
		Place Category						
			dental			Palatal (post-		
Manner class	Voicing (V̶ or V)	Bilabial	Labio-	Inter	Alveolar	Alveolar	Velar	Glottal
Stop	V̶	$\overset{?}{\text{p}}$, $\overset{?}{\text{m}}$, m̥̃, m			ʔ, t, $\overset{?}{\text{t}}$		k̬, $\overset{?}{\text{k}}$, ξ̠	
	V	b, $\overset{?}{\text{m}}$, m̥̃			ʔ, n, $\overset{?}{\text{n}}$		g, g>	
Affricative	V̶					<tʃ		
	V					<dʒ		
Fricative	V̶			ñ̥	ñ̥, θ	<ʃ		
	V			ñ̥, n	ñ̥, ð			
Nasals								
Liquids							n	
Glides						w		

*Empty cells indicate target production(s) correct in inventory.

KEY: < = fronted, > = backed, ~ = nasal emission, subscript $_0$ = unvoiced

CASE SUMMARY INFORMATION: DP, MALE, AGE 6–0

Velocardiofacial syndrome with non–cleft VP inadequacy; 6 months post–pharyngeal flap.
Hearing WNL; history unremarkable for MEE or hearing loss.
Orofacial exam: mild facial hypotonia; rampant caries; mixed dentition; otherwise unremarkable.
Uncooperative for instrumental assessment (VNE and VFL).

Speech Data

Assessment contexts

- Brief connected speech sample (conversation and picture description).
- Modified GOS.SP.ASS 1999 sentences (repetition).
- IPAT single words (repetition).
- Repeated (serial productions of high pressure consonants).
- "Zoo Passage" (repetition).

Consonant inventory

- Constraints: /d, s, z, ʤ, r, ŋ/.
- Compensatory misarticulations: [m̥] [n̥], [ʔ], [ʢ̥].
- Stimulable for /s/.
- Delayed for age and deviant.

intelligibility/understandability rating = 2 (0–3 point scale; 0 understandable all of the time).

Mild hypernasality (rating of 1); increases in nasal consonant environment.

intermittent audible nonturbulent nasal emission in the form of nasal fricatives (see below); **consistent mirror fogging** on most high pressure consonants in repeated serial productions.

Compensatory misarticulations: Frequent glottal stop co–productions, nasal fricative substitutions, and nasal fricative + [ʔ] co–productions in connected speech; glottal stops less evident in single (monosyllabic) word productions. Specific consistent error realizations include:

- Frequent glottal stop realizations:
  - Co–produced with oral stops /p/, /b/, /k/.
  - Co–produced with nasals in nasal consonant realizations for /p/, /b/, /d/ (see below).
  - Realized for the class of oral stops in word–medial/intervocalic contexts.
- (Active) nasal fricative realizations:
  - /s/, /z/ → [ñ̥] ; /θ/, /ð/ → [ñ̥] (occasionally)
  - /p/ → [m̥]
- Inconsistent pharyngeal stop for 1k! realization; tendency to back the /g/.
- Nasal consonant realizations:
  - /p, b/ → [m]; /p, b/ → [mʔ] (ʔ printed above m)
  - /d/ → [n]; /d/ → [nʔ] (ʔ printed above n)
  - /ð/ → [n]

Developmental errors

- /r/ → /w/ in all target contexts; also, /ɚ/ → [ʊ].
- Word-final/sentence final /l/ → [ʊ].
- Frontal lisp tendency (recent and occasional): /s/, /z/ → [θ, ð] (other tendencies to front include /ŋ/ → /n/, /ʃ/ → /s/; /ʧ, ʤ/, → /ts/ approximation).
- Tendency to devoice voiced fricatives and affricate targets.
- Cluster reduction.

Speech Diagnosis: DP, age 6, presents with VCFS, compensatory misarticulations, and mild persisting HN and NE post-pharyngeal flap repair of his VP inadequacy. Connected speech is difficult to understand at times and is characterized by frequent glottal stops, (active) non-turbulent nasal fricatives, nasal consonant substitutions, and occasional pharyngeal stops. In addition, he has developmental errors affecting /r, l/, voicing and clusters. It is clearly the cleft-type speech characteristics that make his speech deviant and difficult to follow at times. While a true persisting VP insufficiency cannot be ruled out as the basis for his continuing speech nasalization and use of glottal stops, a strong learning component is suspected based on his good ability to produce some high pressure consonants. This diagnosis is tentative until he will cooperate for visual imaging studies. In the interim, speech remediation should focus on oral versus nasal directing and control of the airstream, eliminating glottal stop co-productions, and establishing a consistent [s].

Appendix 6-4

구강안면 구조 및 '무엇을 보아야 하는가'에 대한 간단한 지침서	
구조	**무엇을 보아야 하는가?**
입술	기능: 길이(인중), 대칭성 소대, 누관 체크 움직임(둥굴게 하고, 오므리고, 늘리는)
코	전방 개방성 내측 개방성(비중격의 휨 등)
치아	결손된 치아, 회전된 치아 이중치아 덧니 격막질
교합	상악전돌 하악전돌 개교합 교차교합, 상악의 넓이 감소
혀	혀짜래기, 운동 범위, 정확도 상대적인 혀 크기 소설증, 대설증, 기타 증후군에서 동반되는 비정상증 내밀거나 거상 시 대칭성
경구개 및 치조	누공(위치 및 개방 정도) 점막하 구개열
연구개 및 구개협궁	이중목젖 무(無)목젖 연구개의 길이, 휴식 시 및 발성 시 대칭성 연인두 간극 편도의 크기 및 위치(폐쇄할 수 있음)

출처: Trost-Cardamone JE: Diagnosis of specific cleft palate abnormal speech therapy and/or physical management. In Bzoch KR (ed): *Communicative disorders related to cleft lip and palate*. Austin, Texas: Pro-Ed, 2004, p. 471을 수정함.

CHAPTER 7

영아, 유아, 학령기 이전 아동의 순차적인 말-언어 중재

대부분의 구개열 아동들은 자신의 삶에서 일정 부분 언어치료사가 제공하는 서비스를 받을 것이다. 이러한 아동들 중 일부는 구개열 팀이 실시하는 정상 발달을 위한 조기중재 프로그램을 통해 주기적인 모니터링을 받을 것이다. 이러한 경우, 언어치료사는 영아에게 직접적인 서비스를 제공하지 않고 구개열이 구어 및 언어발달에 미치는 영향에 관한 정보를 필요로 하는 부모들에게 자료를 제공하기도 한다.

이 장에서 우리는 영아, 유아, 학령기 이전 아동들이 가지고 있는 일부 문제점들과 구개열이 발달장애에 미치는 영향을 최소화하는 데 도움이 되는 필요한 서비스에 대해 고찰할 것이다.

조기 발견 및 중재

언어치료사는 구개열 영아의 부모에게 중요한 정보를 제공한다. 이러한 아동이 태어나면, 부모들은 외모, 섭식과 같은 직접적인 문제에 대해 관심을 가진다. 부모들은 구개열이 말 및 언어발달에 미치는 영향에 관해 설명해 놓은 팸플릿에 관심을 가질 수도 있지만, 이러한 팸플릿은 구개열 아동이 좋은 의사소통 기술을 습득하는 데 필요한 부모의 역할에 대한 중요성을 강조하기에는 너무 간단하다.▼

▼ 저자들은 팸플릿보다는 인터넷으로 유용한 정보를 얻기를 원한다.

좋은 의도를 가졌지만 제대로 알지 못하는 전문가들(언어치료사가 아닌)은 부모에게 구개열 수술 이전에는 아이의 구어에 대해 걱정하지 말라고 말한다. 이러한 정보는 수술을 하기 전까지 부모가 아이의 발달을 촉진시키기 위해서 할 수 있는 일이 아무것도 없으며 수술을 하고 난 이후에 아이의 삶이 시작된다고 생각하는 일부 부모의 신념을 단지 확인시켜 주는 의미를 가질 수 있다. 구개열이 아동의 구인두 메커니즘에 미치는 영향과 이것이 초기 구어 산출에 미치는 영향, 그리고 부모들이 아동을 도와줄 수 있는 것이 무엇인지를 부모의 조기교육을 통해 이런 유형의 정보가 전달되는 것이 바람직하다.

언어치료사는 수술 전 혹은 수술 직후에 구개열 영아 및 부모를 처음으로 만난다. 이것은 매우 불행한 일이다. 왜냐하면 영아의 의사소통 발달에 있어서 아주 중요한 시간을 놓치기 때문이다. 이상적인 것은, 구개열 팀 혹은 조기중재 팀원으로 일하고 있는 언어치료사는 유아가 3개월일 때 ▼ 부모와 함께 만나서 다음과 같은 것을 수행해야 한다.

▼ 아동의 섭식 문제로 연락을 취해 왔다면, 구개열 팀의 일원인 언어치료사는 보다 빨리 중재할 것이다.

1. 구개열이 말 및 언어발달에 미치는 영향에 대해 간단히 논의한다.

2. 유아의 말 및 언어발달을 모니터한다.

3. 유아의 초기 의사소통 발달을 향상시키기 위한 전략을 제공한다.

4. 부모의 궁금증에 대해 대답해 준다.

다음 모임은 **옹알이가 일어나기 전**인 5~6개월 정도에 가져야 한다. 이때 언어치료사는 아동의 언어발달에 도움이 될 수 있는 보다 구체적인 방법에 대한 정보를 부모에게 제공해야 한다. 아동의 수용 및 표현언어를 향상시키기 위한 전략을 제공하는 것은 충분하지 못하다. 부모가 왜 그렇게 해야 하는지, 그리고 향후 기대되는 결과를 이해할 수 있도록 여러분이 도와주어야 한다. 언어치료사는 다음과 같은 것을 수행하기 위해서 차후의 일상적인 방문을 계획해야 한다(학령기 전까지 적어도 6개월에 한 번씩▼).

- 유아의 수용언어 및 초기 의사소통 행동이 적절하게 발달하는지를 확인해야 한다.
- 언어치료사가 자주, 그리고 직접적으로 실시하는 중재가 부모와 아동 간의 관계 형성에 도움이 되는지를 확인해야 한다.

▼ 6개월에 한 번씩 재평가를 실시하라는 이러한 추천사항은 ACPA(American Cleft Palate-Craniofacial Association, 2000)의 케어 파라미터에서 추천하고 있는 것보다 훨씬 더 설득력이 있다. 이러한 일치된 의견은 많은 교수들과 전문가들에 의해 제기되었고, 최소한의 제약된 가이드라인을 제공하려고 하였다. 언어치료사로서, 이러한 추천사항은 보다 적당하다고 생각한다.

언어 이전기 아동에 대한 중재

이 단계에서 아동에게 제공하는 대부분의 서비스는 가정환경에서 이루어진다. 여러분이 조기중재 프로그램을 개발하기 위해서 그리고 영아의 진전과정을 모니터하기 위해서 일상적인 가정 방문을 실시한다 하더라도, 가능하다면 부모가 항상 주요 중재자가 되어야 한다. 제1장에서 지적했듯이, 구개열 아동들은 비구개열 아동에 비해 산출하는 전체 자음 수와 그 유형이 매우 단조롭다. 또한 일부 유아들은 기대했던 것보다 훨씬 목소리를 덜 낸다는 것을 알 수 있다. 구개열 유아는 음운발달이 늦기 때문에, 이들에게 가장 적절한 치료목표는 금방이라도 습득할 수 있는 음소로 시작하여 다양한 음소 산출을 유도하는 것이다.

- 아동과 함께 하는 모든 활동에서 서로 다른 음과 단어를(심지어 아동의 주의를 끌기 위해서 사용하는 소리까지도)▼ 사용할 수 있도록 부모를 격려해야 한다. 부모가 모델링한 소리를 아동이 즉각적으로 반복할 것이라는 기대를 하지 말라고 부모에게 알려 주어야 한다(비록 아이가 그렇게 했을 때에는 항상 보상을 해야 하지만).

▼ 아이(babies)가 가장 좋아하는 잡음 중 하나는 'raspberry(입술 사이에서 혀를 떨어서 내는 소리)'이다. 심지어 아이들은 부모가 산출한 음을 모방하기 전에, 부모가 산출한 음을 들을 때 부모를 쳐다본다. 구개열 수술 이후, 아이는 적절한 음을 산출할 수 있다(완벽한 구강 raspberry를 산출하기 위해서는 정상적인 구개와 연인두 메커니즘이 필요하다).

- 비록 아이가 사용하기는 하지만 드물게 산출하는 음을 구별하도록 부모를 도와주어야 한다. 예를 들어 전설 고모음▼은 산출하지 못하는 아이가 가끔 /u/음을 산출한다면, 아이와 놀 때 /i/음을 말하도록(혹은 노래하도록) 부모를 격려해야 한다.

▼ 아이의 모음목록이 제한적이라면, 부모가 할 수 있는 또 다른 방법은 아이가 음성놀이 시 사용하는 모음의 길이를 더 길게 해 주는 것이다.

- 많은 부모들이 아이가 주의집중할 수 있도록 말하는 방법을 자연스럽게 바꾸겠지만, 일부 부모들은 '아이와 말하기'를 매우 어려워하기 때문에 아이와 말하는 것이 편안해지기까지 반복적으로 아이들과 상호작용하는 방법을 모델링해 줄 필요가 있다. 우리는 부모가 단어를 조음하는 방법을 바꾸는 것이 아니라 아이가 주의집중을 보다 잘할 수 있도록 과장된 억양을 사용하기를 원한다. 구개열 아동은 귀 질환에 걸리기 쉽고 또 청력 수준이 자주 바뀌는 경향이 있기 때문에, 신중을 기하기 위해서 좀 더 큰 강도의 음성(고함치기가 아닌)을 사용할 것을 권한다.

- 인사는 부모가 아이에게 발성을 유도할 수 있는 가장 간단한 방법 중 하나이다. 부모는 아이가 앉아 있는 방에 들어갈 때마다 과장된 억양을 사용하면서 '안녕'이라고 아이에게 인사해야 한다. 그리고 방을 나오거나 혹은 장난감을 치울 때마다 부모는 아동에게 "바이-바이"라고 말해야 한다.

일부 아동의 경우에는 음성놀이에 고함치기를 포함시킨다. 일반적으로 비구개열 아동에게서 산출되는 이런 종류의 음성놀이는 아이가 옹알이를 하고 자음을 산출하기 시작하면서 점차적으로 사라진다.

- 제한된 자음목록을 가진 구개열 아이들은 비구개열 아이에 비해 훨씬 더 자주 소리를 지르며, 이러한 소리 지르기는 장시간 지속된다.
- 구개열 아이가 성문 파열음과 함께 소리를 지른다면 문제가 된다. 왜냐하면 이것은 과도한 후두 및 인두근육의 활동과 관련이 있기 때문이다.
- 구어발달이 심하게 지체된 일부 아동들은 구강 조음을 대치할 때 이러한 행동을 빨리 습득한다.

가능하다면 우리는 아이가 적절한 구강자음으로 산출할 수 있도륵 부모를 통해 모델링하게 함으로써 이러한 행동이 지속되는 것을 방지할 필요가 있다. 하지만 불행하게도 소리 지르기는 종종 부모가 강화시키는 '나쁜 행동'일 수 있다. 언어치료사는 아이가 행하는 '나쁜 행동'에 대해 부모가 관심을 가지거나 강화시키지 않도록 계획을 해야 한다.

음성의 사용빈도를 높임과 동시에 음운론적 중재에 대한 다른 독표는 말 및 언어발달의 초기 단계에서 아동의 (1) 자음목록과 (2) 다양한 모음을 사용하도록 확장시키는 것이다(Paul, 2001). 이 두 가지 목표는 단순한 옹알이 게임을 통해 쉽게 행할 수 있다. 주고받는 게임(turn-taking game)을 먼저 설명하고 난 이후에 **시범을 보여 주는 것**은 부모에게 최선의 학습이 된다.▼

▼ 음소목록이 일부 모음만 있는 일부 아이들은 모음 이외의 자음목록도 확장시켜야 한다.

- 부모는 아이가 음성을 산출하거나 혹은 옹알이를 할 때까지 기다려야 하고, 그런 이후에 아이가 말한 것을 모방해야 한다.

- 아이가 음성 산출을 반복할 때까지 기다려야 하고, 그런 다음 다시 그 것을 말해야 한다.

- 아이가 부모와 함께 음성 활동에 참여하기 시작하면, 새로운 자음을 옹알이로 사용할 수 있다. 마찬가지로, 모음은 독립음으로 그리고 CV 음절에서 모음의 길이를 연장함으로써 연습시킬 수 있다.

- 수술 이전에 아이가 쉽게 산출할 수 있는 비음과 모음이 포함된 CV음(예: wawa, mama, nana, lala, lili, nunu, mimi)을 먼저 사용해야 한다는 것을 부모에게 알려 주어야 한다.

- 수술 이전에 /b/와 같은 파열음을 사용했다면, 파열음 사용을 더욱 강화시킬 수 있다. 그러나 파열음이 아마도 비음화 될 것이라는 것을 부모에게 알려 주어야 한다. 비음화되는 것을 무시하고 아이가 파열음을 계속해서 산출할 수 있도록 격려하라고 부모에게 조언해 주어야 한다.

만약 아이가 음성 모방을 쉽게 하지 못한다면, 아이에게 박수치기, 점프하기, 춤추기 등과 같은 신체 활동을 먼저 시키는 것이 좋다. 아동은 자기 자신과 여러분(혹은 부모)을 동시에 볼 수 있는 거울 앞에서 이러한 활동을 수행하게 된다면 활동에 대해 더 많은 관심을 가질 것이다.

- 아이가 큰 신체활동을 모방할 수 있으면, 서로 다른 표정(행복한, 슬픈, 바보 같은)을 모방하도록 하라.▼

▼ 만약 가정 치료 환경에 있는 부모 혹은 치료실을 방문한 부모 둘 다가 있다면, 이를 위해서 한 부모가 아이를 안고 다른 부모가 이 아이를 바라볼 수 있다.

- 점차적으로 서로 다른 입술 및 혀 움직임을 모방하도록 하라.

- 소리와 서로 다른 활동(예: 뽀뽀하기)을 짝짓고 아동이 안면 활동과 음성을 모두 모방할 수 있도록 격려하라.

아이가 어른이 산출하는 음을 정확하게 모방할 필요가 없다는 것을 부모에게 강조하는 것은 굉장히 중요하다. 이 언어발달 단계에서 옹알이 게임의 목표는 말소리를 모방하고 모음과 음절 형태의 목록 둘 다를 확장시키는 데에 있다. 부모가 특정 음을 모델링했을 때 아이가 다른 음을 산출했다 하더라도 아무 문제가 되지 않는다. 〈박스 7-1〉은 전형적인 옹알이 게임의 예이다.▼

▼ 사회화는 이러한 상호작용적 옹알이의 가치를 더할 수 있다.

수술을 받지 않은 일부 아이들은 유성음이나 파열음을 성문 파열음으로 모방 산출한다. 우리는 아이가 소리를 내거나 혹은 옹알이 게임에 참여하는 것에 대해 보상하기를 원하기 때문에, 아이가 성문 파열음을 산출하면 부모들이 올바른 자음을 모델링해 줄 것을 권고한다. 아동이 비마찰음이나 인두음과 같은 잘못된 음을 산출했을 때, 부모나 가족이 이러한 음을

〈박스 7-1〉	옹알이 게임의 예
아동:	gaga
부모:	gaga
아동:	gaga
부모:	gaga
아동:	gaga
부모:	gaga
아동:	gaga
부모:	dada
아동:	gaga
부모:	dada
아동:	gaga
부모:	dada
아동:	dada

다시 아동에게 모델링해 줌으로써 보상되지 않도록 하는 것이 매우 중요하다.

구개 수술에 대한 부모의 기대

아동의 수술 시기(일반적으로 이 시간은 간절히 기다리는 시간이면서 몹시 두려운 시간이다)가 가까워져 오면, 부모는 수술을 했을 때 기대할 수 있는 것에 대한 정보를 알 필요가 있다. 대부분의 부모들은 수술 직후의 섭식과 제한사항에 관해 알기를 원한다. 그러나 이러한 정보는 외과 의사마다 다르기 때문에 외과 의사, 간호사, 혹은 프로토콜에 매우 익숙한 언어치료사에게 문의하여야 한다. 말에 대한 부모의 기대는 또 다른 문제를 유발할 수 있는데, 이러한 문제는 부모가 가지고 있는 이상적인 기대를 확인하기 위해서 수술 이전에 말해 주어야 한다. 많은 구개열 환자는 단어를 말하기 이전에 수술을 받는다. 부모들은 종종 수술을 하고 나면 아동이 말을 잘할 것이고 이전에 있었던 언어지체는 깔끔하게 사라질 것이라고 생각한다. 그러나 이것은 대개 사실이 아니다. 부모는 다음과 같은 사항을 반드시 알아야 한다.

- 수술 직후에는 음성 산출의 빈도 및 다양성이 현저하게 떨어진다. 유아의 경우에는 정상 발성 수준으로 되돌아오는 데 약 6주 정도가 걸리기 때문에, 이 시간 동안에는 아동과 원만한 상호작용을 유지해야 한다는 것을 부모에게 알려 주어야 한다.
- 만약 최소의 구개 성형술을 통해 연인두 폐쇄를 할 수 있는 정상적인 구개와 연인두 메커니즘이 형성된다면, 대부분의 영아들은 수술 이전에 산출하지 못했던 새로운 자음(예: 구강압을 필요로 하는 파열음)을

음소목록에 포함시킬 수 있다. 이러한 자음들이 옹알이 및 초기 단어에 포함되어 있을 것이다. 일부 영아들은 자신의 표현어휘에 일부 단어들을 포함시키기 시작하지만, 그렇다 하더라도 음소목록을 확장시키지는 못한다. 수술의 적절성을 모니터할 진단적 목적뿐만 아니라 말소리 목록의 확장을 촉진시키기 위해서, 후자 그룹의 아동에게는 조기중재가 바람직하다.

수술 이후의 어휘 및 음운적 성장

아이가 수술로 인한 외상이 아물기 위한 충분한 시간을 가진 이후에, 아이가 새롭게 산출한 단어 및 자음을 기록해야 한다는 것을 부모에게 알려 주어야 한다. 일부 아동의 경우, 아동이 구개 성형술을 받은 이후에 산출하기 시작한 자음의 유형을 살펴보면 조기중재의 필요성 유무를 알 수 있다.

- 수술 이후, 음소목록에 파열음이 포함되기 시작한 유아는 음성적 성장을 기대할 수 있지만, 그렇다 하더라도 자음목록 및 표현어휘를 지속적으로 적절하게 확장시키기 위해서 주기적인 모니터링을 실시해야 한다.▼
- 비음 사용이 남아 있거나, 비마찰음을 사용하거나, 성문 파열음 사용이 남아 있는 유아들은 조기중재를 의뢰하거나 고려해 보아야 한다. ▼ 이런 유형의 자음이 지속되고 구강압력자음 및 파열음 사용이 없는 일부 아동의 경우에는 연인두 기능부전을 알려 주는 초기 표시일 수 있다. 학습된 행동으로써 나타나는 비음으로의 대치와 지속적인 성문 파열음의 사용은 연인두 기능부전의 표시로 보기 힘들다. 이러한 아동에게서 나타나는 비정상적인 산출은 부가적으로 발생하는 음

▼ '주기적'이라는 것은 2주, 한 달, 혹은 두 달을 의미하며, 이것은 아동의 요구사항, 능력, 부모의 이용도에 따라 달라진다. 주기가 너무 짧으면 특히 제3의 지불자에게 부담을 주게 된다.

▼ 비록 구개열 아동에게서 들을 수 있는 대부분의 성문음이 성문 파열음이지만, 일부 아동들은 구강압력 목표음의 대치음으로 /h/를 사용한다. 비록 이것은 '비정상'이지만, 이 성문 대치음의 치료가 성문 파열음을 치료하는 것보다 어렵지 않다.

운장애 및 지연을 나타내 주는 중요한 단서가 된다.

- 구개 수술 직후에 연인두 메커니즘에 대한 적절성을 평가한다는 것은 불가능하다. 유아의 음성목록에 보다 많은 자음이 추가될수록 평가는 여러 번 실시해야 한다. 일부 아동의 경우, 아동이 짧은 문장을 산출하기 시작할 때 연인두 기능의 적절성은 분명해진다. 또 다른 아동의 경우에는 연인두 기능의 적절성 평가가 장기간의 과정이 될 수 있는데, 이것은 부적응적 보상 오조음의 존재 유무와 특별한 형태에 따라 학령기 전 혹은 이후까지 실시될 수 있다.
- 음운발달 평가는 아동의 어휘발달과 관련이 있기 때문에 매우 중요하다. 우리는 제한된 표현어휘를 가진 아동의 음운론적 기대치가 풍부한 표현어휘를 가진 아동의 기대치와 같다고 생각하지 않는다. 제한된 표현어휘를 가진 아동들은 적은 음성목록을 가지는 경향이 있다.▼

▼ Paul과 Jennings(1992)는 18~24개월 아동들이 10분간의 대화 샘플에서 약 14개의 서로 다른 자음을 산출하였다고 하였다. 반대로, 같은 연령대의 표현어휘가 부족한 아동들은 평균 6개의 서로 다른 자음을 산출하였다.

음소목록의 확장

심각하게 제한된 어휘를 지닌 유아들은 종종 음운론적 장애를 보인다. 모든 언어 영역이 지체되었다면, 중재는 일반적으로 언어의 어휘, 구문, 의미, 화용적인 측면에 초점을 맞출 것이다. 언어의 이러한 영역에서 긍정적인 변화가 일어난다면 음운론적인 측면에서도 긍정적 변화가 발생할 것이라고 우리는 가정한다.

그러나 대부분의 구개열 아동들은 음운발달이 다른 영역에 비해 심하게 지체되어 있다. 이러한 발달 지체는 초기 어휘에서 단어의 명료도를 낮게 만드는 제한된 단어목록 때문이다.

이들의 목록에는 이미 많은 모음과 일부 비음 및 활음이 포함되어 있다. 만약 자발화 분석 결과 표현어휘발달이 정상이라면, 중재의 주요 목표는 자음목록의 확장일 것이다. 자음목록에는 이미 일부 비음과 활음이 존재한다. 발달 순서적으로 유성 파열음(예: /b/, /d/)이 초기에 발달할 것이다. 그러나 이러한 아동에 대한 치료에서 목표자음을 선택할 때에는 발달 순서를 고려해서는 안 된다. 이러한 아동 중 일부는 파열음보다 마찰음을 훨씬 쉽게 산출하는 경향이 있다. 목표가 아동이 산출할 수 있는 자음목록을 확장시키는 것이기 때문에, 아동이 산출하기 쉬운 자음을 초기 목표로 삼아야 한다. 부모와 치료사가 새로운 자음을 자극시키기 위해 사용할 수 있는 활동들에는 다음과 같은 것들이 있다.

1. 커다란 거울 앞에 나란히 앉아서 입술과 혀의 움직임을 보여 주고 따라할 수 있도록 하라.▼
   - 뺨 부풀리기를 한 다음 공기가 입술에서 조금씩 터지도록 뺨을 반복적으로 두드려라.
   - /u/음 발화 시 입술을 내밀고, 그런 다음 /w/를 발화하기 위해 입을 반복적으로 가볍게 두드려라.
2. 모방 발화를 유도하기 위해 'pa', 'da'와 같은 CV 음절에서 목표음을 모델링해 주어라. 아동이 치료사의 입(거울에 보이는)에 주의집중하도록 하는 좋은 방법은 블록과 같은 장난감을 입 옆에 두고 목표음을 산출하는 것이다. 아동이 목표음 산출을 시도하면 바구니에 블록을 넣어 주면서 강화를 해 줄 수 있고, 또 이 과제를 잘 수행했다고 칭찬해 줄 수 있다.▼

▼ 이것은 구강운동 치료가 아니라는 것을 강조하고 싶다. 즉 근력, 근육의 유연성, 지구력, 혹은 조정력 등을 증가시키려고 하는 것이 아니다[Clark(2005)의 구강운동 치료에 대한 논문을 참조하라]. 오히려 아동에게 (1) 움직이는 위치, (2) 움직이는 방법을 지도하려고 한다.

▼ 이 활동은 비디오 클립 7-1에서 설명하고 있고, 또한 여기에는 치료사가 가정훈련 프로그램을 위해 부모를 지도하고 있다.

3. 특정한 음을 자극하기 위해 특정한 놀이 활동을 사용하라.

- 이 과제에서는 비눗방울을 불고 '양순음'을 사용하라. 예를 들면 "비눗방울을 불거야."라고 말한다(치료사는 비눗방울을 분다). 다시 "비눗방울, POP, POP" (치료사는 비눗방울을 터트리고 아동이 똑같이 하도록 한다). "비눗방울을 더 불까요? 자 비눗방울을 불어요."(여러 번 반복하고 점차적으로 아동이 비눗방울을 불고 터트리도록 하라). 만약 부모가 있다면 "엄마(아빠)가 불어요, 엄마(아빠)가 터뜨려요, 엄마(아빠)가 불어요."라고 할 수 있다.
- 'lalala'라고 단순한 노래를 불러라.
- 인형에게 음식 주는 놀이를 하라. 그리고 인형의 입에 우유병이나 스푼을 댈 때마다 'mmmm'이라고 말하라.
- '조용히'하라는 제스처를 취하면서 'shhhhhhhhhh'라고 말하라(아동들은 다른 사람에게 조용히 하라고 하는 것을 좋아한다).
- 장난감이나 동물 모형을 가지고 놀게 하라. 그리고 장난감이나 동물 모형을 대표로 하는 소리를 사용하라(예: 뱀이 나타날 때 'ssssssss'라고 말하고, 차가 움직일 때 'rrrrrrrr', 염소나 양은 'baaahh'라고 말하라). 모방 및 주고받기 게임을 실시하기 위해 동일한 동물 모형 쌍을 수집하는 것은 좋은 생각이다(하나는 여러분의 것, 다른 하나는 아동 것). 소리뿐만 아니라 제스처에 아동의 주의를 끌기 위해서 입으로 동물 모형을 물어라.

만약 유아가 수술 후에 파열음 산출을 회피한다면, 구강기류에 대한 개념을 가르치는 활동을 실시할 수 있다. 이러한 활동에 목표자음을 결합시킨다면 가장 효과적인 활동이 될 것이고, 목표자음을 자극하는 활동으로 사용될 것이다.

1. 테이블 위에 있는 솜뭉치를 움직이게 하기 위해서 '입술 사이에서 혀를 떨어서 내는 소리(예: /p/음을 연장)'를 사용하라.

2. 손 위에 종이나 깃털 조각을 올려놓고, 손을 입에 갖다 대고 물건이 움직일 수 있도록 'pa'라고 말하라.

3. 아동이 촛불을 불 때처럼 코로 기류가 방출된다면, 기류의 방향에 대한 피드백을 제공하기 위해 가벼운 불기 장난감을 사용하라(심한 아동의 경우, 입을 다물고 분다). 불 때 장난감(예: 날개가 쉽게 움직이는 작은 플라스틱 재질의 헬리콥터)을 콧구멍과 입 앞에 교대로 주어 비강기류와 구강기류의 방향에 대한 차이를 보여 주어라. 그런 다음, 아동 앞에 똑같은 위치에 장난감을 위치시켜라. 아동이 구강으로 기류를 내는 것을 돕기 위해서, 처음에는 아동의 콧구멍을 손으로 가볍게 잡아서 막을 수 있다(단, 꽉 쥐어서는 안 된다).

초기 단어 촉진하기

만약 유아가 만들 수 있는 자음 및 모음목록이 상당히 지연되어 있고 또 초기 어휘가 상당히 부족하다면, 여러분은 아마도 아동의 어휘를 확장시키고자 할 것이다. 다음의 내용을 잘 기억하라.

- 초기 단어를 촉진하기 위해서 선택된 단어들은 모두 자음으로 시작되어야 하고, 모음은 이미 아동의 음소목록에 포함되어 있는 음이어야 한다.▼

▼ 수많은 연구 결과에서, 아동들은 자신의 음소목록에 이미 포함되어 있는 자음으로 시작되는 새로운 단어를 훨씬 쉽게 배운다고 하였다 (Schwartz & Leonard, 1982; Stoel-Gamon, 1984; Vihman et al., 1985 참조).

- 보통 구개열 수술을 받은 대부분의 유아들이 옹알이할 때 들을 수 있는 자음인 /m, n, w, j, h/ 등이 최소한 포함되어야 한다. 이러한 아동들이 초기에 목표로 삼을 수 있는 적절한 단어로는 mommy, no, more, night-night('nii-ni'), hi 등이 있다. 이러한 단어들은 연인두 시스템의 활동을 전혀 요구하지 않고 만들 수 있기 때문에 적절한 단어가 된다.

- 아동의 음소목록을 확장시키고자 할 때, 초기에 발달하는 파열음인 /b/, /d/, /g/ 및 이러한 자음들이 포함된 단어, 예를 들어 ball, bye-bye, up, daddy, doggy, go 등을 포함시킬 수 있다.

초기 어휘로 단어를 선택할 때에는 다음과 같은 요소들을 고려하는 것이 중요하다.

- **관계어**(relational word)뿐만 아니라 명사로 된 단어를 선택해야 한다. 관계어는 아동이 명명하기 이외에 거절(no), 반복(more), 위치 관련 활동(up) 등과 같은 의사소통 기능을 표현할 수 있도록 도와주기 때문이다.▼

▼ 단어 초성에 위치한 파열음을 산출하기 싫어하는 아이들은 종종 단어의 종성에 위치한 파열음을 잘 산출할 수 있다.

- 단어는 기능적이어야 하고 의사소통 목적에 부합한 것이어야 한다.

이 책에서는 초기 중재(초기 어휘를 증가시키기 위한)에서 사용한 접근법에 대한 상세한 설명은 다루지 않았다. 일부 유명한 접근법에 대한 간략한 설명을 **〈표 7-1〉**에 제시하였다. 만약 이 영역에 대한 부가적인 가이드를 원한다면 Paul(2001)의 상세한 설명을 참조하기 바란다.

〈표 7-1〉 초기 어휘를 증가시키기 위한 접근법

중재 접근법	간단한 설명
아동 중심 접근법	• 놀이는 아동에게 목표음을 산출할 수 있는 기회를 제공한다. • 놀이 시, 치료사는 목표단어를 모델링해 준다. • 아동에게 목표단어를 모방하도록 요구하지 않았음에도 아동이 모방하였다면 칭찬해 주어야 한다.
종합적인 접근법	
환경적인 교수	• 자연스러운 환경을 조성해 주어야 아동이 요구사항을 잘 받아들인다. • 치료사는 아동의 관심을 끌어야 한다.
기술치료	• 목표단어는 일상적인 구어 활동이나 의식적인 활동에서 사용되어야 한다. • 자주 일어나고, 사회적 기초 활동에 기반을 둔 일상들은 아동이 쉽게 참여할 수 있고 또 의사소통을 해야 할 필요성을 느끼게 한다. • 기능어를 사용할 수 있는 일상 활동은 조작 가능하다.
치료사 중심 접근법	
훈련	• 치료사는 아동에게 기대하는 반응과 목표를 제공한다(음과 단어 반복하기). • 아동은 정확한 반응을 했을 때만 강화를 받는다. • 매우 구조적이다.
훈련 놀이	• 반복적으로 구조화된 활동에 동기 부여를 할 수 있다.
모델링	• 아동은 사진에서 무슨 사건이 벌어졌는지를 설명하는 제3자에 의해 제시된 목표음을 듣는다. • 비슷한 사진을 설명하는 동안 아동은 시범에서 본 것처럼 말해야 한다.

출처: Paul R: *Language disorders from infancy through adolescence*, St Louis: Mosby 2001을 수정함.

구강운동 활동 대 말소리 발달을 위한 치료: 경고

현재, 언어치료에서 구강운동 활동의 사용에 대해 논쟁이 많다. 이러한 활동을 옹호하는 자들은 이러한 활동이 근력을 강화시킬 수 있어서 운동범위를 향상시킨다고 주장한다. 그러나 불행하게도 이러한 설명을 뒷받침할 만한 근거가 부족하다. 그럼에도 불구하고 수많은 언어치료사들은 이러한 활동을 지지하고 있고, 불기 및 빨기와 관련된 장난감과 장치 등을 구입하는 데 많은 비용을 투자하고 있다. 구개열 아동을 치료할 때, 언어치료사는 "왜 음소발달이 지체되었는가?"라는 일차적인 질문에 답할 수 있어야 한다. 아동이 특정한 유형의 자음 산출을 회피하는 데는 여러 가지 이유가 있는데, 구강운동능력의 부족도 이러한 이유 중 하나일 수 있다. 만약 이러한 문제가 실질적으로 증명되지 않았다면 여기에 시간을 투자하지 말고, 또 근력 문제를 운운하면서 시간과 돈을 투자하는 부모를 충고하라. 양순음과 설치조음이 이미 옹알이 때 이루어졌거나 양순 및 설치조 기능이 섭식이나 기타 비구어적 운동 시에 정상적으로 기능함에도 불구하고, 입술 및 설첨의 근력을 향상시키기 위한 '활동'을 열심히 하는 임상가를 만나는 것은 매우 좌절스러운 일이다.

여러분이 만나게 될 조음 및 음운발달이 지체되어 있는 대부분의 구개열 유아들은 다음과 같은 특성을 보일 것이다.

- 말소리 발달의 지연.
- 잘못된 학습(예: 언어 이전기에 가장 빈번하게 산출하는 성문 파열음 및 비음으로의 대치가 아동의 음운발달에 통합되게 된다).
- 첫 단어 시기 이후 및 지금까지 유지되고 있는 초기 어휘 습득 전략은 일반적인 조음 명료도를 낮춘다(예: 가장 좋아하는 음).

구개열이라는 것은 아동이 자음을 적절하게 산출하기 위해서 요구되는 근력이 부족하다는 것을 의미하는 것이 아니다. 여러분이 구개열을 가진 유아나 아동을 만났을 때에는 다음과 같은 것을 명심해야 한다.

- 구개열은 혀의 근육 및 기능에 영향을 미치지 않는다.
- 대부분의 구개열 아동들은 연인두 폐쇄를 하기에는 너무 짧은 구개를 가지고 있어서 연인두 기능부전을 보인다.
- 근력 혹은 근력의 부족은 구개열 아동의 음운론적 발달 지체에 대한 근본적인 원인이 아니다.

부모와 언어치료사는 항상 옹알이 게임을 통해서 말소리 산출을 촉진해야 하며, 나중에는 대화에서의 조음과 음운론적 전략을 통해서 말소리 산출을 촉진해야 한다. 앞서 언급했듯이, '낮은 저항'을 이용한 불기용 장난감 등은 유아의 구강기류를 앞쪽으로 이동시키는 데 유용하게 사용할 수 있지만, 불기가 양순 혹은 연구개 근육을 '강화'시키지는 못하며 효과적이지 않다. 이러한 도구들을 사용하여 올바른 운동구어의 형태가 이루어지고 학습되는 아동들도 있다. 치료의 목표가 말소리 발달에 있었다면, 이러한 아동들은 아마도 좀 더 좋은 진전을 보였을 것이다.

취학 전 시기의 중재

일반적인 고려사항

'취학 전 시기'의 목표는 다소 모호하다. 왜냐하면 이 연령대의 아동들은 지역사회마다 그리고 각 가정마다 다양한 유치원에 입학하기 때문이다.

일반적으로 우리는 이러한 아동들이 인지적·발달적으로 이 연령대에 위치하기를 원한다면, 3세 아동에게 적절한, 다양한 유형의 중재 프로그램을 아동에게 권한다. 이 시기에 있는 일부 아동들은 여전히 미성숙하고 부주의하기 때문에 여러분은 각 아동에게 적절한 목표와 접근법으로 수정해야만 한다.

마찬가지로, 각 아동의 요구사항이 무엇인지를 (1) 아동의 현재 말 문제, (2) 아동이 이전에 경험한 중재 방법 등에 기초하여 결정할 것이다. 가장 최악의 시나리오는 이전의 중재를 받은 경험이 거의 없거나 아예 없고, 또 부적응적 보상조음 및 비음 대치가 음소목록에 유일하게 포함되어 있는 3, 4, 5세 아동이다.

다음 절에서는 학령기 아동 치료에서 실시되는 기본적인 단계를 제시하였다. 일부 단계들은 순차적인 반면에 일부는 동시적으로 수행되며, 이들은 학령기 아동에게 가장 적합한 것 같다(예: 조음 위치를 지도하기 전에 구강 구조를 먼저 확인시켜야 한다).

구강 구조의 확인, 위치, 역할 지도하기

일반적으로 정상 발달을 하고 있는 이 시기의 아동에게는 말소리 산출에 이용되는 신체 구조물에 대한 기초 지식을 지도할 수 있다. 이 아동들은 이미 치아가 어디에 있는지를 알고 여러분에게 자신의 혀를 보여 줄 수도 있다. 여러분은 이 아동들에게 치아나 혀 이외의 다른 구강 구조물의 명칭과 그 기능(어떻게 움직이는지)을 가르칠 수 있다. 이 단계에서 거울의 역할이 매우 중요하다.

커다란 거울 앞에 아동과 함께 나란히 앉아 있으면서 여러분이 행하는 재미있는 혀 동작을 아동에게 모방하라고 하면, 아동은 수 분 동안 주의집중을 할 것이다.▼ (거울 속에 있는 자신을 보기 위해서 아동이 행하는 첫 번째 반응은 자기의식일 것이다.) 아동에게 윗입술과 아랫입술의 위치, 윗니와 아랫니의 위치를 가르치고 윗니를 아랫입술에 어떻게 위치시키는지를 가르쳐라. 그리고 아동에게 '혀끝'이 어디를 말하는지를 보여 주고 혀끝을 올리고 내리는 활동 간의 차이와 측면에서 측면으로 움직이는 활동 간의 차이를 보여 주어라. 아동에게 혀로 한쪽 뺨을 민 다음 다른 뺨을 밀어 보라고 하라. 혓날을 말아 올리게 하고 혓날을 말아 올리기 위해 혀끝을 만져 보라고 하라. 혓날을 구강의 앞쪽에 유지시켜 만져 보라고 하라.▼

만약 아동이 이 모든 활동을 충분히 잘 수행한다면, 아동에게 혓날로 윗니를 가볍게 쳐 보라고 하라. 그런 다음 혀끝을 치아 뒤에 위치시켜 보라고 하라(후자는 혀끝을 위쪽 치조에 위치시키는 것을 배우는 데 도움을 주는 해부학적 근간으로 사용할 수 있을 것이다).▼

양 볼을 부풀린 다음, 손가락으로 양 볼을 가볍게 두드리면 공기가 샐 것이다. 아동은 이것을 생각한다면 즐거울 것이고 여러분을 따라 하려고 할 것이다(일부 아동은 혀의 중간 부분을 올려 구개에 닿게 하여 연인두 포트를 막아 속이기도 하지만, 만약 아동이 뺨을 부풀릴 수 있다면 이것은 연인두 메커니즘이 정상이라는 것을 의미한다). 만약 아동이 입을 크게 벌려 불을 비춰 보는 것을 두려워하지 않는다면, 아동이 'ah'라고 발성할 때, 연구개가 올라가는 것을 볼 수 있다. 이 구조물('연구개')에 대한 적절한 이름을 알려 주고, 이것은 우리가 말할 때 위아래로 움직인다는 것을 아동에게 설명해 주어라. 그리고 거울 앞에서 움직이는 것을 보여 주어라.

▼ 거울은 또한 조음 위치를 지도하는 데 매우 중요한 역할을 담당한다.

▼ 혓날이 아동을 위협하지는 않는다. 여러분이 구강검사를 실시할 때, 여러분이 행할 수 있는 최악의 행동은 아동 앞에서 놀리듯이 혓날을 움직이는 것이다. 한두 번 혓날을 말아 올려라. 이때 혀를 입 안에 넣어서는 안 된다. 여러분이 여러분의 혓날을 검사하는 것을 보여 주고자 할 때, 먼저 아동에게 치아를 밀어보라고 하라. 그리고 "꽉 막아."라고 한다. 그런 다음 아동에게 "계속 유지해."라고 말한다. 그렇게 한 다음, 혀의 세로 위치를 유지한 채 혓날을 구강 홈(buccal sulcus)에 넣어라. 한두 번 수행한 다음 "자, 이제 약간 벌려 보자. 너무 많이 말고."라고 말한 다음 "약간만 더 벌려 보자."라고 말한다. 만약 이렇게 하는 것이 도움이 된다면, 여러분은 아동을 일시적으로 산만하게 하기 위해서 웃긴 표정을 만들기 위해 과장된 표정을 짓는다.

▼ 아동의 발달 정도에 따라, 혓날을 잡고 플래시로 여러분의 '구강을 검사'하는 것을 즐길 수 있다. 아동이 여러분의 구강 구조에 관심이 보일수록 집중을 더 잘할 것이다.

아동이 거울을 통해 이와 같은 기본적인 지식을 확인했다면, /p/와 /b/를 산출하기 위해서 양 입술을 모은다거나 'sh'를 산출하기 위해 양 입술을 동그랗게 하는 것과 같은 목표음을 산출시킬 때 볼 수 있는 구조물의 위치를 아동이 떠올릴 수 있도록 하기 위해서, 여러분은 치료 시에 구조물을 스케치하여 사용할 수도 있다. 이러한 스케치는 아동이 성숙해져 눈에 보이지 않는 구조물에 대한 위치를 설명하기 위해서 보다 정교하게 그릴 수 있다(제8장에 있는 조음 위치도를 참조할 것).

아동의 자음목록 확장하기

1. 아동이 아직 습득하지 못한 자음의 조음 위치 지도하기

아동의 자음목록에 무엇이 포함되어 있는지를 알아보기 위해서 실시한 말 샘플 분석 이후에 치료목표음을 결정해야 하고, 이 목표음의 조음 위치를 지도하기 시작해야 한다. 치료는 항상 시각적으로 잘 보이는 조음 위치에 있는 음소들, 예를 들면 양순음, 순치음 등을 먼저 시작하고, 반드시 거울 앞에 나란히 앉아서 치료를 실시하는 것이 좋다. 또한 시각적 단서와 촉각적 단서, 그리고 청각적 단서를 함께 사용하는 것이 좋다(이러한 목표를 이루기 위한 상세한 정보는 제8장을 참조하라). 매우 어린 아동의 경우, 나이가 많은 아동에게 제안했던 것과 똑같은 촉각적 단서 중 일부 예를 들면, 치열교정용 고무 같은 것을 사용할 수 없을지도 모른다. 일반적으로 정상 발달에서는 파열음이 마찰음보다 선행해서 발달하지만, 마찰음이 훨씬 더 긴 촉각적 단서를 제공하기 때문에 마찰음의 조음 위치를 지도하는 것이 더 쉬울 수 있다는 것을 기억해야 한다. 성공적인 시도(심지어 향상된 시도에 대해서도)에 대해서는 후하게 보상해 주어야 한다.

2. 아동에게 목표음에 대한 철자 지도하기

발달적으로 3~4세가 된 아동은 알파벳 철자를 배우는 것이 가능하다. 지도하려고 하는 아동에게 3×4 인치 크기의 카드에 철자를 적어 시각적 단서로 사용할 수 있다. 아동은 '읽기'를 배우는 것에 대해 매우 자랑스럽게 생각할 것이고, 철자는 목표음의 특성을 확인하는 또 다른 방법이 될 것이다(예: "여기를 봐, 이것이 네가 낸 음에 대한 그림이야!"). 나이가 많은 아동의 경우, 철자는 아동의 '치료 노트'에 적어 넣을 수 있다(제8장 참조).

3. 말 산출음의 차이 지도하기

아동이 이미 산출할 수 있는 음들을 비교 설명하는 것으로 시작하되, 조음 방법의 차이보다는 조음 위치에 대한 차이를 먼저 설명해 주는 것이 좋다. 거울을 통해 아동은 치간 마찰음과 순치 마찰음에 대한 조음 위치의 차이를 볼 수 있다. 또한 아동은 /m/과 같은 음에서는 '입술이 서로 맞닿고' /w/와 같은 음에서는 '입술이 둥글게' 되는 차이를 볼 수 있다. 정상적인 구강음에 대한 조음 위치의 차이를 지도하기 위해서는 목표 구강음에 대한 조음 위치와 부적응적 보상 오조음에 대한 조음 위치의 차이를 먼저 인식시켜야 한다. 여러분은 아동이 이미 산출할 수 있는 음소들에 대한 조음 위치부터 먼저 시작하고, 나중에 조음 방법에 대한 비교를 설명하기를 원할 것이다. 예를 들어, "'m'과 'b' 모두 입술을 닫아야 하지만 'm'을 좀 더 길게 닫아야 한다." (아동은 이 두 음에 대한 진정한 차이를 이해하지 못할 수도 있지만 산출할 수도 있다.) 조음 방법에 대한 차이를 지도하기 위해서는 구강기류와 비강기류의 차이에 대한 기초를 계속해서 지도해야 한다. 그러나 여러분은 아마도 첫 번째 치료목표를 위해서 말을 산출하는 단계보다는 '놀이' 수준에서의 접근법을 시도할 것이다.

비강기류와 구강기류의 차이 지도하기

매우 어린 유치원생들에게 비강기류와 구강기류의 차이를 지도해야 할 경우가 있을 수 있다.▼ 그러나 우리는 이 연령대에 있는 대다수의 구개열 아동 혹은 연인두 기능부전의 문제가 있는 아동들이 이미 적절한 수술치료를 받았고 또 (무의식적으로) 구강으로 기류를 보낼 수 있는 능력을 갖추고 있기를 희망한다. 앞서 제안했듯이, 부는 장난감을 사용해서는 기류를 충분히 방해하지 못한다고 하였다(일반적으로 파티용 호루라기와 풍선은 저항이 너무 심해서 치료목표를 방해할 수 있다). 작은 솜뭉치 불기 혹은 솜뭉치를 빨대로 불기 등은 See-Scape와 같은 목적으로 사용할 수 있다.

▼ 비디오 클립 7-2에서는 이 지도과정을 보여 준다.

먼저 구강기류와 비강기류의 차이에 대한 시범을 보여 줌으로써 시작한다. 장난감이나 빨대를 코 밑에 위치시키고 비강으로 기류를 내보낸 다음('코'로 말한다) 입 앞에 장난감이나 빨대를 위치시킨다('입'으로 말한다). 여러 번 시범을 보인 다음, 당신이 모방시킬 청각 및 시각적 과제로서 이것을 아동에게 해 보도록 해야 한다. 성공적으로 시도했다면 후하게 보상해 주어야 한다. 이 활동은 100% 성공할 때까지 지도하고 연습시켜야 한다. 만약 아동이 한 세트에 한 번 혹은 두 번 실수하였으나 이 실수를 스스로 수정하였다면, 충분히 안정화 되었다고 할 수 있다.

조기에 연인두 기능부전의 영향을 감소시킬 다양한 방법들

수술을 시행하여 구조적으로 정상적인 연인두 메커니즘을 갖추었음에도 불구하고 비음대치 혹은 부적응적 보상조음을 지속적으로 사용하고 있는 아동의 경우에는 한 두 단계를 낮춰서 조음 위치에 대한 기본적인 개념과 구어에서 비강기류와 구강기류의 차이를 지도해야 한다. 여러분은 아마도 제6장에서 설명한 말 샘플 분석을 기초로 하여 적절한 치료목표음을 선택했을 것이다. 다음은 성문 파열음 및 부적응적 보상조음(MCAs)을 제거하기 위한 추가적인 절차이다.

1. 부적응적 보상조음 및 비정상적인 비강음으로 산출된 음 및 목표음을 정상적인 구강음으로 산출된 음과 어떻게 다른지를 아동에게 지도하기▼

▼ 대부분의 아동들은 몇 분 안에 이것을 수행한다.

맞다. 이것은 아주 구식의 청능훈련이다. 그러나 아동의 말을 변화시키는데 아주 중요하다. 먼저 여러분이 구강음을 산출할 때, 구강음과 부적응적 보상조음 및 비음이 다르다는 것을 아동에게 지도해야 하고, 그런 다음에 아동의 말에서 이러한 차이를 변별하도록 지도해야 한다.▼

▼ 비디오 클립 7-3에서는 이러한 치료 접근법이 학령기 이전 아동에게 얼마나 유용한지를 보여 준다. 이 아동들은 PSNE를 가진 비구개열 아동이지만, 이 접근법은 PSNE 혹은 학습된(선택적인) 비강유출 형태를 보이는 구개열 아동에게도 매우 효과적이다.

아동이 여러분이 산출한 음에서 '구강음'과 '콧소리' 혹은 '새로운 방법'과 '옛날 방법'을 변별할 수 있고, 아동이 목표음에 대한 올바른 조음 위치를 이해했다면, 아동 자신의 말에서 이러한 차이를 변별하기 위한 과제를 실시할 수 있다. 이것을 지도할 때 손으로 그린 그림과 산출하고자 하는 음을 짝지어 '콧소리'와 '구강음' 혹은 '성대음'과 '순음' 간의 차이를 알려 주기 위한 단서로 활용하면 매우 좋다. 예를 들어 큰 카드의 한쪽에 코를 그리고 다른 쪽에 입을 그려서 /n/과 /d/가 포함된 CV 음절을 여러분이 교대로 산출하였을 때, 각각을 지적하라고 할 수 있다. 이와 유사하게, '성대음(성문 파열음)'과 '순음(구강에서 산출된 /b/)'의 차이를 알려 주기 위해서 얼굴과 목에 대한 측면도를 이용할 수 있다. 이것은 유치원생에게 특히 유용한데, 그 이유는 유치원생들은 청각, 시각, 운동능력을 사용하는 활동에 잘 참여하기 때문이다. 처음에는 짧고 단순한 문맥(예: CV 혹은

VC)을 한 번에 한 음절씩 사용하고 나중에 2~3음절로 늘리는 것이 좋다. 반드시 기억해야 할 것은 항상 조음 위치를 먼저 지도하고 나중에 조음 방법을 지도해야 한다는 것이다(이것에 대한 예외 조항에 대해서는 제8장에 언급하였다).

2. 철자이름 변경하기

아동이 '잘못된' 구어음을 사용할 때, 특히 PSNE 혹은 MCA로 대치하는 경향이 있다면 목표음의 이름을 변경함으로써 '재학습'을 촉진시킬 수 있다. 만약 아동이 올바른 's'를 어떻게 산출하는지 알고 있지만 비강기류 또는 비마찰음, 혹은 인두 마찰음으로 산출한다면 여러분이 목표음을 올바른 's'로 명명할 때마다 아동은 위와 같은 방식으로 산출할 것이다. 불행하게도, 우리는 많은 아동들(심지어 4세 혹은 5세 아동까지도)이 어떤 방식으로도 이 음을 산출할 수 없다고 확신하고 있다.▼

▼ 이러한 조건 속에서 만약 여러분이 아동에게 구강음으로 산출된 /s/음을 성공적으로 유도했고 "그래 바로 그거야! 그게 바로 좋은 's'야."라고 실수로 말했다면, 아동은 굉장히 당황스러운 표정으로 당신을 바라보면서 "그러나 이것은 's'가 아닌데요."라고 할 것이다.

매우 단순하게, 이것을 (이것을 지도할 때) '장음 t'라고 불러라. 여러분이 창의적이어야 할 것이다. 아동이 음을 만들 수 있도록 하기 위해서 아동이 재미있게 목표음을 부를 수 있는 목표음에 대한 새로운 이름을 만들어라. "중국의 작은 마을에서 사용하는 언어에서 들었는데, 그것을 'Wohobi'라고 부른대."라고 말한 다음, 아동에게 이 음을 어떻게 만드는지 설명해 준다. 일부 아동들은 당신의 설명이나 청각적 단서 중 하나를 즉각 이해할 수 있고 당신이 실제로 /s/에 관해 이야기했다는 것을 알 수도 있다. 여러분은 "자, 이것은 /s/와 매우 비슷하지? 그런데 약간 달라. 이것은 실제로 '장음 t'야! 혹은 이것은 'sh'와 매우 흡사해!"라고 말하면서 비교 설명해 줄 수 있다(만약 이런 접근법을 아동에게 사용하지 않았다면 말이다).

3. 새로운 음을 '완벽하게 확립'할 수 있는 충분한 연습기회를 아동에게 제공하라

아주 단순한 문맥에서 목표음을 훌륭하게 산출하였다면, 목표음 산출이 안정될 때까지 각 치료 회기에 포함된 다양한 문맥에서 최소한 목표음이 25번씩 산출될 수 있도록 유도해야 한다. 4세 혹은 5세 아동의 경우 산출된 오류음에 대해 이미 '너무 많은 연습'을 했다. 여러분은 각 치료 회기에서 목표음을 훌륭하게 산출할 수 있도록 연습에 대한 균형을 잘 맞추어야 한다. 우선 이러한 음들이 포함된 가장 단순한 문맥에서 시작해야 성공적으로 목표음을 산출할 수 있다(예: CV, VC, CVC, VCV 형태의 무의미 음절을 먼저 하고 그 다음에 1음절 단어를 한다). 아동이 새로운 음을 완전히 확립하기 전에 긴 단어 혹은 구로 진행해서는 안 된다(새로운 음을 확립하기 위한 자세한 내용은 제8장을 참조하라).

요약

- 아동이 3개월 이상이 되면, 언어치료사는 가능하다면 말 및 언어발달에 관한 정보를 제공하기 위해서, 그리고 구개열이 발달에 미치는 영향에 대해 토론하기 위해서 부모를 면담해야 한다.
- 초기 말 및 언어발달 단계에서의 적절한 음운론적 목표에는 아동의 자음목록 확장과 다양한 음절의 범위를 형성하는 것 등이 포함된다.
- 구개열 수술 직후에는 발성의 빈도 및 다양성이 감소한다. 일부 유아들은 수술을 받은 지 6주가 지나야 수술 이전의 발성 수준으로 회복된다.

- 수술 직후에는 연인두 메커니즘에 대한 전반적인 평가가 불가능하다. 게다가 영아는 음소목록에 자음이 추가되기 때문에 연인두 기능 평가를 여러 차례 실시할 수도 있다.

- 수술 이후, 자신의 음소목록에 새로운 자음(특히 구강파열음)을 포함시키지 못하는 유아의 경우에는 조기중재를 고려해 보아야 한다. 중재는 일반적으로 유아의 표현어휘 및 음소목록을 확장시키는 데 목표를 두고 있다.

- 전통적인 조음 및 음운치료 기법은 아동의 음소목록을 확장시킬 수 있다. 저-저항(low-resistance) 불기 장난감들은 구강기류를 보여 주는 데 사용될 수 있지만, 불기 활동은 일반적으로 구개열 아동의 입술 및 연구개 근육의 근력을 향상시키지 못한다.

- 대부분의 아동들이 구강음과 부적응적 보상조음 혹은 비정상적인 비음 산출 간의 차이를 학습하기 위해서는 도움이 필요하다.

- 대부분의 아동들이 적절한 음을 산출하는 방법과 조음 방법(자음)을 학습하기 위해서는 도움이 필요하다(자세한 내용은 제8장 참조).

참고 문헌

American Cleft Palate–Craniofacial Association (ACPA): *Parameters for evaluation and treatment of patients with cleft lip/plate or other craniofacial anomalies* (revised). Chapel Hill, NC: ACPA, 2000.

Clark HM: Clinical decision making and oral motor treatments. *ASHA Leader 10* 8:8–9, 34–35, 2005.

Paul R: *Language disorders from infancy through adolescence*. St Louis:

Mosby, 2001.

Paul R, Jennings P: Phonological behavior in toddlers with slow expressive language development. *J Speech Hear Res* 35:99-107, 1992.

Peterson-Falzone SJ, Hardin-Jones MA, Karnell MP: *Cleft palate speech*. St Louis: Mosby, 2001.

Schwartz R, Leonard L: Do children pick and choose: an examination of phonological selection and avoidance in early lexical acquisition. *J Child Language* 9:319-336, 1982.

Stoel-Gammon C, Cooper JA: Patterns of early lexical and phonological development. *J Child Language* 11:247-271, 1984.

Vihman MM, Macken MA, Miller R, et al: From babbling to speech: a re-assessment of the continuity issue. *Language* 61:397-554, 1985.

CHAPTER 8

학령기 아동의 조음치료

치료 가능 여부를 결정하는 요소

구개열 유무에 상관없이 연인두 기능부전 환자를 치료하는 언어치료사는 기본적으로 (1) 행동치료를 통해 말 문제를 해결(완전히 해결하거나 혹은 장애의 정도를 경감할 수 있는지를 의미)할 수 있는지, (2) 치료 대상으로 부적절한 유형이나 문제행동은 무엇인지를 결정해야 한다. (2)에 대해서 언어치료사는 "치료만으로는 말 문제를 해결할 수 없고 구강 혹은 인두의 구조적 문제를 해결할 필요가 있다."고 말한다.▼ 언어치료사는 부정교합이 있다 하더라도 마찰음과 파찰음을 덜 왜곡시키고 오히려 정상에 가깝게 조음하도록 유도할 수 있고, 부적절한 연인두 메커니즘 때문에 발생하는 비강기류 유출을 줄일 수 있다. 그러나 우리의 경험에 의하면, 아래의 유형들이 함께 동반되는 경우는 매우 드물고, 이들 대부분은 반드시 오류 유형을 나타낸다(제3장 참조).

▼ 제5장에서 물리적 치료 접근법이 말에 미치는 영향에 대해서 설명하였다. 제9장에서는 연인두 기능을 향상시킬 수 있는 여러 가지 치료법들을 논의하였다.

- 연인두의 구조적 결함은 비강유출 및 과대비성의 원인이 된다(예: 수

술로 짧아진 구개, 지나치게 깊은 인두).

- 누공으로 인한 비강기류 손실
- 수술이 필요한 심한 부정교합과 같은 구강 구조의 이상으로 인한 적응된 구강 오조음

이 장에서는 학습된 오조음, 특히 부적응적 보상 오조음, 후설음화 현상, 그리고 학습된 비강유출 형태 등 '치료 가능한' 오류를 강조하고 있다. 이 장에서 우리는 치료 접근법에 대한 간단한 토론을 시작하려고 한다. 그런 후에 치료 시작 시기, 목표음의 선택, 특수 기법의 사용, 치료에 유용한 자료, 치료 횟수 및 기간에 관한 기준에 대한 가이드라인을 제공하려고 한다. 마지막으로 치료 및 평가 과정에서 구개열 팀과 치료 결과와의 상관관계에 대해 논의하고자 한다.

앞 장에서처럼, 여기에서의 가정은 구개열의 유무와 상관없이 연인두 기능부전이 있다면 치료를 시작하기 전에 필요한 모든 수술이 이루어져 있어야 한다는 것이다. 물론 연인두 시스템의 구조적 결함이 없는 아동들에게 나타날 수 있는 PSNE처럼, 학습된 비강유출 형태를 가진 아동의 경우에는 수술이 필요하지 않다(Peterson-Falzone & Graham, 1990; Trost-Cardamone, 1986, 1993, 2004).

구순구개열에 대한 잘못된 접근: 왜 전통적인 조음치료를 선호하는가?

임상 관련 커리큘럼에서 조음치료와 음운치료 간의 차이를 배우는 데 많은 시간을 할애했을 것이다: 이 치료들은 아동의 말소리 산출능력을 향상

시키려는 목적을 가지고 있지만 서로 다른 이론적 기초를 가지고 있고, 목표를 성취하기 위해 서로 다른 기법과 기준을 사용하고 있다. Van Riper (1939a, 1939b, 1963, 1978), Winitz(1975, 1984), 그리고 기타 연구자들의 연구에서 시작된, 말소리 오류를 위한 다년간의 조음치료에서 '전통적' 조음치료에 대한 범례가 제시되어 있다. 접근법이 '오래되었다'고 해서 시대에 뒤떨어진다는 것은 아니다. 사실상 조음 및 음운장애와 관련된 대부분의 교과서(예: Bauman-Waengler, 2000; Bernthal & Bankson, 2004; Bleile, 2004)에는 이와 같은 접근법이 소개되어 있다. 이러한 접근법의 구성요소 중 하나가 **지각훈련**인데, 지각훈련(대부분 청각적 지각훈련이다)은 목표음을 오류음과 다른 음으로부터 확인하고 변별하는 것을 강조하고 있으며, 지각훈련을 통해서 자기 모니터링과 자기 수정을 할 수 있다. 다중음소 접근법과는 달리, 전통적 치료에서는 한 번에 하나의 오류음을 치료한다. 목표음을 산출하게 되면, 이 목표음을 다양한 **언어문맥**에서 연습시키고 안정화시킨다. 일반적으로 연습은 음절 수준(목표음이 모음 전, 모음 후, 모음 간에 위치—CV, VC, VCV, CVC)에서 시작해서 단어 수준(목표음이 단어의 어두, 어중, 어말에 위치하고 단음절 형태에서 다음절 단어로 진행), 구와 문장, 마지막으로 자발화 수준으로 진행시킨다.

비록 '하나의 치료가 모든 것을 대변하지 못한다'는 것을 이해하지만, 이 장에서는 조음치료를 위해 '운동 음성학적(motor-phonetic)' 접근을 이용한 전통적인 접근법에 초점을 두려고 한다. 구개열로 인한 혹은 구개열은 아니지만 연인두 기능부전이 있는 아동들은 음성학적 접근법(가끔 음성-언어학적 접근이라고 한다)이 자신의 말소리 발달에 많은 도움이 된다.▼ 그러나 조음 위치 및 조음 형태를 강조하는 순차적 전통 조음치료는 오류음과 구개열 아동이 학습하지 못한 오류음을 치료하기 위해 선택하는 최초의 접근법이다.▼ 이러한 오조음들은 **비정상적인 발화**이고, 불완전한

▼ Bauman-Waengler(2000)의 교과서에는 음성적 vs. 음운론적 접근법에 대해 이해하는 데 매우 훌륭한 임상적 정보와 치료에 이를 적용하는 방법 등을 제시하고 있다.)

▼ 조음에 대한 위치를 치료할 때 임상가는 아동에게 목표음을 모델링해 주고, 또 목표음을 산출하는 데 필요한 조음자의 위치 및 방법을 아동에게 지도한다. 조음 위치에 대한 설명 시 목표음에 대한 시각 및 촉각적 특징—어떻게 보이고 어떻게 느껴지는지—을 강조한다.

신체적 조건에 의해 학습된 것이며, 이것이 지속되었을 때 상당한 문제가 되기 때문에 순차적 전통 조음치료를 우선시해야 된다. 구개열 아동의 오조음은 음운발달 지체의 원인은 아니지만 오조음과 오류 형태가 언어지체를 유발시킬 수 있다. 후자 그룹에 속하는 대부분의 아동들은 완전하게 사용해야 하는 목표음을 올바르게 사용하는 방법을 배우지 못한다는 것이 가장 큰 문제이다. 목표음을 학습한 대부분의 아동들은 올바른 언어를 사용하는 것에 대해 어려워하지 않는다. 이 장에서 가장 강조하고 있는 것은 구개열 아동의 오조음을 제거하기 위한 특별한 기법과 절차의 적용이다.

치료 시작하기

치료는 언제 시작하는가?

학령기에 있는 대부분의 아동들은 언어치료가 새롭지 않다. 오히려 지속적인 중재를 학령기전 연령에서 시작하였다. 일부 아동의 경우에는 이번이 언어치료를 경험하는 첫 번째일 수도 있다. 또 다른 경우, 여러분은 치료를 시작하기 전에, 아동이 팀 케어를 받아야 하는지를 결정해야 하고 언어치료 팀과 같은 특별한 팀과 의견교환을 해야 할 수도 있다. 치료를 시작하기 전에 아동의 청력 상태, 연인두 메커니즘의 기능적인 상태(제5장 참조), 그리고 구강의 구조적인 상태뿐만 아니라 팀 케어 계획 등을 알아야 한다. 만약 아동이 팀 케어를 실시하지 않고 있다면 왜 그렇게 하지 않는지를 알아야 하며, 그런 연후에 적당한 치료시기를 의뢰해야 한다.▼

▼ 여러분이 구개열 관리 팀과 상호작용할 때 고려해야 할 부가적인 사항에 대해서는 이 책의 끝부분에 언급하고 있다.

치료 횟수 및 기간

이상적인 언어치료 회기는 매일 받는 것인데, 이것은 실현 가능하지 않다. 보다 현실적인 치료계획은 주당 2회, 한 회기당 30분 정도의 개별 회기를 실시하고 부가적으로 매일 가정훈련 프로그램을 실시하는 것이다(다음 장 참조). 치료 횟수 및 기간에 대한 조합은 사례 수가 많고 그룹치료만 받는 공립학교보다는 병원 외래환자 혹은 사설 치료실에서 훨씬 쉽게 이루어진다. 또한 아동의 치료시간을 줄이기 위해 가정 프로그램을 활용하는 시간을 늘릴 필요가 있다.

부모, 교사, 언어치료 관련 과제

앞 장의 치료 과정에서는 부모 및 보호자의 역할에 대해 언급하였다. 매우 어린 아동의 경우, 부모의 역할은 매우 중요하다. 부모는 아동이 올바른 말 산출능력을 습득할 수 있도록 도와주고 아동의 언어발달을 확장시킬 수 있는 방법을 공유해야 하는 여러분의 파트너여야 한다. 학령기 아동의 경우에는 많은 시간을 다른 환경에서 보내지만, 부모는 현재 치료목표에 대한 분명한 목표의식을 가지고 있어야 하고, 학교를 가지 않을 때에는 아동과 함께 연습을 해야 한다. 부모들은 아동이 새로운 말 산출능력을 습득하게 되었을 때 상당한 강화를 받는다.

아동의 교사도 치료목표를 이해해야 하고, 교실에서 아동을 칭찬해야 한다. 언어치료 환경에서 여러분이 하나의 목표를 향해 노력을 한다 할지라도 시간과 노력이 헛될 수 있으며, 교사는 잘못된 말 산출에 무의식적으로 칭찬할 수도 있고, 혹은 설상가상으로 좋은 말 산출능력을 보이지 못할 때 아동을 벌하게 될 수도 있다. 비록 일부 아동들은 또래아동보다 어린 아동의 언어를 사용할 수 있다는 것을 대부분의 초등학교 교사들은 알고 있지만, 구개열과 기타 연인두 기능부전이 있는 아동의 말소리에는 친숙하지 않을 수 있다. 여러분은 이러한 정보를 교사들과 공유할 시간이 필요할 것이며, **일반적인 치료목표뿐만 아니라 의도하고 있는 목표에 도달할 수 있는 방법에 대한 기본적인 이해를 모든 교사들과 공유해야 한다.**

연인두 기능부전(구개열 혹은 비구개열)은 여러 가지 방식으로 말소리 산출을 방해하기 때문에, 치료는 일주일에 2~3번 정도 약 20~30분 정도의 제한받지 않는 치료시간을 가질 때 가장 효과적이다. 매일 짧은 시간 동안 실시하는 언어치료 과제가 아동에게 도움이 될 것이라고 기대하는 부모 혹은 보호자는 가정 프로그램에 등록할 필요가 있다. 과제를 가정에서 실시하지 않는다면 치료를 계속할 수 없다는 것을 부모에게 강조할 필요가 있다. 음악 레슨을 받거나 스포츠를 하고 있는 아동과 유사하다: 만약 아동이 연습은 하지 않고 단지 레슨 받는 동안에만 피아노를 친다면 혹은 연습은 하지 않고 경기가 있을 때만 운동을 한다면 과제를 통해 언어가 향상되는 것을 기대하기란 어렵다.

과제를 수행하는 부모는 가족들과 보내는 시간이 항상 제한적이며, 노는 시간보다 더 스트레스일지 모르지만, 가족들과 아동 모두가 언어 연습을 하는 시간을 재미있어 할 때, 부모는 더욱 더 열정적으로 참여하게 된다. 여러분과 부모에게 가장 정적인 강화는 아동과 함께하는 것임을 알아야 하고, 가정에서 아동이 좌절하는 행동에 관한 정보를 공유해야 한다. 치료를 시작할 때(아동이 없을 때), 여러분은 아동의 말소리에서 가장 걱정되는 것이 무엇인지를 부모와 상담해야 한다.

언어치료 과제에서뿐만 아니라 치료 상황에서 가장 중요한 것은 현재의 목표를 추적할 수 있는 '언어치료 노트(speech notebook)'이다. 이것은 부모, 아동, 심지어 학교 교사에게도 도움을 주며, 오늘의 치료 성취도를 살펴볼 수 있을 뿐만 아니라 과제에 대한 지시사항과 활동에 대한 정보도 제공한다. 또한 부모와 교사에게 진전 정도를 살펴볼 수 있는 토대를 제공하기도 한다. 아동의 나이와 관심사에 맞게끔 구성된 이 노트는, 단순한 기록이 아니라 '동기 부여자'이다. 아동은 부모에게 자신이 치료 회기에서 수행했던 것과 다음 치료까지 해야 할 과제를 보여줘야 한다. 특히 유아 및 학령기 이전의 아동의 경우 Speech notebook은 언어치료 연습을 위해서만 사용되어야 하며, 손상되지 않도록 특별한 장소에 보관해야 한다. 노트를 보면 '치료날짜'를 알 수 있다는 것을 학령기 아동에게 기억시킬 필요가 있다.

언어치료 노트에는 목표음에 대한 적절한 철자와 조음 위치 및 대조 위치에 관한 간단한 다이어그램이 포함되어 있다(이 장의 뒤편에 있는 샘플 참조). 부모 혹은 보호자들은 가정훈련 회기 동안 아동의 성취 정도를 보게 될 것이며, 만약 아동의 언어연령이 향상되었다면 별 혹은 기타 컬러 스티커를 보상으로 아동에게 주었을 것이다. 노트는 목표음, 숙제,▼ 스티커 페이지, 부모/보호자의 코멘트 및 질문, 그리고 적절한 언어활동 등을 회기별로 구성할 수 있다. 3공 링 바인더는 자료를 순차적으로 보관하는 데 유용하다—숙제 페이지를 첨가할 수 있고 새로운 장(章)을 첨부하는 것과 같은 재구성이 필요할 때 편리하다.

▼ 이 장의 끝에 제시되어 있는 부록 8-1에 숙제에 대한 예를 제시해 두었다.

치료에 필요한 자료들

제7장에서 여러분은 치료에 필요한, 특히 구순구개열 아동에게 유용한 자료 중 일부에 대해 살펴보았다. 우리는 여기서 치료에 유용한 자료를 강조하면서 구개열 아동만이 가진 다음과 같은 독특한 오조음의 특징에 대해 토론하고자 한다.

1. 부적응적 보상조음(조음 위치 오류)
2. 구강음의 후설음화(조음 위치 오류)
3. 비강기류 유출(구강압 감소와 관련이 있는 기류 방향의 오류)

구개열 언어치료는 조음 위치와 관련된 활동과 구강으로 기류를 보내고 비강기류를 감소시켜 구강압을 향상시키는 활동에 많이 치중한다. 교수활동 및 관련 자료를 〈표 8-1〉에 요약해 두었다.

조음 위치를 지도하기 위한 자료

아마도 치료대상자에게 조음 위치를 가르치기 위한 가장 중요한 '도구'는 치료사와 아동이 나란히 앉아서 활동할 수 있을 만큼 **큰 치료용 거울**일 것이다. 목표음에 대한 시각적 모델링을 제시하기 위해, 그리고 정조음 vs. 오조음에 대한 아동의 시각적 매칭과 모니터링을 제공하기 위해 거울을 사용할 것이다. 어린 아동들과 함께 활동할 때에는 거울을 책상이나 바닥 위에 놓아야 한다.

목표음을 산출하기 위해 조음자가 어느 부위에 접촉해야 하는지에 관한 **촉각정보**를 제공할 수 있는 자료들은, 음소배치법에서 중요한 구성요소

〈표 8-1〉 조음 위치 및 구강기류를 지도하는데 유용한 자료 및 활동

활동	유용한 자료들
조음 위치	
1. 촉각적 단서 이용	면봉, 평평한 이쑤시개, 소아용 설압자, 단추를 단 실
2. 조음 위치를 지도하기 위한 도해도	목표음과 오류음의 조음 위치 비교 및 목표음에 대한 조음 위치는 보여 줄 수 있는 측면도
구강기류 구강 대 비강기류 비교	불기 활동 자료: 빨대를 이용한 비눗방울 불기, 작은 장난감과 같은 쉽게 움직이는 물체 불기
구강 대 비강기류에 대한 모니터링	청각적 변별과 자기 모니터링을 위한 유연한 리스닝 튜브, See-Scape, 거울, 깃털

이다. 면봉, 평평한 이쑤시개, 소아용 설압자, 조음자(치조음 산출 시 혀끝) 등을 이용하여 조음 위치를 확인시킬 수 있다. 접근하기 쉽고 잘 보이는 전방음(anterior sound)은 그 자체가 이런 도구들보다 더 좋은 단서가 되지만, 뒤쪽에 위치한 [k, g, ŋ] 음 혹은 혓날을 직각으로 올리면서 후방화시켜 상악의 절치공에서 만들어지는 파찰음 [ʧ, ʤ]의 경우에는 이러한 자료들을 사용하여 단서를 제공할 수 있다. 고무장갑을 낀 검지도 효과적이다. 작은 교정용 고무를 혓날에 위치시키고 전상악골의 치조와 접촉하기 위해 혀끝을 들어올린다. [t, d]와 같은 치조 위치는 '단추를 단 실'을 이용하여 촉각적 단서를 제공할 수 있는데, 단추를 치조에 위치시키기 위해 절치공 중간에 단추를 위치시키고 실을 당긴다. 양순음에 대한 조음 위치는 교정용 고무를 아랫입술에 대고 윗입술을 교정용 고무 쪽으로 밀거나 혹은 혓몸을 아랫입술 쪽으로 위치시키고 입술을 혓몸 쪽으로 밈으로써 자극을 줄 수 있다. 고무장갑을 낀 검지 및 엄지손가락도 양순 폐쇄를 촉진시킬 수 있다.

음소 위치를 지도하고 학습하는 데 **도해도**(schematic illustration)를

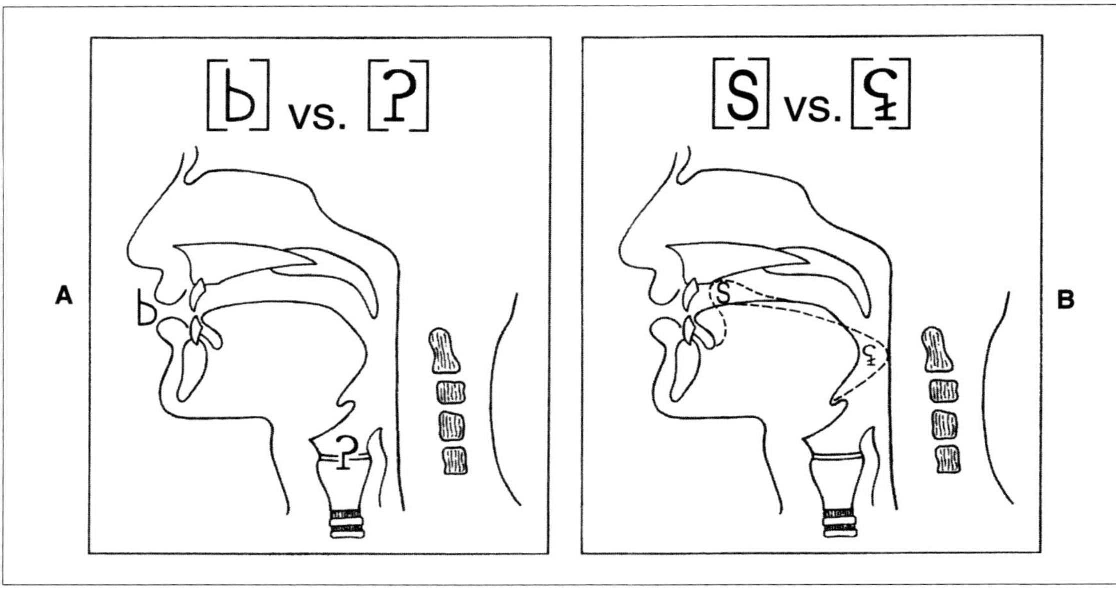

〈그림 8-1〉 목표음과 오류음의 조음 위치 비교. **A**는 성문음 대 양순음, **B**는 치조음 대 인두음이다.

이용할 수 있다. 도해도는 목표음의 위치를 보여 주고 목표음과 오류음 간의 위치적 차이를 설명하는 데 이용할 수 있다. **〈그림 8-1〉**에는 성문 파열음(/b/ 대 [ʔ])과 인두 마찰음 /s/에 대한 예를 제시하였다.

구강기류와 구-비강기류를 대조시키기 위한 지도 및 학습 자료

구강기류를 지도하는 데 유용한 자료들은 모두 불기와 관련이 있다. 이 자료에는 비눗방울 불기와 휘파람 불기 등이 포함된다. 솜뭉치 혹은 작고 가벼운 바퀴 달린 장난감, 바람개비 불기는 매우 효과적이다. 일부 아동들은 이러한 활동 대신에 빨대로 부는 활동이 더 유용할 수 있다. 비강기류 유출이 습관화(학습)되어 있거나 연인두 기능부전이 있는 아동에게 구강기류를 지도하기 위해서는 콧구멍을 막아야 한다. 손가락 혹은 엄지손가락으로 콧구멍을 막기 위해 "코를 잡으세요."라고 말한다. 아동은 구강으로의 기류 흐름을 느끼고 비강방출을 막기 위해서 코 집게 혹은 수영선수의 클립을 사용할 수 있다.▼ 그러나 이러한 도구들이 코로 나가는 기류를 강제적으로 막을 수는 없다.

▼ PSNE를 보이는 아동의 경우에는 혓등으로 수행할 수 있다는 것을 알아야 한다. PSNE를 산출하는 아동은 일반적으로 혓등을 연구개 쪽으로 수축시킴과 동시에 올림으로써 구강으로 가는 모든 기류를 닥는다. 비강 통로를 닥는 아동에게는 Valsalva 기법을 적용시킬 수 있다.

구강기류 vs. 비강기류를 모니터링하기 위한 자료들

유연한 '리스닝 튜브(listening tube)'는 청·촉각 피드백을 모두 제공하며 청각변별 훈련과 아동의 음성을 모니터링하는 데 유용하다. 아동은 리스닝 튜브를 사용하여 구강기류와 비강기류의 차이를 확실하게 이해하고 변별할 수 있다. 리스닝 튜브의 한쪽 끝은 임상가의 코에 다른 한쪽은 아동의 귀에 위치시킨다. 코에서 귀까지 이어져 있는 리스닝 튜브는 아동에게 비강기류 유출에 대한 단서를 제공해 준다.▼

▼ 리스닝 튜브 및 코 집게는 Speech Dynamics, Inc. (www.speechdynamic.com)에서 구입할 수 있다.

피드백과 모니터링을 위해 See-Scape▼를 사용하듯이, 비강기류 유출의 유무를 알아보기 위해 코 밑에 거울을 두는 것에 대해서는 이미 논의하였다.▼

▼ See-Scape는 www.proedinc.com에서 구입할 수 있다.

▼ 비디오 클립 8-1은 임상가가 아동에게 기류 방향을 모니터하는 방법을 지도하는 것을 보여 준다.

우리는 상용화된 제품을 사용할 수 있지만, 또 우리 스스로 유사한 것들을 고안하거나 만들 수도 있다.

구개열 아동의 말소리 오류 및 이와 관련된 오조음의 치료

구개열 환자의 말소리 오류에 대한 **치료목표**는 다음과 같다.

1. 부적응적 보상 오조음의 제거(이렇게 되면 연인두 기능이 향상될 것이다)

2. 부적응적 조음을 정확한 구강음으로 산출

3. 구강음의 후설음화를 수정하거나 제거

4. 학습된 비강기류 유출의 제거

일부 청소년들에게는 진단적 치료목표를 추가할 수 있다: 수술의 적절성을 살펴보기 위해 말소리를 평가해 보라. 이것은 보상조음이 있고, 구강압력자음을 부적절하게 산출하고, 과대비성 및 비강유출이 있는 환자들에게 아주 유용하다. 연인두 기능의 적절성에 대한 판단은 언어치료 시 환자의 반응을 관찰함으로써 더욱 잘 알 수 있다. 누공이나 연인두 기능부전을 치료하기 위해서는 수술이 필요하지만, 비정상적인 조음 위치를 교정하기 위해 실시하는 언어치료는 매우 효과적이라는 점을 강조하는 것은 중요하다. 수많은 구비 누공은 조음 위치와 관련된 치료를 방해하지 않지만, 치아가 돌출되었거나 빠져 있지 않고 치아 교정치료(상악 교정술)를 받고 있다면 폐색장치를 걸 수 있다.

구개열 언어치료에는 다양한 교수 접근법-청각, 시각, 촉각, 운동감각-이 필요하다(청각자극만으로는 효과적이지 못하다). 이러한 교수 접근법은 부적응적 보상 오조음을 제거하고, 후설음화하는 것을 수정하고 혹은 학습된 비강유출을 치료하는 데 초점을 두고 있다. 다음 논의에서 우리는 부적응적 보상 오조음(목표음을 대치하고 동시조음하는)과 후설음화 현상에 대한 치료를 조음 위치에 대한 오류라는 관점에서 언급하고자 한다. 그런 다음 우리는 기류 방향의 오류라는 관점에서의 치료(즉 학습된 비강유출 오류 및 패턴을 제거하는 것)를 언급하고자 한다.

치료항목

아동이 가지고 있는 특별한 오류 형태에도 불구하고, 부적응적 보상조음과 후설음화 현상을 제거하기 위한 일부 치료항목은 다음과 같다.

- 자음에 대한 조음 위치 확립하기
- 적절한 초기 치료목표음을 선택하기
- 음소목록에서 희망했던 목표음 확보하기
- 구강 목표음과 오조음 비교하기
- 신뢰할 수 있는 자기 모니터링 확립하기
- 보다 복잡한 문맥에서 목표음 산출하기

궁극적인 치료목표는 정확한 목표음 산출과 어법을 확립하는 것이다. 아동이 목표음을 산출하는 데 필요한 조음 위치 및 변별학습은 양적·질적으로 다양하다. 모든 절차와 치료법을 필요로 하는 아동도 있고 그렇지 않은 아동들도 있다. 다양한 선택을 하고자 할 때, 우리는 이 자료들이 활용되기를 기대한다: 당신과 아동에게 유용한 것이면 무엇이든 선택하고 사용하라. Bleile(2004, p. 356)가 언급한 것처럼, "조음 위치를 형성하기 위해 사용되는 기법들은 고정된 절차라기보다는 가이드라인이다. 임상가는 치료 기법을 선택하고, 효과적인 것을 유지하며, 효과적이지 못한 것을 버리고, 임상가의 스타일과 환자의 요구에 알맞도록 기법들을 수정할 수 있어야 한다."

1. 조음 위치도를 이용한 조음 위치 확립하기▼

▼ 이 연령대의 아동들은 '자신의 구강을 이해할 수 있고' 제7장에 제시된 조음 위치에 대한 지시사항을 따를 수 있다고 가정한다. 만약 그렇지 못하다면, 초기 치료활동으로 이러한 것들이 필요하다. 이러한 지도를 필요로 하는 학령기 아동을 보여 주는 비디오 클립 8-2를 참조하라.

고압력자음(HPCs)에 대한 조음 위치도의 예를 **〈그림 8-2〉**(이 책의 앞 표지 안쪽에 컬러판으로 그려 두었다)에 제시하였다. 구어 메커니즘에 대한 측면도에는 모든 HPCs를 포함하고 있으며, 이 책의 표지 안쪽에서 볼 수 있듯이 '조음 장소'는 색깔로 분류하고 있다. 양순음은 노랑, 치간음은 초록, 치조음은 빨강, 경구개음은 파랑, 그리고 연구개음은 검정으로 표시하였다. 성문 파열음을 약화된 형태인 속삭이는 음과 /h/음을 사용하기 때문에 성문 마찰음 /h/(분홍색)도 포함시켰다. 저압력자음 /l, r/과 비음 /n/은 구강음을 후설음화하는 유형에 효과적이어서 조음 위치도에 표시해 두었다.

〈그림 8-3〉에서 볼 수 있듯이, 전설, 중설, 후설 또한 색깔로 표시할

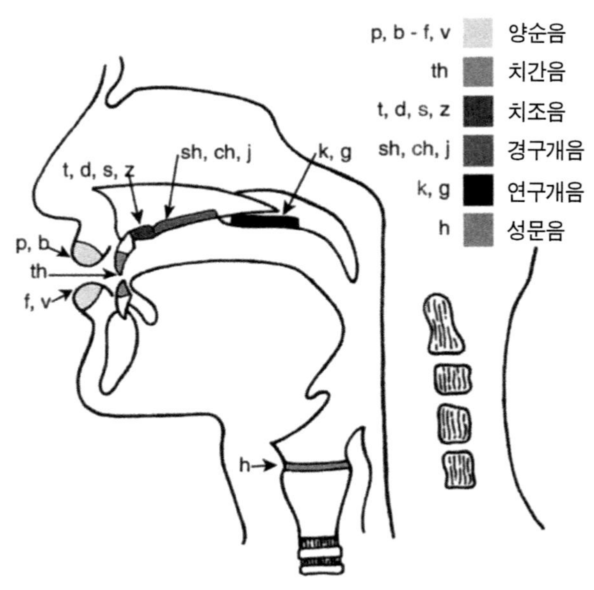

〈그림 8-2〉 고압력자음에 대한 '조음 위치도'

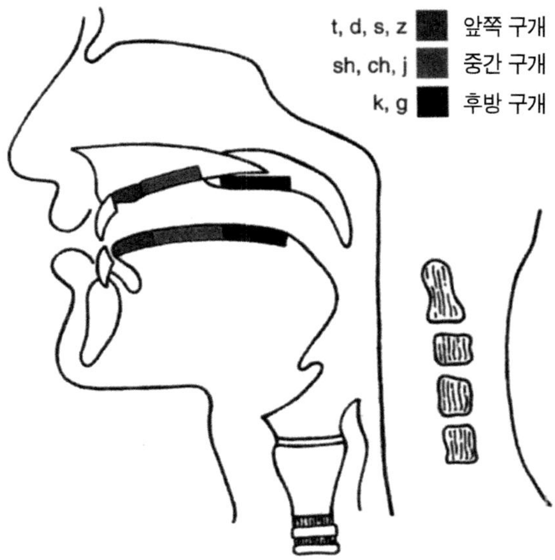

〈그림 8–3〉 혀의 전후방 위치에 따른 앞쪽 구개, 중간 구개, 후방 구개를 컬러로 표시했다.

수 있다(이 책의 뒤표지 안쪽에 컬러판으로 그려 두었다).

조음 위치를 다양한 색깔로 표시하면 조음하기 위해 접촉해야 하는 장소를 구분할 수 있기 때문에 매우 유용하다. 아동은 특정한 색깔이 특정한 의미를 가진다는 것을 배울 수 있다. 예를 들어 "이 음을 산출하기 위해서는 입술(노란색)을 이용하고, 이 음을 산출하기 위해서는 윗니 뒷부분에 융기된 부분을 접촉하기 위해 혀끝을 사용해야 한다." 이와 같은 개념을 터득하면 조음 위치를 가르칠 때 촉각적 단서를 적용시킬 수 있다. 예를 들어 /k/에 대한 조음 위치를 지도할 때, 여러분은 '검은색 영역'을 보여 준 다음 "혀를 구강 뒤쪽, 이 부분, 즉 연구개의 끝부분인 여기까지 옮겨 봐." 와 같은 지시사항을 제시하면서 조음 위치를 알려 줄 수 있다.

다시 실시할 수 있도록 하기 위해서, 표적 영역을 촉각적으로 확인시키기 위해 혓몸을 사용하라. 이것은 아동이 목표로 하는 조음 장소를 학습하는 데 도움이 된다. 구강을 서로 다른 영역, 즉 '혀의 뒷부분', '혀의 앞부분', '혀의 중간 부분', '구개의 뒷부분', '입술' 등으로 나누어 명명할 수 있다. 이는 조음 위치에 대한 설명을 촉진시킨다.▼

▼ 비디오 클립 8-3에서는 연구개음 /k/에 대한 조음 위치를 지도하고 있다. 비디오 클립 8-4에서는 치조음 /t/와 /n/에 대한 조음 위치를 보여 주고 있다. /n/음은 /t/음을 촉진시키기 위해 사용하는데, 이 음은 아동이 잘 산출한다.

2. 목표음 선택: 치료의 시작점 결정하기

발달 순서에 어긋나더라도 여러분은 말을 이해하고 받아들이는 데 많은 영향을 미치는 오류음을 첫 번째 목표음으로 선택할 것이고, 두 번째로 동기 부여를 지속적으로 하기 위해 아동이 보다 빨리 향상을 보이는 음을 목표음으로 선택할 것이다. 정상 발달에서는 어긋나지만, 모든 고압력자음을 성문 파열음으로 심하게 대치하는 3세 아동에게 /s/음은 상당히 효과적일 수 있다. 그러나 만약 /s/음을 너무 어려워한다면, 'f'나 아마도 'sh'를 먼저 치료해야 할 것이다.▼

▼ 'th'음은 구개열 아동이 비교적 잘 산출하는 음인데, 만약 이 음을 잘 산출하지 못한다면 이 음을 치료 시작음으로 하면 좋다.

목표음을 선택하는 데 필요한 부가적인 가이드라인은 다음과 같다.

- **자극 반응도**(stimulability): 자극음, 즉 아동이 문맥에서 만들 수 있는 음을 선택한다(비디오 클립 8-5 장면 참조).▼

▼ 비디오 클립 8-5에서는 아동에게 자극 반응도를 검사하는 치료사를 보여 주고 있다.

- **시각도**(visibility): 시각적으로 잘 보이는 음소부터 시작하라.
- **조음 장소**: 전방음(anterior sounds)을 먼저 가르쳐라(구개열 아동은 이 조음 위치를 회피한다는 것을 기억하라).
- **유성성**: 특히 유성 성문 파열음의 형태를 없애기 위해 혹은 속삭이는 음성과 삽입음 /h/를 사용하기 위해, 유성음 이전에 무성음을 목표로 한다(성문 파열음은 유성음임을 기억해야 한다).▼

▼ 일부 아동들은 목표음을 구강압이 덜 요구되는 유성음과 VOT가 짧고 성문 파열음이 삽입된 예를 들면 'pea' → $[\mathrm{p}^{ʔ}\mathrm{i}]$ 표시해야 혹은 동시조음된 $[\overset{ʔ}{\mathrm{p}}\mathrm{i}]$ 표시해야 등이 좋다.

- **조음 방법**: 구강압력자음의 확립은 일반적으로 마찰음이 파열음보다 쉬운데, 인두 마찰음과 성문 파열음 혹은 인두 파열음 모두를 사용하는 아동은 더욱 그러하다.
- **발달 순서**: 위치 범주 혹은 방법군(manner class) 내에서 정상 습득 순서를 고려해야 한다('k' 이전에 't'가, 't' 이전에 'p').

3. 음소목록에서 목표음 확보하기

음소가 목록에 있지 않을 때(일부 문맥에서 반응을 유도할 수 없다), 목표음을 선택한 이후의 첫 번째 과제는 아동에게 독립음 수준에서 특정 음소를 어떻게 조음하는가를 가르치는 것이고, 그런 이후에 목표음소를 안정적으로 산출할 수 있을 때까지 체계적으로 훈련시켜야 한다는 것이다.▼ 이렇게 하면 아동은 목록에서 음소를 확보할 수 있고 확실한 목표음소를 만들 수 있다. 부적응적 보상 오조음의 경우에는 새로운 구강 목표음과 관련된 새로운/정확한 조음 위치를 학습시키고, 정확한 조음 방법을 촉진시키며, 유성성을 지도할 필요가 있다. 비강유출 문제가 전혀 없는 아동의 경우, 이제 새로운 목표음을 정상적으로 산출할 수 있다. 비강유출(누공 혹은 지속적인 VPI로 인한)이 있는 아동은 비강유출로 인해 구강음이 왜곡된다. 학습된 비강유출 오류가 있는 경우, 목록에서 음소를 확보하기 위해서는 목표음에 알맞은 구강기류 방향을 학습시키고, 비강기류를 방출하는 잘못 학습된 습관을 제거해야 한다.

▼ 독립음 수준에서 마찰음(비음, 활음, 유음) 산출은 가능하지만 파열음 혹은 파찰음 산출은 불가능하다. 이러한 파열음의 경우, 독립적인 목표음 산출은 'p^h', 'b^h', 'j^h'처럼 기식음을 사용하면 잘 산출되며, 그런 다음 안정적으로 산출될 때가지 구조화된 문맥에서 계속해서 연습시켜야 한다.

아동이 목표음을 독립적으로 산출할 수 있다면 음절 수준에서 산출하도록 해야 하며, 전통적 조음치료(혹은 필요 시 음운치료 접근법)를 적용할 수 있다. 전통적 조음치료는 대부분의 구개열 아동의 오조음에 효과적이다. 목표음이 독립음 수준에서 안정적으로 산출되면, 문맥에 따라 음절,

단어, 구, 문장, 대화 순으로 진행시킨다.

4. 구강 목표음과 오류음 비교

측면도(lateral diagram)는 아동(그리고 부모)에게 바꾸거나 없애야 할 보상조음(성문음 혹은 인두음)의 위치를 시각적으로 보여 주고 설명하는 데 사용할 수 있다. 이것은 원하는 조음 밸빙점 혹은 위치를 시각적으로 비교할 수 있게 해 준다. 앞서 설명한 조음 위치도를 활용하면 목표음의 조음 위치를 시각적으로 보여 주고 잘못된 위치와 비교할 수 있다. **〈그림 8-4〉**에서는 부적응적 인두 파열음과 목표음인 연구개 파열음 /k/를 비교하여 보여 주고 있다.▼

▼ 이 치료에서 사용할 수 있도록 빈 측면도를 이 장 끝에 있는 부록 8-2에 포함시켜 두었다. 또한 이 도표는 부모와 환자에게 연인두 폐쇄, 수술절차, 그리고 기류 방향 등에 대해 설명할 때 유용하다.

또한 임상가들이 목표음과 오류음의 쌍을 비교하여 산출하도록 하는 청각 변별훈련을 향상시키기 위해 조음 위치도는 시각적으로 이용할 수

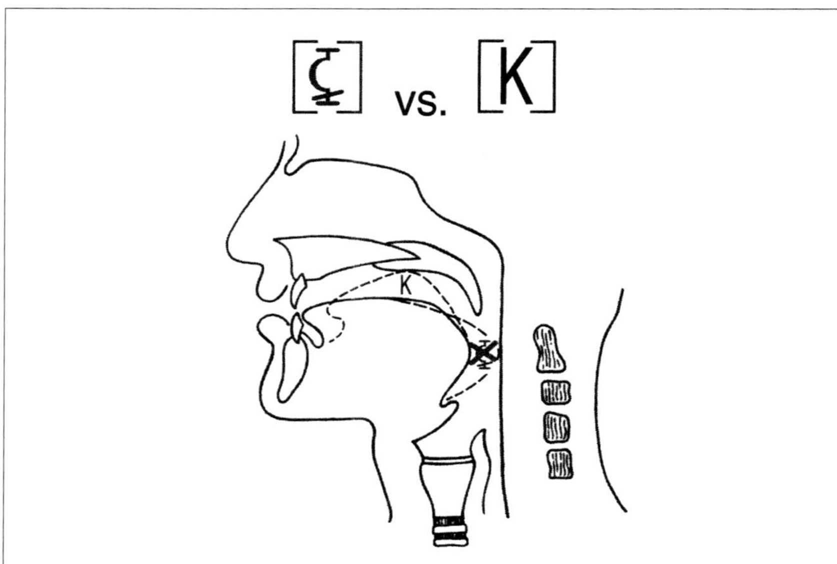

〈그림 8-4〉 구강음인 /k/음과 인두 파열음의 조음 위치 비교

있다. 예를 들어 "내가 이 음을 입에서 만드는지 혹은 목구멍에서 만드는지를 나에게 말해줘."라고 아동에게 지시한다. 여러분은 위치도를 비교할 수 있고, 위치도와 함께 산출된 음을 비교할 수 있다. 또한 다양한 양식으로 지도할 수 있다. 음을 산출할 때에는 아동에게 그 음이 어디서 그리고 어떻게 만들어지는지, 산출음이 어떻게 들리는지, 그리고 만들어진 음이 어떻게 느껴지는지를 가르치는 것이 중요하다. 아동은 모든 조음 위치를 학습하기 위해서 목표음 및 오류음의 발화 특징을 이해해야 한다.▼

▼ 이러한 목표음과 오류음의 차이를 이해하는 것은 자기 모니터링과 자기 수정을 촉진시키며, 궁극적으로 이러한 장점들이 이전된다.

측면 도해도(lateral diagram illustration)는 아동의 나이와 무관하게 도움이 된다. 예를 들어 아동이 /b/음 대신 성문 파열음을 사용한다면 /b/음의 조음 위치를 보여 주고(다이어그램과 치료사의 입술을 지적하면서), 어떻게 이 음이 산출되는지를 설명해 주어라(공기를 멈추기 위해서 두 입술 모두를 닫아야 한다). 다이어그램 상에서의 대치오류음(성문 파열음)의 위치를 지적해 주고 치료사 및 아동의 목 아랫부분을 지적해 준다. 이 부분은 임상가로서 모델링을 제시할 수 있도록 연습이 필요하며, 일부 보상조음의 경우 다른 음에 비해 쉽게 산출할 수 있다. 우리가 할 수 있는 조언은 여러분이 할 수 있는 한 최선을 다해 연습하라는 것이다.

5. 믿을 수 있는 자기 모니터링을 확립하라

이상적으로, 우리는 아동이 자기 모니터링을 통해 내적 목표를 형성할 수 있도록 하기 위해 의도적으로 성문음(혹은 인두음)과 구강음(비강기류 vs 구강기류) 간의 차이를 아동이 판단하여 산출할 수 있도록 하기를 원한다. 알다시피, 대부분의 아동들은 자신의 오류음을 의도적으로 만들 수 없으며, 일단 올바른 목표음을 학습하게 되면 더욱 그러하다. 그러나 우리는 최소한 오류음과 정조음에 대한 자기 모니터링을 아동이 할 수 있기를 원한다. 이렇게 하기 위해서 아동은 치료를 통해 이미 학습된 목표음-오류음에 대한 촉각적, 운동학적, 그리고 청각적 관점을 이해해야 한다. 자기 모니터링 연습은 연속된 자발화에서 아동을 신뢰할 수 있는 내적 목표를 형성하는데 중요하다. 그러므로 자기 모니터링은 치료의 한 부분이어야 하며, 음절 수준에서 시작해서 연속된 구어 수준으로 점진적인 연습이 요구된다. 만약 아동을 관찰하는 사람이 언어치료사뿐이라면, 아동은 자기 모니터링과 자기 수정을 비교하여 음(sound)을 습득할 수 있다.

부적응적 보상 오조음치료

이제 부적응적 보상 오조음(compensatory misarticulations; CMAs)을 제거하거나 수정하기 위한 특별한 치료 절차와 기법을 고려해야 한다. CMAs는 조음 위치에 대한 오류임을 기억해야 하며, 대부분의 경우 인두 및 성문의 조음밸브를 사용한 후설화된 비구강 조음임을 알아야 한다.▼ 또한 CMAs는 대치 혹은 동시조음으로 산출될 수 있다. 치료 시 우리가 바라는 것은 고압력자음이 구강에서 조음되는 것이다. 일반적인 치료목표는 목표음에 대한 조음 위치를 구강으로 옮기는 것이다. 즉 후설화된 조음을 앞쪽으로 위치시켜 잘못된 조음 위치를 제거하는 것이다.

▼ 중설 구개 파열음은 구강 위치에서의 오류이기 때문에 예외이다.

이와 같은 논의에서, 우리의 유일한 의도는 여러분에게 구개열 아동의 조음 오류를 효과적으로 치료할 수 있는 틀을 제공하는 것이다. 여러분에게 제공하는 특별한 기법들은 다음과 같은 것들을 확립하기 위함임을 강조하고 싶다.

1. 조음 위치를 학습하는 데 기초가 되는 개념을 가르쳐라.

2. 적절한 변별능력을 확립하라.

3. 구강 목표음의 위치를 확립하고 비구강 오류음의 위치를 제거시켜라.

우리는 '치료외적인' 요소에 대해서는 논의하지 않는다. 즉 여러분은 강화 스케줄과 토큰 사용(필요시에), 그리고 치료 회기와 진전 보고서 작성 시 반응을 차트화하는 데 필요한 다양한 기록의무에 익숙할 것이라고 생각한다. 마찬가지로, 우리는 아동이 목표음을 어떻게 산출할 수 있는가를 가르칠 때 여러분이 전통적 치료 기법 절차를 어떻게 적용할지, 그리고 문맥적 체계를 어떻게 이동시킬지에 대해 알고 있다고 가정한다.

만약 여러분이 이 부분에 대해 좀 더 자세한 정보를 얻고자 한다면, Bernthal과 Bankson(2004)을 참조하라. 우리의 접근법은 이러한 저자들의 **운동에 기초한 전통적 접근법**과 잘 상응한다. 이러한 접근법은 네 가지 기본적인 운동 학습 원리를 통합하였으며, 그것은 다음과 같다.

- 목표음의 내재화 및 일반화(확인 및 변별 학습)를 위한 오류음의 **인지적 분석**
- 정확한 운동 실행(조음 위치)이 이루어질 때까지(독립음 수준 및 음절 수준에서 연습) 제한된 문맥에서 운동기술(목표음 산출) **연습하기**
- **운동기술 발달 단계**. 학습자의 경우, 이 단계는 반복적인 연습을 통해 운동능력을 완벽하게 하고 안정시키며, 자동화된 운동능력을 만들고 말 산출에 필요한 운동능력을 습득시키기 위한 과정이다.
- **피드백**. 내외적 피드백 과정(자기관찰, 오류 탐지 및 교정)은 오류음을 제거하는 데 중요하다.

이제 우리는 치료 시에 실제로 하고자 하는 활동으로 관심을 옮기려고 한다. 이런 논의를 통해 여러분은 '조음 위치도'와 측면도에 대한 내용을 다시 학습하기를 원하고, 또 목표음과 오류음이 산출된 위치를 비교하기를 원할 것이다.

시작하기 전에, 여러분과 환자는 큰 거울 앞에 나란히 앉아야 한다.

구개열 아동의 조음 위치적 오류와 기류 방향의 오류를 치료하는데 적용할 수 있는 절차 및 기법

1. 목표음에 대한 조음 위치를 설명하기 위해서, 오류음의 조음 위치가 목표음의 조음 위치와 어떻게 다른가를 지적하기 위해서, 그리고 동시조음 시 어떤 일이 일어나는지를 설명하기 위해서 측면도와 '조음 위치도'를 사용하라.

   - 제7장에서 언급했듯이, 측면도 및 조음 위치도는 음에 대한 음성학적 위치 및 개념을 지도하고 검토하는 데 활용될 수 있다.

   - 목표음에 대한 **철자**를 첨부하라(아동의 경우, 이것은 새로운 학습이 될 것이고, 읽을 수 있는 사람, 즉 성인의 경우에는 시각 자극(철자)이 목표음 산출을 촉진시킬 것이다. 목표음을 강조한 낭독은 언어치료 과제 활동에 포함시킬 수 있다). 목표음을 치료할 때 철자를 거울 한 귀퉁이에 붙여 놓아라. 그리고 목표음에 대한 철자를 언어치료 노트 첫 페이지에 써 놓을 수도 있다.

   - 우리 모두가 알다시피, 음(sound)에 특별한 이름을 부여하는 것이 좋다. 부적응적 조음 위치 및 기류 방향의 오류, 그리고 조음 위치 변별 및 조음 위치에 따른 산출음을 비교·지도하기 위해서는 다음과 같은 음 이름(name sound)이 도움이 된다.

     – '구강음'은 목표로 하는 구강음이다.

– '인두음'은 인두 파열음, 인두 마찰음, 혹은 인두 파찰음이다.

– '성문음'은 성문 파열음이다.

– '비음'은 비마찰음 혹은 다른 형태의 비강유출을 의미한다.

2. 오류음과 목표음에 대한 청각변별 및 시각변별을 지도하거나 확인하라. /p/음(구강음)을 /ʔ/음(유성음)으로 대치하여 사용한다면, 여러분은 다음과 같은 것을 지도할 수 있다.

- "나는 당신에게 몇 가지 음소를 가르치려고 합니다. 주의 깊게 듣고 내 입을 잘 보기 바랍니다. 때로는 입술을 모아서 'p^h'(임상가가 산출)와 같은 구강음을 만들기도 하고, '[ʔ]'와 같은 성문음(임상가가 할 수 있는 최대한으로 이 음을 산출)을 만들기도 할 것입니다. 구강음을 산출할 때마다 입과 입술을 보고 또 입과 입술을 지적하면 되고 성문음을 산출할 때마다 성대를 지적하면 된다. 나는 항상 성대를 지적하면서 성문음을 산출할 것입니다."▼

▼ 측면도는 산출음에 대한 아동의 '구강' 혹은 '성대' 위치를 시각적으로 보여 줄 때 사용할 수 있다. 또한 '구강' 혹은 '성대'에 대한 손으로 그린 그림이나 직접 찍은 사진을 사용할 수 있다. 가능하다면 자신이 만든 아이디어를 사용할 수도 있다.

- "먼저 연습을 해 봅시다. 내가 'p^h'라고 말하면, 당신은 다이어그램에서 입술을 지적하세요. 내가 '[ʔ]'를 말하면, 당신은 성대를 지적하세요. 잘 듣고, 내 얼굴을 거울을 통해 보세요. 왜냐하면 이들 소리는 서로 다르게 들리고 다르게 보이기 때문입니다."
- 인두 오류음('목구멍 소리')과 비강유출 오류음('비음')을 포함한 구강음이 아닌 다른 오류음 치료에도 이와 유사한 절차를 적용할 수 있다.

3. **조음 위치를 확립하고 단어목록에 그 음소를 포함시키기 위해 음소 배치법을 사용하라.** 기타 다른 문제가 없다면 올바른 조음 위치를 먼저 확립해

라. 조음자를 조화롭게 할 수 있도록 연습시켜라. 대부분의 아동들은 즉시 이것을 할 수 있으며, 이것을 배우는 데 많은 연습을 필요로 하지 않는다. 일부 아동들의 경우에는 조음 방법과 유성음의 특성을 학습시키기 전에 연습이 필요하다.

- 여러분은 조음 위치를 학습시키기 위해서 동일한 저압력 목표음 혹은 비음을 이용할 수 있다. 예를 들어 양순 폐쇄를 촉진하기 위해서 /p, b/ 대신에 /m/ 혹은 /w/를 사용할 수 있고, 설단 거상을 촉진시키기 위해 /t, d/ 대신에 /l/ 혹은 /n/를 사용할 수 있으며, /ʃ/를 촉진시키기 위해 /j/를, /k, g/를 촉진시키기 위해 /ŋ/을 사용할 수 있다.▼

▼ 동일 자음은 목표음과 같은 조음 위치를 가진 자음이다.

- 무성음 산출을 먼저 지도해야 한다는 것을 기억하라. 예를 들어 아동이 /p, b, t, d, k, g/를 [ʔ]로 대치하거나 동시조음을 사용한다면, 목표음으로 /p/, /t/, /k/음을 먼저 시작한다. 이와 유사하게, 인두마찰음으로 대치한다면 /s/ 혹은 /ʃ/와 같은 음을 먼저 지도한다. 일부 아동들은 무성 마찰음과 동족어 관계에 있는 유성음을 자연스럽게 배우는 반면, 일부 아동들은 음대음(sound-by-sound)으로 배워야 한다. 앞서 파열음에 관해 언급했듯이, 일부 아동들은 유성음을 먼저 목표로 하는 것이 좋다.

4. 목표음을 지도할 때, **청각·시각·촉각적 학습전략을 통합하여야 한다.**▼ /p/를 [ʔ]로 대치했다면, 먼저 기식화된 /p/(p^h)를 먼저 모델링해 주어야 하며, 지시사항은 다음과 같다.

▼ 아동과 여러분은 거울을 보면서 나란히 앉아야 함을 기억해야 한다.

- **시각적 학습전략.** "'p^h'라고 조음할 거야. 잘 봐. 다시 한 번 봐. 내 입술이 어떻게 접촉하는지를 봐. 천천히 조음할 테니 다시 한 번 봐. 'p^h p^h p^h p^h p^h'. 내 입술에서 만들어지는 소리야(측면도 상에서 입

술을 지적한다), 여기 밑이 아니고(측면도 상의 성대를 지적한다) 여기도 아니야(측면도 상에서 후두를 지적한다). 이 음을 조음하기 위해서는 성대를 사용하는 것이 아니라는 것을 기억하기 위해서 여기 X 표시를 하자. 여기에서 소리를 만들면 안 돼."

- **청각적 학습전략.** "입술로 나오는 공기를 들을 수 있어. 'p^h'음이 어떻게 들리는지 들어 봐. 'p^h p^h p^h p^h p^h'."

- **촉각적 학습전략.** "나는 내 입술을 느낄 수 있고, 입술 바깥으로 공기가 빠져 나오는 것을 느낄 수 있어. 자! 음을 만들고 손을 입 앞에 대고 공기가 빠져 나오는 것을 느껴 봐."

5. 비강유출이 있는 아동의 경우에는 목표음 산출에 필요한 구강압을 형성하기 위해서 콧구멍을 막아야 한다. 학습된 비강유출이 있는 아동의 경우에는 구강 쪽으로 기류를 유도하는 것을 가르치기 위해 콧구멍을 막아야 한다.▼

▼ 비디오 클립 8-6에서는 구강음을 지도하고 성문 파열음을 제거하고 있는 임상가를 볼 수 있다. 임상가는 이러한 기법을 사용하고 있다.

6. 일부 아동들은 목표음소와 같은 조음 방법군에 속한 한두 음소를 정확하게 산출할 수 있다. 다시 말해 /t/와 /k/를 성문 파열음으로 대치하더라도 /p/는 양순 파열음으로 산출할 수 있다. 조음 위치에 대한 설명과 모델링이 /t/ 혹은 /k/음을 유도해내는 데 유용하지 않았다면, 치조음 /t/와 연구개음 /k/가 구강압이 같다는 것을 지도하기 위해 비교적 잘 조음하는 /p/와 관련된 청각 및 구강 내 촉각자극을 사용할 수 있다. 공기의 흐름이 어떻게 막히고 목표음소의 조음 장소 뒤(막힘점)에서 어떻게 압력이 형성되는지를 설명하기 위해서 측면도를 사용할 수 있다. /p, t, k/에 해당하는 그림을 **〈그림 8-5〉**에 제시하였다. 우리는 다음과 같이 지도할 수 있다.

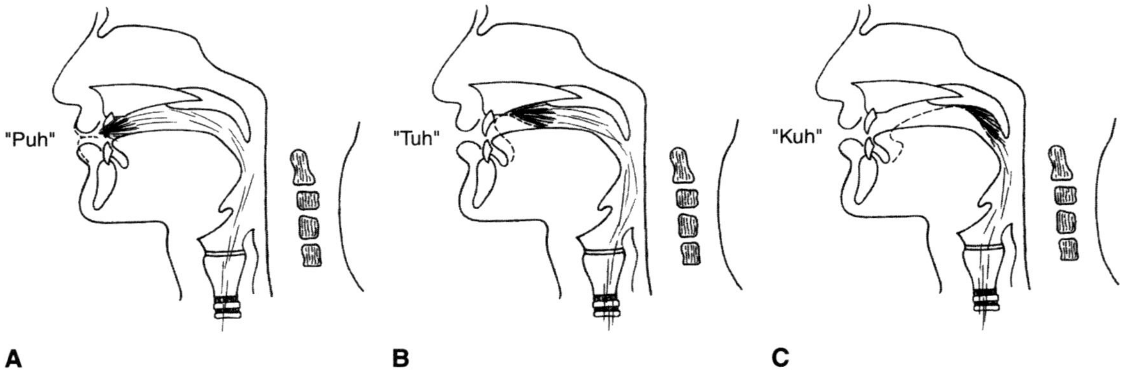

〈그림 8–5〉 양순음, 치조음, 연구개음에 대한 기류의 멈춤과 방출에 대해 지적해 준다. **A**는 /p, b/음 산출을 위한 폐쇄점, **B**는 /t, d/음 산출을 위한 폐쇄점, **C**는 /k, g/음 산출을 위한 폐쇄점을 나타낸다.

- “‘p^h’음 산출은 정말 잘하는구나. 다시 ‘p^h’음을 산출해 보자. 거울을 봐. 그리고 네가 두 입술을 어떻게 유지하는지, 그리고 ‘p^h’음을 산출할 때 너의 뺨이 부풀어 오르는지를 봐. 뺨을 만져 보고 입안의 공기압이 얼마나 높은지 느껴 봐. 입술이 공기를 바로 여기서 막아.(〈그림 8–5〉의 그림 A의 측면도 상에서 설명).” “입술을 열면 공기는 빠져나갈 수 있어. 이제 [h:]와 같이 ‘길게 h^h’를 산출하듯이 ‘p^h’음을 산출해 보자: 이제 ‘h^h’를 산출하면서 입술로 공기를 막아 뺨을 부풀리고 공기를 계속해서 가둬 보자.▼ 이제 ‘p^h’를 산출하듯이 공기를 내 뱉어 보자.” “이것을 여러 번 연습해 보자.”▼

▼ 음성학적으로 이것은 [h:p˺]으로 실현된다.

▼ 음성학적으로, 이것은 [h:p^h]으로 실현된다.

- /t/에 대해: “이제 입술 대신 혀(설단)로 공기를 가둬 보자. 거울을 보고 혀를 ‘t^h’를 산출하는, 즉 윗치아 뒤쪽에 위치시켜 보자(아동의 경우에는 위치를 모델링해 주고 측면도 상에서 위치를 설명해 주어라).” “이제 혀를 아래로 내리고 ‘h^h’를 산출해 보자: [h:t˺]에서 ‘h^h’를 막기 위해 혀를 다시 위로 올려 봐. 이제 혀를 떨어뜨려 공기가 나

가도록 해 보자. 이 지점에서 ‘h’를 막고 ‘t^h’를 산출하기 위해 공기를 내보내자(측면도 상에서 이것을 설명하고 지적한다. 〈그림 8-5〉의 그림 B 참조).”

- /k/에 대해: “이제 혀의 뒤쪽으로 공기를 막아 보자. 거울을 보고 ‘k^h’를 산출할 수 있는 위치에 혀를 위치시켜라(시연해 주어라).” “이제 혀를 내리고 연습해 보자. ‘긴 h’를 시작해서 ‘h^h’ [h:k˺]를 막기 위해 혀의 뒷부분을 올려라. 이제 혀를 내리고 ‘k^h’를 산출하기 위해 공기를 내뱉는다. ‘k^h’를 산출하기 위해서는 여기에서 공기를 막아야 한다(측면도 상에서 이곳을 지적해 주고 설명해 준다. 〈그림 8-5〉의 그림 C 참조).

  같은 절차와 기법을 인두 마찰음 치료 시에 사용할 수 있다(인두 마찰음에 관해서는 다음 절을 참조하라).

7. 아동이 목표음소를 정확하게 산출할 수 있다면—아동이 음소목록에 목표음소를 포함시켰다면—이 장의 앞에서 논의하였듯이, 음절 수준에서 이 목표음소를 계속 연습해야 한다. 이제부터는 숙제를 본격적으로 낼 수 있다. 점차적으로 보다 복잡한 문맥으로 진행을 하고 음절부터 연속구어까지 모든 문맥에서의 연습을 자기 모니터링 시켜라.

특수한 보상 오류를 위한 절차 및 기법: ‘하나의 치료 접근법이 모든 오류를 수정하지 못한다.’

부적응적 보상 오조음을 치료하기 위해서는 앞서 논의한 것 이외에 **오류에 대한 특별한 절차와 기법**이 필요한데, 이것들은 보다 보편적으로 적용할 수 있다. 우리는 임상을 통해 다음에 논의된 절차들이 유용하다는 것을 알 수 있었다.

▼ 용어상, 대치와 동시조음은 목표음을 다르게 발화하는 것이다. 대치와 동시조음은 치료 방법에 있어 서로 차이가 있기 때문에, 이들 두 유형을 구분하는 것은 매우 중요하다.

▼ 이 단락에서 논의하고 있는 모든 오류음에 대해서, 그리고 목표음과 오류음을 비교 설명하기 위해서 두 음의 조음 위치에 대한 빈 측면도 및 그림을 사용할 것을 권고한다.

성문 파열음의 대치와 동시조음▼

1. 성문 파열음과 목표음인 구강 파열음의 조음 위치가 다르다는 것을 설명해 주어라. 성문 파열음 산출을 설명하고 조음 위치를 비교해서 보여 주기 위해 측면도와 조음 위치도를 활용하라.▼ 측면도와 거울을 이용하여 성문 파열음 대치와 치조 파열음 /t/, /d/음을 설명하고 지도하는 절차는 다음과 같다.

   - "너는 목구멍, 바로 이 장소, 성대에서 'tuh'(혹은 'duh') 음을 산출하고 있어." (측면도상에서의 성문 위치, 치료사의 성문 위치, 아동의 성문 위치를 순서대로 지적해 준다.) "우리는 이 음들이 여기에서 산출될 수 있도록 구강까지 올리기를 원해." (그런 다음 거울을 보고 입을 벌려 /t, d/음이 산출되는 치조 위치를 만진다. 그런 다음, 입을 크게 벌리고 /t, d/음이 산출되는 조음 위치를 보여 준다. 거울을 통해 아동이 당신의 입을 볼 수 있을 때 'tuh'/'duh'음을 여러 번 산출한다.) 그런 다음 "우리는 이 음을 성대음이 아닌 구강음으로 산출하기를 원해."라고 말한다.

2. 이 음을 산출하기 위한 학습과 연습 이전에 오류음과 목표음에 대한 청각적 그리고 시각적 변별을 학습하거나 확인시켜야 한다.

3. 성문 파열음을 사용하지 못하게 하라.

   - 성문 파열음과 개방된 성도 간의 촉각 및 청각적 차이를 강조하라.

   - 성도를 개방하고 성문하압을 최소화하기 위해서, 그리고 성문 파열음 산출을 감소시키기 위해서 /h/음과 CV 형태의 속삭이는 음성을

사용하라.▼

- 'hee', 'hi', 'hu'와 같이 속삭이는 음성으로 CV 형태의 /h/음 산출을 계속 연습하라(전설 고모음과 전설 위치가 매우 효과적이고, 중모음이 그 다음으로 효과적임을 기억하라).
- 성문 파열음 산출을 방지하기 위해서, 그리고 무성자음(/h/)에서 유성음(모음)으로의 전이를 지도하기 위해서 CV(/h/ + 모음)음절을 연습하라. 이 기법은 성문 파열음으로 대치 및 동시조음을 제거하는 데 효과적이다.▼
- 조음 위치를 학습했을 때, 'h'로 시작되는 발화들도 구강의 목표 조음점 뒤에서〔예: /p/(양순음), /t/(치조음), /k/(연구개음)〕 구강압을 형성하기에 필요한 적절한 상성문 기류를 형성하는 데 도움이 된다.
- 새로운 조음 위치와 조음 방법(파열음)을 결합하고, 새로운 구강파열음을 형성시키기 위해 속삭이는 음성으로 CV(혹은 VC) 음절을 연습하라. 속삭이지 않는 음성으로 빨리 옮겨 연습하라.▼
- 성문 파열음에서 파열음으로의 전이 시, 일부 아동들은 목표 파열음 + 성문 파열음의 동시조음의 형태로 발전하거나 혹은 주요 문제로 [ʔ]를 동반한 동시조음을 나타내기도 한다. 이런 경우에 "$^{h}p^{h}$" 형태로 발화시키거나 /p/와 모음 사이에 강제로 /h/음을 삽입한 'p^{h}uh'의 산출은 동시조음된 성문 파열음을 제거시켜 구강음만 산출하게 된다(구강 조음 위치에 초점을 두기 위해서 성문음 위치에 X 표시를 할 때 측면도를 사용하라). 성문 파열

▼ 언어치료 대상자인 대부분의 아동들, 심지어 아주 어린 아동들도 자신의 음소목록에 /h/음을 포함하고 있다. 그렇지 않은 아동의 경우, 여러분은 먼저 /h/음을 지도해야 하고, /h/음을 음소목록에 포함된 음으로 안정화시켜야 한다(Morley, 1970; Golding-Kushner, 2001). 이러한 아동의 음소목록은 성문 파열음과 모음으로 제한되는 경우가 많다. 'Three Little Pigs'라는 이야기는 /h/음을 지도하는 데 유용한 이야기인데, 그 이유는 "Huff and puff and blow the house down."을 말하면서 아동이 이 이야기에 잘 참여하기 때문이다. Golding-Kushner(2001)도 /h/음을 지도하는데 유용한 기법들을 소개하였다.

▼ 성문 파열음의 교정은 어려우며, 평이한 VOT로 대치된 경우 더욱 그러하다. 이러한 문제를 치료하기 위해서 선택한 문형은 유연해야 하며, 특히 '실험적'이어야 한다.

▼ 10세트를 5번씩 연습시키므로 50번을 산출한다. 이것은 단어 수준에서 그리고 변별 학습에서 매우 합당하고 적당한 발화 횟수이다. 과제를 의욕적으로 수행하는 아동의 경우에는 발화횟수를 1세트에 10번까지, 즉 100번까지 증가시켜도 된다.

음 대치의 경우에도 목표 발화를 확립하고 안정화시키기 위해서 같은 절차를 따르면 된다.

- 일부 아동의 경우, 파열음과 관련된 조음 위치를 확립시키기 이전에 마찰음을 먼저 확립시켜야 할 필요가 있다.

  - 예를 들어 /p/의 경우, 양순 마찰음을 CV 음절 수준에서 확립시킨 다음 양순 파열음을 확립시킨다. /t/의 경우, 's-'처럼 치조 마찰음을 음절 수준에서 먼저 확립시킨 다음, 치조 파열음을 확립시킨다. /k/의 경우, 연구개 마찰음을 먼저 음절 수준에서 확립시킨 다음, 연구개 파열음을 확립시킨다.

  - 또 다른 방법은 [ip]처럼 VC 음절 수준부터 실시하는 것이다(예: V + /p/). 이와 같은 문맥은 파열음을 학습시키기 이전에 [iϕ]와 같은 마찰음(예: V + /ϕ/)을 확립시키는 단계를 없앨 수 있다. [op] 혹은 단어 'up[ʌp]'처럼, VC 음절 혹은 단모음 단어의 종성 위치에서 파열음을 먼저 확립시킴으로써 성문 파열음을 제거하기 쉽고 또 확립된 음을 목표 구강음으로 할 수 있다. 이와 같은 위치에서 목표음이 안정화되면, 음절 혹은 단어의 중성 및/혹은 단어의 초성에 위치한 목표음을 연습할 수 있다.

  - 단어의 중성에 위치한 목표음('upon[ʌ pɑn]')은 단어 초성에 위치한 목표음보다 목표음을 유도하기가 쉽다. VCV 문맥에서 안정화되면, 단어 중성에서의 목표음 산출은 형태 혹은 연속적인 유사성으로 인해 단어 초성에 위치한 목표음 산출을 촉진시킬 수 있다. 예를 들어 강세의 연결을 조정함으로써 'a pan[ʌ pɑn]'을 형성시킬 수 있고, 그 다음에 'a pond[ʌ pɑnd]', 'a pan[ʌ pæn]', 'a pin[ʌ pɪn]', 'a pie[ʌ paɪ]' 등과 같이 음절과 단어에서

목표음을 유도하기 위해서 강세의 연결을 점차적으로 증가시킬 수 있다.▼

▼ 간약 유성음이 지속적으로 [ʔ] 음으로 유도된다면, 먼저 속삭이는 음성으로 연습시켜라.

- 새로운 구강 목표음이 적어도 한 위치(이상적으로는 세 위치 모두에서: VC, VCV, CV)에서 안정화되면 같은 위치에 있는 목표음을 보다 복잡한 문맥에서 확립시켜야 한다. 일반적으로 새로운 구강 목표음이 한 위치에서 안정화되면, 다른 위치에서도 몇 회기 이내에 확립시키고 안정화시킬 수 있다.

4. 자기 모니터링 연습을 프로그램에 삽입해야 한다는 것을 기억하라.

인두 파열음으로의 대치에 관하여

1. 조음 위치를 위로 그리고 앞으로 이동시켜야 한다(기억해야 할 것은 /k/ 혹은 /g/, 혹은 둘 다가 인두 파열음으로 대치된다는 것이다). 측면도와 거울을 이용하여 설명하고 지도하며, 그 절차는 다음과 같다.

- "너는 'kuh'음을 이곳 인두에서 만들고 있어." (측면도상에서 목 중간 부분을 지적해 주고 치료사의 목 중간 부분과 아동의 목 중간 부분을 차례대로 지적해 주어라.) "우리는 이 음을 구강까지 올려서 여기에서 만들기를 원한다." (측면도상에서 연구개 부분을 지적해 주어라. 거울을 보면서 /k/음에 대한 대략적인 구강 내 위치를 알려 주기 위해 뺨을 만진 다음, 입을 크게 벌려 아동에게 /k, g/의 조음 위치를 보여 주어라. 아동이 구강 내 위치를 관찰할 수 있도록 'kuh'음을 여러 번 반복해 주어라.) 그런 다음 "우리는 이 음을 인두음이 아니라 구강음으로 산출하기를 원해."라고 말한다.

- 인두 파열음을 산출하고 있다는 단서로 인두근 활동을 시각적으로

혹은 촉각적으로 보여 줄 수 있다. 치료에서는 아동에게 "나는 네가 인두음을 사용하였는지를 여기 아래에서 작용하는 너의 인두근육을 볼 수 있기 때문에 알 수 있어. 거울을 봐. 그러면 내가 '[ʕ ʌ]'라고 말할 때 나의 인두근육이 어떻게 움직이는지 볼 수 있을 거야. 그리고 내가 인두음을 산출할 때, 너의 손가락을 내 목에 대 보면 느낄 수 있을 거야. 이제 네가 인두음을 산출해 봐. 그리고 인두근육을 봐. 그리고 손으로 여기를 만져 보면 인두근육의 활동을 느낄 수 있을 거야. 거울을 보고 'kuh'음을 산출했을 때 우리가 원하는 것은 인두근육의 활동이 아니라 혀 근육의 활동이고, 그 음이 구강에서 만들어지기를 원해."▼

▼ 비디오 클립 8-7에서는 인두음 산출과 관련된 목근육의 활동을 시각적으로 보여 준다.

2. 목표음을 지도하고 연습시키기 이전에 오류음과 목표음에 대한 청/시각적 **변별능력**을 확인하라.

3. 목표음 산출을 지도할 때, 조음 위치를 전방화시키기 위해 전설 고모음(연장)이 포함된 [ik, ɪ:k] 혹은 [e:k, ε:k]와 같은 VC 형태의 문맥을 이용하라.▼ 그리고 CV 형태의 문맥도 이용할 수 있다. 그러나 VC 음절을 먼저 이용하는 것이 훨씬 더 효과적이라는 것을 알았다. 그런 다음 CV 음절, 단음절 단어, 대화 문맥으로 확대시킬 수 있다. 자기 모니터링 연습을 꼭 포함시켜라.

▼ 음성 전사 시 콜론은 연장발화를 의미한다. 이러한 유형의 조음 위치를 지도할 때에는 경과음(off-glide) 이전에 모음을 약 2~3초 정도 지속시키는 것이 좋다.

4. 성문 파열음에서처럼, 목표음인 연구개 파열음을 유도하기 전에 연구개 마찰음과 같은 새로운 조음 위치와 마찰음을 결합한 형태를 먼저 확립시킬 필요가 있다.

5. 만약 /k/와 /g/ 둘 다가 인두 파열음으로 대치되었다면 이 두음 중에서 아동이 좀 더 쉽게 생각하는 것부터 치료해야 한다. 유성음은 여기에 해당되는 요소가 아니다.

인두 마찰음의 대치 및 동시조음에 관하여

A. 대치에 관하여

1. 인두 파열음처럼, **조음 위치를 위로 그리고 앞으로 이동시켜야 한다**(설치조음인 /s, z/, 설구개음인 /ʃ, ʒ/, 그리고 자주는 아니지만 구개 파찰음 /ʧ, ʤ/음이 인두 마찰음으로 대치된다는 것과 그래서 목표 구강음의 조음 위치가 치조, 구개, 혹은 둘 다라는 것을 기억해야 한다). 구강에서의 조음 위치를 확립시키기 위해서는 인두 파열음과 유사한 절차들을 사용한다. 측면도와 거울을 이용하여 설명하고 지도하며, 그 절차는 다음과 같다.

   - "너는 'ssss'음(그리고/혹은 'shhh', 'chh')을 이곳 인두에서 만들고 있어." (측면도상에서 목 중간 부분과 목 아랫부분을 지적해 주고 치료사의 목 중간 부분과 아동의 목 중간 부분을 차례대로 지적해 주어라) "우리는 이 음을 구강까지 올려서 여기에서 만들기를 원해." 〔치조(혹은 구개) 위치를 측면도상에서 지적해 주어라. 거울을 보고 머리를 뒤로 젖혀서 입을 크게 벌려라. 먼저 목표 조음 위치(치조 혹은 구개)를 손가락으로 지적해 준 다음 목표음의 조음 위치를 설명해 주어라. 아동이 구강 내를 관찰할 수 있도록 'ssss'(혹은 다른 목표음)를 여러 번 반복해 주어라〕. 그런 다음 "우리는 인두음이 아니라 구강음을 산출하기를 원해. 내가 구강에서 'ssss'를 조음하면, 나는 윗니 뒤쪽에 혀가 닿는 것을 느낄 수 있어."라고 말한다.

2. 인두 마찰음 산출 시 혀는 구강 아래에 위치한다. 인두음 조음 시 혀는 아래 그리고 뒤쪽에 위치하게 된다. 인두 파열음과 같이 인두 마찰음을 산출하기 위한 단서로 시각 및 촉각을 이용하여 인두근육의 활

동을 알 수 있다. 치료 시 여러분은 아동에게 "나는 네가 인두음을 사용하는 것을 알 수 있어. 왜냐하면 인두음과 구강음은 서로 다르기 때문이야." 거울을 보면서 "인두음이 아니라 목표음을 듣기를 원해."라고 말한다. 또한 "나는 네가 인두음을 사용하였을 때 알 수 있어. 왜냐하면 나는 여기 아래에서 인두근육이 작용하는 것을 볼 수 있기 때문이야."라고 말할 수 있다. "거울을 봐. 그러면 내가 '[ʕ:]'를 조음하였을 때 내 근육이 어떻게 작용하는지 볼 수 있을 거야. 내 목에 너의 손가락을, 바로 여기에 위치시켜 봐. 그러면 너는 인두음을 산출하는 나를 느낄 수 있을 거야. 자, 이제 네가 조음해 봐. 너의 인두근육을 봐. 그리고 너의 손가락을 여기에 놓고 인두근육의 작용을 느껴 봐. 우리가 원하는 것은 인두근육의 활동을 느끼는 것이 아니라 혀근육의 활동을 느끼는 거야. 우리는 구강에서 이 음이 조음되기를 원해."

3. 목표음 산출을 지도하고 연습시키기 이전에 오류음과 목표음에 대한 청각적·시각적 **변별능력**을 확인해야 한다(우리가 할 수 있는 최선의 방법은 목표음과 오류음을 산출하여 아동이 변별하도록 하는 것이다. 여러분은 [h]를 연장하여 발화하면서 인두를 심하게 수축시킴으로써 [ʕ:]를 산출할 수 있다).

4. 만약 아동이 /s/-/z/와 /ʃ/-/ʒ/를 인두 마찰음으로 산출한다면, 먼저 /ʃ/를 첫 목표음으로 시작할 것을 추천한다. /ʃ/음은 손과 입술을 이용하여 'shhhh'라고 산출하여 모델링할 수 있어서('쉿' 할 때의 제스처처럼) '조용한 음'이라고 불린다. /ʃ/음이 확립되면, 치조음 /s/를 지도하기 위해서 연속적인 접근음(구개음 /ʃ/보다 전방에 있는)을 적용시킬 수 있다.

5. 만약 인두 마찰음이 이와 같은 '인두음과 구강음의 비교법'을 사용하

여 치료되지 않는다면 구강 목표음의 조음 위치를 유도하기 위한 또 다른 여러 가지 기법들이 있다. 예를 들어

- 아동에게 '장음 h[h:]'를 산출하게 하고 /s/와 같은 구강음을 산출하게 하기 위해 천천히 치아를 다물게 한다. /h/로 시작하고 지속적으로 공기를 흐르게 하면 인두를 개방하게 되어 구강기류를 촉진시키게 된다. 그리고 치아를 다묾으로써 치아 사이로 흐르는 공기를 방해하여 /s/와 같은 음을 산출하게 된다.

- 만약 /t/음소가 아동의 음소목록에 포함되어 있다면, /s/음을 유도하기 위해 /t/음을 사용할 수 있다. 예를 들어 아동에게 '장음 t[t:]'를 산출하라고 요구하라(이것이 /s/음이 된다). 대부분의 아동들은 이것을 빨리 학습한다. [t:] 음이 확립되면 음절과 단음절 단어를 연습시켜라.

  - 'tso[t:o]', 'tsee[t:i]', 'tsay[t:e]', 'tsome[t:ʌm]', 'Sam[t:æm]'에서처럼 초성에 위치한 목표음소를 모방하도록 연습시켜라.

  - 'eats[it:]', 'oats[ot:]', 'mats[mæt:]', "puts[pʊt:]와 같이 VCC 문맥에서 종성에 위치한 목표음소 [t:]를 모방하도록 연습시켜라.

- 일부 아동의 경우에는 이러한 문맥에서 목표음소를 쉽게 확립한다.

- [s] 음을 산출하기 위해 장음 [t:]를 점차적으로 짧게 조음하는 연속적 접근법을 사용하라. /s/음이 단어의 초성에서 안정화되면 단어의 종성 위치에서 /s/음이 산출될 수 있도록 /s/음을 확립시키고 연습시켜라.▼

  - 연습 시 'us', 'ice', 'ace', 'miss', 'kiss'와 같은 VC 혹은 CVC 형태

▼ 일부 아동의 경우, 새로운 음이 다른 조음 위치와 문맥에서 자연스럽게 일반화된다.

의 단어 혹은 'sis', 'sauce', 'miss', 'sass' 등과 같은 /s/ +모음 + /s/ 형태의 문맥을 사용하라. 그런 다음 'sissy', 'saucy' 혹은 'saucer', 'sassy', 'missing' 혹은 'missy', 'kissing' 등과 같은 목표음이 단어 중성/모음 사이에 위치한 문맥을 사용하라.

– 만약 인두 마찰음(혹은 동시조음)이 또 다시 산출된다면, 'hiss', 'house', 'his', 'hose'와 같은 'h'음으로 시작되는 단어를 먼저 연습시켜라.

- 일부 아동들은 이러한 학습이 다른 오조음에도 일반화가 된다. 예를 들어 목표음이 /s/인 경우 /z/음에도 일반화가 일어나며, 심지어 /ʃ/와 /ʒ/음에도 일반화가 일어난다. ([ʃ]와 [ʒ]는 /s/와 /z/음보다 약간 뒤에 위치한다는 것을 기억하라) 그 외 아동들의 경우, 하나의 음소에 기초해서 지도해야 할 것이다. 이러한 아동들의 경우, /z/, /ʃ/, /ʒ/를 유도하고 안정화시키기 위해서 같은 기법이 적용될 수 있다.

6. 구강 목표음이 이러한 문맥에서 안정화되면 CV 음절, VCV 음절, 단어, 구, 문장 수준으로 확장시킬 수 있다. 반드시 기억해야 할 것은 자기 모니터링 연습을 포함시켜야 한다는 것이다.▼

▼ 비디오 클립 8-8에서는 이러한 기법 및 절차를 사용한 성공적인 치료 회기 결과를 보여 준다. 치료의 초점은 /ʃ/의 인두 마찰음으로의 대치를 제거하는 것이고, (1) 치료 전 기초선 수립 회기, (2) 목표음에 대한 변별, 모니터링, 발화 지도를 위한 치료 기법, (3) 치료 후 기초선 수립 등을 보여 준다.

B. 동시조음에 관하여

동시조음된 인두 마찰음은 /s, z/, /ʃ, ʒ/와 같은 마찰음 중 일부 혹은 모두에서 나타날 수 있다.

1. 이러한 이중조음에 사용된 두 조음 위치에 대해 설명하라. 이를 설명하기 위해서 측면도와 조음 위치도를 사용하고, 아동이 사용하고 있

는 조음 위치 중 하나를 지적해 주면서 "이 조음 위치는 유지하고 다른 조음 위치는 제거해야 해."라고 말한다. 거울을 보면서 실시하는 설명 및 지도는 다음과 같다.

- "너는 이 음을 혀와 두 개의 조음 위치를 동시에 접촉시켜 만들고 있는데, 하나는 구강이고(측면도에서 구강 목표음의 조음 위치와 치조 혹은 구개를 지적해 주어라) 다른 하나는 인두(측면도에서 마찰음에 대한 인두 수축지점을 지적해 주어라)야." "우리는 구강과 인두 모두에서가 아니라 단지 구강에서만 음이 생성되기를 원해. 우리는 이 조음 위치에서 생성되는 음은 제거되고, 이 조음 위치에서 생성되는 음(목표음의 조음 위치를 지적하면서)만 유지되기를 원해."

2. 조음 산출 및 연습에 앞서 오류음과 목표음에 대한 청/시각적 **변별능력**을 확인하라.

3. 목표음 산출을 확립시키기 위해서 인두 마찰음에 대한 다음과 같은 기법들을 사용하라.

- 인두음을 제거하기 위해서 /h/ + 구강음 /s/와 같은 음을 산출하기 위해 치아를 다물어 산출하는 기법을 사용할 수 있다.

- 만약 /ʃ/(혹은 /ʒ/)음이 목표음이고 아동의 음소목록에 /s/ 혹은 /z/가 있다면, 구개 마찰음을 유도하기 위해서 /s/음의 조음 위치를 뒤로 움직이면 효과적이다. 만약 /s/ 혹은 /z/음이 목표음이고 아동의 음소목록에 /ʃ/ 혹은 /ʒ/음이 있다면 /ʃ/ 혹은 /ʒ/음의 조음 위치를 앞쪽으로 움직이면 효과적이다.

- /ʃ/ 혹은 /ʒ/음과 중설중모음 /ɪ, ʊ, ə - ʌ/이 결합된 음절과 단어를

연습자료로 활용하라.

- /s/와 /z/음과 전설고모음 /i, e/가 결합된 음절과 단어를 연습자료로 활용하라.

4. 목표음이 안정화되면 자기모니터링 연습을 포함시켜야 한다.

인두 파찰음의 대치에 관하여

1. 인두 파열음과 인두 마찰음에서처럼 조음 위치를 위로 그리고 앞으로 움직일 것을 강조해야 한다.
2. 측면도와 거울을 사용하여 오류음과 구강 목표음(인두음과 구개음)의 조음 위치에 대한 차이를 설명하라.
3. 목표음의 조음 위치를 확립시키기 위해 인두 마찰음에서 설명한 기법과 절차를 적용시킨다. 목표음인 파찰음의 파열음 속성을 확립시키기 위해서 구강 파열음 확립 시 설명했던 기법과 절차를 활용하라. 즉 기류를 어떻게 파열시키는지, 그리고 공기를 방출하기 전에 목표 조음 위치 뒤(파열시키는 위치)에서 압력을 어떻게 형성하는지를 설명하기 위해서 측면도를 이용하라.

중설 구개 파열음의 대치 혹은 구강 동시조음에 관하여

1. 만약 중설 구개 파열음(mid-dorsum palatal stop; MDPS)이 치조 파열음과 연구개 파열음으로 대치된다면 치조 위치와 연구개의 위치 혹은 둘 다를 확립하는 데 역점을 두어라(MDPS는 /k/, /g/, /t/, /d/음의 대치음이거나 동시조음의 형태임을 명심하라).

2. 아동에게 MDPS가 어디서 혹은 어떻게 산출되는지를 설명하기 위해서, 그리고 목표음과 오류음의 조음 위치 간 차이를 지도하기 위하서 측면도를 사용한다.

3. 특히 이 오류음에 대해서, 비디오 투시검사(videofluoroscopy)의 측면상의 정보는 오류음에 대한 조음 위치를 시각화하는 데 많은 도움이 된다. 즉 이것이 중설 구개음 대치인지 혹은 [t]-[k] 혹은 [d]-[g]의 동시조음/이중조음인지 여부를 결정하는 데 도움이 된다. 만약 비디오 투시검사의 측면상의 세심한 검토를 실시하고 오류음에 대한 조음 위치를 캡처해서 살펴보기를 원한다면 언어치료사 팀과 상담을 할 수도 있다. 전자구개도(제9장 참조)를 사용하면 대치음(후설 중 구개음에서 중설 구개음까지)과 이중조음(치조-연구개음)을 확실하게 구분할 수 있다. 그러나 이러한 절차는 요즘 미국에서 잘 사용하지 않기 때문에 활용하기가 어렵다. 만약 이와 같은 조음 위치에 대한 자료를 얻을 수 없다면, 중설 구개음 대치 오류라고 가정하고 그러한 관점에서 지도할 것을 제안한다. 현재 치료법 혹은 치료 과정이 특별한 조음 위치 오류에 미치는 영향에 관한 자료는 가지고 있지 않다. 나이가 많은 아동의 경우에는 설명이나 토론, 그리고 아동의 촉-감각적 피드백과 보고능력에 대한 세심한 관찰을 통해 조음 위치에 대한 오류를 알 수 있다.

4. 무성음 [t-k]나 유성음 [d-g]의 지각적 결합으로 산출될 수 있음을 기억하라.

5. 가능하다면 목표음 산출에 대한 학습과 연습 이전에 오류음과 목표음에 대한 청·시각적 **변별능력**을 지도하고 확인하라.

6. 만약 /k/, /g/음이 MDPS로 지각된다면 조음 위치를 뒤로 옮겨야 한

다. 그리고 목표음의 조음 위치를 확립시키기 위해서는 조음 위치가 뒤에 있는 연구개음을 먼저 확립하거나 음소목록에 이미 포함되어 있는 연구개음을 사용한다.

- 만약 아동의 음소목록에 /ŋ/이 포함되어 있다면 연구개 파열음을 유도하기 위해서 콧구멍 막기 기법을 사용할 수 있고, 아동은 빨리 그 음을 산출할 수 있다.

- 이미 그 조음 위치를 사용하여 음을 산출하고 있는 아동에게 설명을 하기 위해서는 측면도와 /ŋ/의 조음 위치에 대한 시각적·촉각적 측면을 강조할 수 있다. 아동에게 /ŋ/, /k/, /g/ 등 모든 음이 같은 조음 위치에서 만들어진다는 것을 보여 주기 위해서 이 책 표지의 안쪽에 있는 컬러판 조음 위치도를 사용할 수 있다.

- 거울 앞에 나란히 앉아서 아동에게 다음과 같은 설명을 해 준다: "너는 이미 이 조음 위치에서의 음을 산출할 수 있어. 그것은 바로 'ing [ŋŋŋŋ]'야. 내가 'ing'음을 산출할 때 거울로 나를 보고 내 혀를 봐." (여러분이 장음 /ŋ:/을 산출할 때 아동이 뒤쪽의 연구개 위치를 잘 볼 수 있도록 입을 크게 벌려라.) "혀의 뒷부분이 올라가고 혀의 앞부분이 아래로 내려가는 것을 잘 봐." (아동이 연구개까지 혀의 뒷부분이 올라가고 휴식 시에는 내려가는 것을 볼 수 있도록 여러 번 모델링해 주어라.) "나는 내 혀의 뒷부분이 연구개에 닿는 것을 느껴. 이제 네가 나를 따라 'ing'음을 산출해 봐." (모델을 주고 'ing'음을 유도한 다음, 목표음소 이외의 다른 요소를 포함시키지 않고 용암시킨 'ing'을 연습시켜라)

- 아동이 목표음의 조음 위치를 확실하게 익혔다면, 본격적으로 /k/음을 확립시켜라. 필요하다면 파열음(조음 방법)을 확립시키기 위

해 설명했던 여러 가지 기법들과 절차들을 사용하여 연구개음(조음 위치)에 파열음(조음 방법)을 결합시켜 연구개 파열음을 확립시킬 수 있다. /ŋ/음을 산출하는 동안 콧구멍을 막으면 보통 /g/ 혹은 /k/음을 유도할 수 있다. 마찰음(조음 방법)을 먼저 확립하고 나중에 파열음을 삽입할 수도 있다. 일단 /k/ 혹은 /g/가 학습되면 보통 몇 회기 이내에 동조어(cognate)를 학습할 수 있다.

7. 만약 MDPS가 지각적으로 /t/, /d/, 혹은 둘 다로 산출된다면, 우리는 조음 위치를 **앞으로 움직이기**를 원하며, 먼저 치조음을 확립시키거나 아동의 음소목록에 있는 치조음을 이용하여 목표음에 대한 조음 위치를 학습시킬 수 있다.

- 연구개음을 촉진시키기 위해서 /ŋ/을 사용한 것처럼, /t/와 /d/를 촉진시키기 위해 /n/ 혹은 /l/를 사용할 수 있다. 이러한 네 가지 음이 모두 같은 조음 위치에서 생성된다는 것을 아동에게 보여 주기 위해 컬러판 조음 위치도를 사용하면 좋다.
  - 최소한 /n/은 음소목록에 포함되어 있는 경우가 대부분이다. 파열음(치조)을 유도하기 위해서는 /n/음과 /ŋ/에서처럼 콧구멍을 막는 방법과 함께 사용할 수 있으며, 이렇게 하면 대부분의 아동들이 목표음 발화를 빨리 습득할 수 있다.
  - 여러분은 /l/을 선택할 수도 있고, /t/음의 조음 위치에 접촉시키기 위해서 혀의 양 측면을 올리고 /t/를 산출하는 동안 측면으로 기류가 흐르는 것을 막기 위해 조음 위치법(phonetic placement technique, 조음 위치법은 시/촉각적 양식을 강조한다)을 사용할 수 있다. 필요하다면 파열음의 확립에서 설명한 여러 가지 기법들과 절차들을 사용할 수 있다.

- 이 두 개의 치조음 중 보통 하나가 가능하면, 혹 그렇지 않다 하더라도, /t, d/음을 촉진시키기 위해서 설치조음 /s, z/를 사용할 수 있다. /s/음은 치조마찰음을 변화시킬 수 있다. 이 음의 조음 위치가 안정화되면 조음 방법(파열음)을 첨가하여 지도할 수 있다.

- 이러한 오류음이 중설 구개음(혀끝이 내려온다)의 조음 위치와 유사하기 때문에, 측면도를 이용하여 혀끝을 올리고, 내려서 후퇴하는 조음 위치를 비교해 주어야 한다. 이와 유사하게, 조음 산출 학습에 있어서도 치조 위치에서의 혀끝의 위치를 강조해야 하는데, 이때 거울을 보면서 지도하면 훨씬 쉬울 수 있다.

8. 음절과 1음절 단어 문맥에서 조음 연습을 할 경우, CV 혹은 VC 문맥에서 시작하는 것을 선호한다. 이러한 오류 유형은 VCV 문맥은 좀 어렵기 때문이다. 일단 목표음이 CV 혹은 VC 문맥에서 잘 조음되면 음절, 단어의 중성 위치/모음 간 위치에서 목표음을 확립할 수 있다. 치조 파열음, 연구개 파열음, 혹은 둘 다가 MDPS로 실현되는 것과 상관없이, 목표음을 안정화시키기 위해서 대조 단어쌍(contrastive word pairs)을 사용할 수 있다. 일부 예를 〈표 8-2〉에 제시하였다.

9. 자기 모니터링 연습을 포함시켜야 한다.

구강음의 후설음화 치료

조음 명료도 문제에 영향을 미치는 심각한 비강 오조음이 치료된 이후에, 비강 오조음이 말소리 편차를 보이지 않는 한, 구강음의 후설음화는 보통 치료 후반부에 언급한다. 구강음의 후설음화에는 /t, d/의 중설 구개 마찰음화, 마찰음의 연구개 마찰음화, /n/과 /l/의 연구개음화, /r/의 연구개음

〈표 8-2〉 중설 구개 파열음 치료: /t-k/와 /d-g/에 대한 단어쌍 비교 연습의 예

/t/ - /k/ 비교		/d/- /g/ 비교	
단어의 초성 위치:	tap - cap	단어의 초성 위치:	dough - go
	tough - cuff		dumb - gum
	tea - key		down - gown
단어의 종성 위치:	bat - back	단어의 종성 위치:	bid -big
	wheat - weak		led - leg
	oat - oak		sad - sag

화 등이 포함된다.

1. 이러한 후설음화된 모든 음소에 대해서는 조음접촉 위치를 일부 혹은 모두 앞쪽으로 이동시키기를 원한다.

2. 목표음과 오류음의 조음 위치 간 차이를 설명하기 위해서 측면도를 이용하고, 자음의 경우에는 조음 위치도를 이용한다. 목표음과 오류음의 조음동작을 그림으로 그려 주는 것도 좋다.

중설 구개 마찰음

- 조음 시 혀 모양은 중설 구개 파열음과 같다.
- 만약 /s/와 /z/가 중설 구개 마찰음으로 산출된다면, 치조에 접촉하는 혀끝과 혓날 간 차이를 설명해 주어야 한다.
- 만약 /ʃ/와 /ʒ/가 중설 구개 마찰음으로 산출된다면, 오류음과 목표음 모두 구개의 접촉과 관련이 있다. 따라서 중설이 구개에 접촉하는 것과 혓날이 구개에 접촉하는 것을 비교 설명하는 것이 중요하다. 그 외에 /ʃ/와 /ʒ/는 /ç/와 /j/에 비해 좀 더 앞쪽 구개에서

접촉하는 것이 다르다.

연구개 파열음에 대해

- 조음 시 혀의 모양은 /k, g/와 같다.
- 만약 /s/와 /z/가 연구개 마찰음으로 산출된다면, 혀끝을 뒤로 수축시킴과 동시에 혀의 뒷부분을 연구개와 접촉하는 것과 혓날을 올려 뒤쪽 대 앞쪽 구개에 접촉하는 것 간의 차이를 설명해 주어야 한다.
- 만약 /ʃ/와 /ʒ/가 연구개 마찰음으로 산출되었다면, 혀끝을 뒤로 수축시킴과 동시에 혀의 뒷부분을 연구개와 접촉하는 것과 치조 뒷부분의 구개와 접촉하기 위해서 혓날을 좀 더 앞쪽으로 움직이는 것 간의 차이를 설명해 주어야 한다.

연구개음화된 설-치조음 /n/과 /l/에 대해

- 조음 시 혀의 모양은 /ŋ/과 같다.
- 주요 조음 위치, 혀의 뒷부분을 들어올려 연구개에 접촉시키는 것과 구개의 접촉 없이 치아와 혀의 가장자리를 접촉시키는 것의 차이를 비교 설명해 주어야 한다.▼ 오류음과 목표음에 대한 조음 위치는 모두 혀를 수축시키는 것과 관련 있다.

▼ 우리는 권설음화된 /r/보다는 오히려 혓날을 좀 더 평평하게 한 '혀끝이 아래로 내려온' /r/음을 지도하길 원한다.

- 비강음의 조음 위치 오류에 관해서, 우리는 조음에 대한 학습과 연습 이전에 오류음과 목표음에 대한 청/시각적 변별을 확인하거나 가르치기를 원한다. 아동이 목표음과 오류음을 변별할 수 있다면 이러한 오류음은 약간의 연습으로도 산출이 가능하다.

3. 조음 위치를 확립시키기 위해서

- 목표음을 촉진시키기 위해서는 이미 음소목록에 있는 음 중에서 조음 위치가 같은 음들을 사용하라.
  - /s, z/, /l/, /n/음을 촉진시키기 위해서는 /t, d/음을 활용할 수 있다.
  - /n/음을 촉진시키기 위해서는 /l/음을 활용할 수 있다.
  - /ʃ/와 /ʒ/음을 촉진시키기 위해서는 /s, z/음이나 '장음 t'를 활용할 수 있다. 치조음 /s, z/음에서 구개음 /ʃ, ʒ/까지 혓날을 움직이기 위해서는 혀의 뒷부분을 미끄러지듯이 하는 연속적인 접근법을 활용하는 것이 좋다.
  - /ɚ/가 음소목록에 포함되어 있다면, /r/음은 /ɚ/음의 지속시간을 점차적으로 줄여서 산출시킬 수 있다. /r/음과 /j/음의 조음 위치가 유사하기 때문에, /r/음의 조음 위치를 촉진시키기 위해서는 /j/음을 활용할 수 있다.
- 먼저 목표로 하는 조음 위치를 연습시켜야 한다.
- 그런 다음, 목표음을 산출시키거나 혹은 목표음 산출을 확립시키기 위해서 필요하다면 같은 조음 위치에 있는 음소를 활용할 수 있다.
- 단어 수준에서는, 촉진 음소목록을 적용시킬 수 있다. 예를 들어 목표음 + '-ed'와 목표음 + /t, d/로 끝나는 단어들은 이와 같은 대부분의 후설구강음을 연습시킬 수 있다. 'mi<u>st</u>(mi<u>ssed</u>)', 'wa<u>shed</u>', 'be<u>lt</u>', 'a<u>nt</u>' 등이 그 예이다. /r/음의 음소목록을 촉진시킬 수 있는 예에는 '<u>shr</u>ink'와 '<u>year</u>'가 있다.

학습된 비강유출 치료

제3장에서 논의했듯이, 학습된 비강유출은 지각적으로 다음의 형태와는 다른 형태의 문제라는 것을 알 수 있다: (1) 들을 수 있는 비강유출이 존재하지만 소음은 들리지 않는 비마찰음(무성 비음)으로 대치될 때, (2) 들을 수 있는 소음이 존재하는 후비마찰음(연인두 마찰음)으로의 대치 혹은 동시조음, (3) 목표음과 동반되는 동시조음으로 소음이 없으나 들을 수 있는 비강유출. 이러한 구분은 이러한 오류음들을 치료하는 데 있어서 상당히 중요하다. 왜냐하면 이것은 서로 다른 조음 위치에서 조음되기 때문이다.

1. 목표음과 산출된 오류음 간의 조음 위치 및 기류 방향의 차이를 설명하기 위해서 측면도를 사용하라. 목표음과 오류음 간의 차이를 그려 주어라.

   비마찰음 및 후비마찰음 대치에 관해서

   - 우리의 경험으로 볼 때, 학습된 비마찰음과 후비마찰음은 치마찰음으로 자주 대치되고 파찰음으로는 잘 대치되지 않는다.
   - 구강 폐쇄 위치 및 비강으로의 기류 흐름을 방해하는 정도에 따라, 혀를 치조 혹은 연구개(/n/ 혹은 /ŋ/과 같은)에 위치시키는 것이 일반적이다.
   - **매우 중요한 비강기류와 구강기류의 흐름**을 비교 설명해 주어라.
     - 만약 /s/ 혹은 /z/음을 /n̥/음으로 조음한다면, 조음 위치 간 차이는 거의 없다. 하지만 /ŋ̊/음으로 조음한다면 목표음인 혓날-치조음과 오류음인 후-연구개음 간의 차이를 설명해 주어야 한다.

- 이와 유사하게, 만약 /ʃ/ 혹은 /ʒ/를 /ŋ̊/음으로 조음한다면 조음 위치를 비교 설명할 필요가 없지만, /n̥/음으로 조음한다면 오류음인 (혓날)-치조음과 목표음인 구개음 간의 조음 위치를 설명해 주어야 한다.

목표음과 함께 동시조음된 비강유출에 대하여

- 아동에게 조음 위치는 일반적으로 정확하기 때문에 치료에서의 초점은 기류 방향을 바꿔 주는 것이라는 것을 강조해 줄 필요가 있다.
- **매우 중요한 동시조음 된 비강기류와 폐쇄된 구강기류 간의 차이**를 비교 설명해 주어라.

다음 단락에서 우리는 PSNE(phoneme-specific nasal emission) 치료에 대해 설명하고자 한다. 왜냐하면 학습된 비강유출로 인해 우리가 자주 접하게 되는 가장 일반적인 유형이 PSNE이기 때문이다. 우리가 설명할 PSNE를 제거하기 위한 절차 및 기법들은 구개 성형술 이후에 지속되는 학습된 비강유출을 제거하는 데 적용시킬 수 있다.

2. 학습된 비강유출을 제거하기 위해서(PSNE)

- 구강기류음과 비강기류음에 대한 청각적 변별을 확인시켜라.
  - 비구어 문맥: 구강 vs. 비강 불기
  - 구강기류 및 방출(release) vs. 비강기류 및 방출(emission)
- 기류 방향을 자신이 조정할 수 있다는 것을 아동에게 이해시키는 것은 상당히 중요하다(비디오 클립 8-9 '구강 vs. 비강기류의 지도 및 모니터링을 참조하라'). ▼

▼ 비디오 클립 8-9에서는 마찰음에서 학습된 비강유출과 기타 보상 오조음을 보이는 구개열 수술을 받은 아동을 보여 준다.

- 독립음 수준에서 구강 목표음을 확립시키고 연습시켜라.

  – 'S' 혹은 'Sh'처럼 목표음을 라벨링하는 것을 피하라. 목표음을 '장음 t'로 실질적으로 불러라. 이것은 /s, ʃ/와 관련된 지속적인 습관을 단념시킨다.

  – [s]를 촉진시키기 위해 '장음 t'를 사용하라(이 장의 앞부분에 제시된 기법을 참조하라).▼

▼ 여러분은 학령기 비구개열 아동에게 치료 기법으로 사용한 'PSNE 지도'를 보여 준 비디오 클립 8-10을 보고 싶을 것이다.

  – 대부분의 아동들은 이 기법을 빨리 습득한다. 그러나 만약 아동이 [s] 음 확립을 어려워하고 몇 회기 이내에 목표음을 산출하지 못한다면, /z/를 첫 목표음으로 하는 것이 좋다. 유성자음은 낮은 구강압으로 산출할 수 있기 때문에, 이것은 구강기류를 쉽게 촉진시킬 수 있다. 또한 음절과 단어 문맥으로 이동시킬 때 유성음을 유지시킬 수 있다. [z]가 확립되면 [s]를 확립시키기 위해 속삭이는 음성을 사용할 수 있다. 만약 음소목록에 [z]가 포함되어 있다면, [s]를 확립시키기 위해 속삭이는 형태의 [z]를 사용하라.

  – 만약 오류가 /ʃ/와 /ʒ/음에서만 발생된다면, /ʃ/음을 촉진시키기 위해서 /s/음을 사용하라. 만약 /s/와 /ʃ/ 두 음 모두에서 오류가 발생한다면, 아동이 학습하기에 편한 목표음을 먼저 사용하는 것이 좋다.

  – /s/를 촉진하기 위해서 구강기류가 지속되는 동안 순치(labio-dental)로부터 약간 슬라이딩시켜 /f/음을 사용할 수도 있다.

- 목표음 산출이 확립되었을 때

- 아동에게 오류음 산출에 따라 [s:] vs. [ŋ̊], 혹은 [s:] vs. [ŋ̊]와 같은 목표음 vs. 오류음의 쌍을 비교 연습시켜라. 대부분의 학령기 아동들은 이것을 잘할 수 있다. 이것은 기류의 방향을 학습시키는 데 아주 좋은 발화 활동이다.

- 목표음을 음절과 단어 문맥에서 연습하고 전통적인 조음치료와 함께 실시하라. 일부 아동들은 조음 및 음운치료가 동시에 요구되기도 한다.

3. 자기 모니터링 연습을 위해서

- 저가형 바이오피드백 치료 '기기'를 사용한다.
  - 시각 피드백을 위한 See-Scape는 구강기류를 연습하기 위해서 그리고 자기 모니터링을 하기 위해서 사용할 수 있고, 비강기류를 제거하기 위해서도 사용할 수 있다.
  - 청각적 피드백을 위해서 리스닝 튜브를 사용할 수 있다.
  - 시각적 피드백을 위해서 유사 water manometer를 사용할 수 있는데, 이것은 고무 튜브를 이용해서 만들 수 있으며, 튜브의 한쪽 끝은 콧구멍에 위치시키고 나머지 한쪽 끝은 리스닝 튜브와 같은 바이오피드백 장치인 low-tech에 물린다. 유사 water manometer의 또 다른 활용법으로는 고무 튜브의 한쪽은 콧구멍에, 나머지 한쪽은 물 컵에 위치시켜 비강기류가 산출될 때의 반응으로 물속에 공기방울이 나타나는 것을 이용하는 것이다.
- 고가형 바이오피드백 기기를 사용한다.
  - 시각 및 청각적 피드백 모두를 제공하는 비디오 내시경 검사를

사용한다.

– 시각적 피드백을 제공하는 water manometer 및 공기역학적 기기를 사용한다.

학습된 비강유출에 대한 치료는 학령기 아동 혹은 그 이상의 아동에게 짧은 기간 동안 실시한다. Ruscello 등(1991)의 보고에 의하면, /s/음을 비마찰음으로 산출하는 성인의 경우, 비마찰음을 제거하기 위한 치료는 2주당 50분씩 10주 동안 실시하였다. 그러나 환자의 진행 속도가 빠르면 아홉 번째 치료 회기 이후에 치료를 종료하였다. 아동이 어리거나 현재 부가적인 조음장애가 있는 아동 혹은 보다 집중적인 음운장애 치료를 필요로 하는 아동의 경우에는 좀 더 긴 치료시간이 요구될 수 있다.▼

▼ 이 시점에서 여러분은 PSNE의 유형을 치료한 2개의 비디오 예를 보고 싶을 것이다. 첫 번째 예인 비디오 클립 8-11은 5세 아동에게 /s/음과 /z/음에 대한 PSNE를 치료하기 위해서 사용한 조음치료를 보여 주고 있다. 두 번째 비디오 클립인 8-12는 3세 아동에게 마찰음에 대한 PSNE의 유형을 설명하는 치료 전 클립과 조음 및 음운적 접근법의 결합(최소쌍)을 설명하기 위한 치료 클립을 제공하고 있다. 두 사례 모두 /ʃ/음을 촉진하기 위해 '장음 t'를 사용하였다.

요약

- 이 장에서 제시하고 있는 특별한 치료 기법들은 구개열 아동을 수년간 치료해 온 임상 경험이 담겨 있다.
- 이 장에서 여러분에게 제공하고 있는 실제 기법들은 학교 임상에서 기억해야 할 치료원리를 사용하고 있으나, 도구의 사용 방법은 확실하지 않다.
- 조음 위치에 관한 치료 및 오류음에 대한 특별한 치료법에 대한 기본원리는 조음에 근간을 두고 있으며, 이러한 기법들의 효용성에 대한 증거는 공정한 임상 치료에 근거를 둔 것은 아니다.
- 만약 제안된 치료 기법의 활용에 대한 특별한 정보가 있다면 우리와 연락하여 논의하길 바란다.

- 제9장에서 우리는 연인두 폐쇄를 향상시킬 여러 특별한 기법들에 대해 소개하고자 한다.

참고 문헌

Bauman-Waengler J: Articulatory and phonological impairments: a clinical focus. Needham Heights, MA: Allyn & Bacon, 2000, Chapters 8 and 9.

Bernthal JE, Bankson NW: Articulation and phonological disorders (5th ed). Boston: Allyn & Bacon, 2004.

Bleile KM: *Manual of articulation and phonological disorders: infancy through adulthood* (2nd ed). Clifton Park, NY: Thomson/Delmar Learning, 2004.

Golding-Kushner K: *Therapy techniques for cleft palate speech and related disorders*. San Diego: Singular/Thompson Learning, 2001.

Morley M: *Cleft palate and speech* (7th ed). Edinburgh: Churchill Livingstone, 1970.

Peterson-Falzone SP, Graham MS: Phoneme-specific nasal emission in children with and without physical anomalies of the velopharyngeal mechanism. *J Speech Hear Disord* 55:132-139, 1990.

Ruscello DM, Shuster LI, Sandwisch A: Modification of context-specific nasal emission. *J Speech Hear Disord* 34:27-32, 1991.

Trost JE: Articulatory additions to the classical description of the speech of persons with cleft palate. *Cleft Palate J* 18:193-203, 1981.

Van Riper C: Ear training in the treatment of articulation disorders. *J Speech Disord* IV: 141-143, 1939a.

Van Riper C: *Speech correction: principles and methods*. Englewood Cliffs, NJ: Prentice-Hall, 1939b.

Van Riper C: *Speech correction: principles and methods* (4th ed). Englewood Cliffs, NJ: Prentice-Hall. 1963.

Van Riper C: *Speech correction: principles and methods* (6th ed). Englewood

Cliffs, NJ: Prentice-Hall. 1978.

Winitz H: *From syllable to conversation*. Baltimore: University Park Press, 1975.

Winitz H: Auditory considerations in articulation training. In H Winitz (ed.): *Treating articulation disorders: for clinicians, by clinicians*. Baltimore: University Park Press, 1984.

Appendix 8-1

언어치료 관련 가정 활동			
For: ______________________			
Date	Target Sound[s]	Practice Instructions	Practice Schedule

Comments/Questions/Observations:

Appendix 8-2

빈 측면도

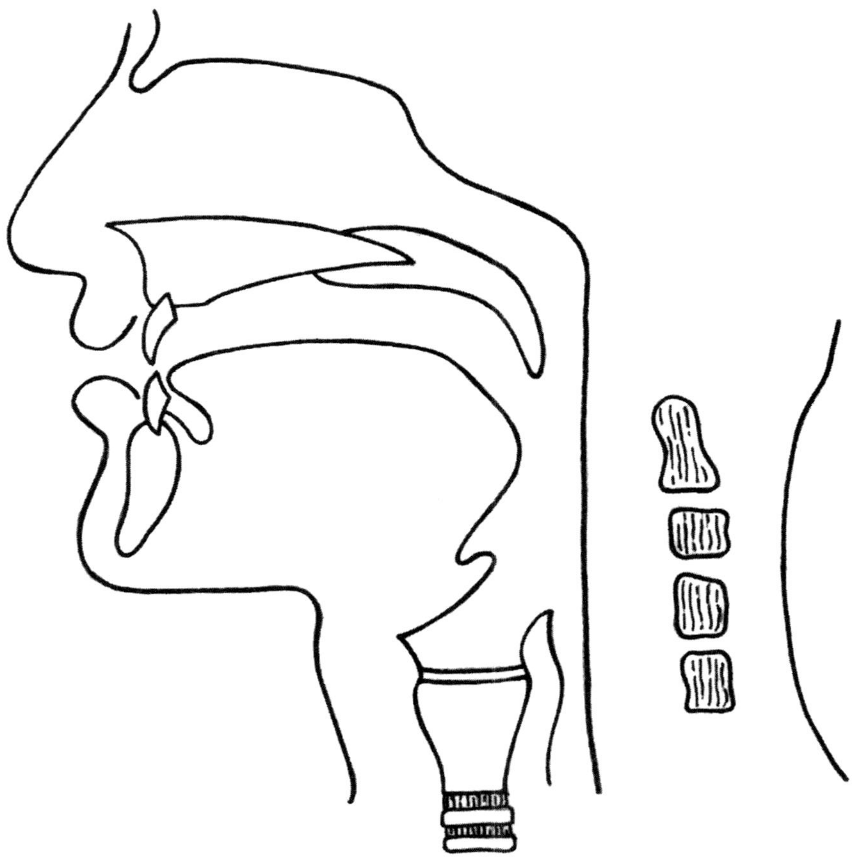

CHAPTER 9

특수치료 기법

말을 산출할 때 연인두 폐쇄를 촉진시킬 수 있는 치료 기법들이 있는데, 이들 중 일부는 앞 장에서 논의되지 않았다. 이러한 접근법들에 대해 오래된 교과서와 저널에서는 연인두 폐쇄 방법을 변경시킬 '직접적인(direct)' 치료 기법이라고 소개하고 있다. 다시 말해 이러한 접근법들은 조음 위치 및 방법 혹은 유성성과 같은 말 산출과 관련된 측면이 아니라 단지 연인두 기능을 활성화시키 데 그 목표를 두고 있다. 이러한 주제와 관련된 광범위한 문헌 고찰을 실시한 Tomes, Kuehn, Peterson-Falzone(2004)은 '연인두 기능부전'에 대한 행동적 치료 기법들은 전통적으로 다음과 같은 목표를 가지고 있다고 하였다.

1. 연인두 근육의 근력, 지구력, 혹은 근육량을 변화시키기 위해서
2. 연인두 근육의 근 조정력, 연구개의 활동률, 혹은 연인두 폐쇄의 지속성을 향상시킴으로써 연인두 활동의 조정능력을 변화시키기 위해서
3. 연인두 기능의 향상 없이 호흡, 발성, 혹은 비음화 현상을 감소시키기 위한 조음 활동 등을 변화시키기 위해서

첫 번째 카테고리에서는 연인두 메커니즘에 대한 직접적인 치료에 대해서, 두 번째 카테고리에서는 특수치료 기법의 사용을 필요로 하는 간접 혹은 직접적인 치료에 대해서, 세 번째 카테고리에서는 연인두 메커니즘에 대한 간접적인 치료에 대해 살펴보고자 한다. 앞 장에서는 조음 위치를 변경시키는 접근법에 대해 논의하였다. 이 장에서는 '직접적인' 치료에 대한 새로운 접근법과 오래된 접근법 모두에 초점을 두었다.

비록 병원이 아닌 곳에서 누구나 이러한 접근법들을 사용할 수는 없지만, 이 치료법이 의도하는 것 혹은 '구개열 언어'라고 낙인찍힌 아동에게 효과적이거나 혹은 효과적이지 못한 이유에 대해서 관심이 있을지도 모른다. 21세기에 구개열을 가지고 있거나 혹은 그렇지 않은 연인두 기능부전 아동을 다루고 있는 대부분의 언어치료사들은 "왜 지금까지 의료 전문의들은 이 모든 문제를 해결하지 못했는가?"라고 생각할 수 있다. 우리도 종종 이와 같은 생각을 해 왔다. "나는 이 치료 기법이 효과적이라고 들었다. 이 치료법을 사용해 봤는가? 내가 이 치료법을 사용하는 것을 추천하는가?"와 같은 좌절감을 실은 메시지를 가지고 이 책의 저자들에게 연락을 취해 온 언어치료사들이 많이 있었다. 이 장에서는 치료 기법의 사용 방법이나 시기 등은 다루지 않았다. 우리의 목적은 여러분에게 이 치료법이 담고 있는 과학적 근거(혹은 부족함)와 효용성에 대한 근거를 알려 주는 데 있다.

일부 치료 기법들은 기능을 변화시키기 위한 '운동치료법(physical therapy approaches)'이라고 불렸으며, 이중 일부는 1940년대, 1950년대, 1960년대, 심지어 1970년대까지 매우 많이 사용되었으나 효용성에 대한 근거는 거의 없었고, 일부는 보다 엄격한 효용적 데이터를 가지고 최근까지 가치 있게 사용되고 있다.

구어 메커니즘을 위한 '물리 치료'

1970년대를 지나서 언어치료사, 외과 전문의, 보철치과 전문의들은▼ 잔존신체에 물리치료(physical therapy)의 중심원리 중 일부를 구강 및 인두 메커니즘의 근육계에 적용시키려고 하였다.

▼ Speech bulb(제5장 참조)를 장착시키는 보철치과전문의는 연인두 메커니즘의 기능을 변화시키기 위해서 이러한 장치를 사용하고자 할 때, 이러한 '물리적 치료'의 한 부분을 담당한다. (이 장의 뒷부분에 소개되어 있는 훈련 장치로써 사용되는 speech bulb 감소 프로그램을 참조하라.)

물리치료사들은 촉각자극, 마사지, 전기자극, 반복적인 근수축, 그리고 저항력, 기타 방법들을 사용하여 약해진 골격 근력을 향상시키고자 하였다. 치료사들은 연인두 기능을 향상시키기 위해 연하하기(swallowing), 불기, 빨기, 뺨 부풀리기, 저항에 대항해서 불기(예: 관악기 연주), 심지어 말 산출 시 연인두 활동을 강화시키기 위해서 구토하기 등을 반복해서 사용하였다. 전반적인 결과는 비효과적이었다: 가끔 연인두 활동이 일시적으로 변화되었지만, 말로 전이되지는 않았다(이와 관련된 더 자세한 내용은 Peterson-Falzone et al., 2001; Ruscello, 2004; Tomes et al., 2004를 참조하라).

왜 연인두 시스템이 다른가?

연인두 기능을 향상시키기 위해 사용하는 물리치료법 혹은 행동치료법의 문제점 중 하나는 구강 구조가 동일하지 않아서 연인두 시스템으로 투입되는 감각의 정도 혹은 형태가 다르다는 것이다. 만약 여러분이 환자에게 "혀를 내밀어 보세요."라고 하면, 여러분은 환자가 혀를 내밀 수 있는지를 알 수 있다. 우리는 혀, 입술, 턱 등의 위치를 알려 줄 수 있는 아주 훌륭한 피드백 장치를 가지고 있지만, 연인두 시스템에 관한 한 똑같은 형태의 피드백을 제공할 수 없다. 만약 여러분이 환자에게 "연구개를 반쯤 올려 보세요."라고 말했다면, 환자는 당신을 당황스러운 표정으로 바라볼 것이다. 불기, 빨기, 연하 등의 사용을 옹호했던 20세기 중·후반의 교과서 및 논문들은 인간의 신경계 감각 및 연인두 시스템의 활동에 대한 통제 수준이 비일관적이라는 것을 증명하였다. 비록 비교적 최근의 생리학적 연구를 통해 연구개 및 인두근의 신경종말이 특수한 유형이라는 것을 알아냈고, 따라서 이들 근육에 대한 자발적 통제를 지도할 가능성이 우리를 흥미롭게 하지만, 이것이 하나의 치료 접근법이 되는 것은 아니다.

연인두 시스템에서 인간의 의식적인 감각계까지 촉각 혹은 운동감각적 정보입력은 제한적이지만, 청각적 피드백은 환자에게 연인두 포트가 어떻게 기능하는지를 알려 줄 수 있다고 치료사들은 믿고 있다. 이것은 애매한 방법이지만 최선의 방법이다. 말 명료도는 개인의 말 산출 방법에 대한 개인적인 무의식적 선호도를 포함한 많은 요소들에 의해 영향을 받는다. 만약 치료사가 연인두 기능의 적절성에 대해 자신의 청지각적 판단에 의존하여, "자, 보다 '구강음으로' 그리고 '비음'을 줄여서 다시 말해 보세요."와 같이 화자에게 지시를 내린다면, 이러한 지시는 화자에게 의미 있는 혹은 유용한 단서가 되지 못한다. 여러분은 연인두 활동을 좀 더 잘할 수 있도록 유도하기 위해서 어떻게 동기 부여를 할 것인가? 일반적으로 치료사가 화자에게 이전에 이용할 수 없었던 정보를 제공하면서, 다양한 형태의 피드백(보통 시각적인 피드백)을 사용하여 연인두 기능부전에 대한 행동적 치료를 시작하면 동기 부여가 된다.

연인두 기능부전에 대한 행동치료 시 '바이오피드백' 장치의 이용

See-Scape▼

▼ 비디오 클립 8-1 참조

역사적으로, 연인두 기능의 향상을 위해 사용된 가장 오래된 형태의 바이오피드백 중 하나가 See-Scape이다. 이 장치는 작은 스티로폼 조각이 들어 있는 속이 빈 딱딱한 플라스틱 튜브이다. 딱딱한 튜브의 기저부에 유연한 튜브를 연결하고, 유연한 튜브의 다른 한쪽 끝에는 아동의 콧구멍에 부분적으로 삽입할 수 있는 '갸름한 형태의 마개'가 고정되어 있다. See-Scape는 기류가 콧구멍으로 나오게 되면 스티로폼이 올라가기 때문에 기류의 방향을 살펴볼 수 있는 유용한 모니터링 장치이다. 비록 이 장치는 그 자체로는 무해하지만 다음과 같은 오류가 있을 수 있음을 알려 주어야 한다.

1. 휴식 시 정상적인 비호흡으로 스티로폼 조각이 올라갈 수 있다.
2. 코 양쪽을 모두 실시해야 하는데, 그 이유는 비중격이 휘어서 한쪽 콧구멍을 막을 수 있기 때문이다(특히 편측 구개열 수술을 받은 아동의 경우).
3. 어린 아동들은 튜브에 들어 있는 스티로폼 조각이 올라가는 것을 보고 싶어서 의도적으로 공기를 코로 내보낼 수 있다.

최선의 환경에서 혹은 가장 유용한 도구를 함께 사용한다 할지라도, See-Scape는 연인두 폐쇄 정도를 측정할 수 없다. 이것은 단순히 기류의 흐름만 알려 준다. 그러나 임상가가 위와 같은 오류를 사용자에게 알려 준다면, See-scape는 유용한 모니터링 장비가 될 수 있다.

구강 내시경 검사 및 비디오 내시경 검사

1970년대와 1980년대에 연인두 근육의 활동을 시각으로 볼 수 있게 한 내시경의 발달 덕분에 보다 정교한 형태의 시각 피드백 장치를 이용할 수 있게 되었다. 가장 먼저 관심을 끈 것이 구강 내시경 검사이고▼ 그 다음이

▼ Taub(1966)은 구강 내시경을 'panendoscope'라고 불렀다. 이 장비뿐만 아니라 다른 구강 내시경도 모두 경직형 튜브를 구강에 위치시켰다. 따라서 말 샘플이 모음과 양순음으로 구성되어 있지 않은 실제 말을 산출하는 동안에는 연인두 메커니즘을 관찰할 수 없었다.

비디오 내시경 검사인데, 이들은 모두 임상가와 화자에게 연인두 시스템의 활동을 볼 수 있도록 해 주었다. 때때로, 아주 짧지만, 선택된 말 과제 시 연인두 기능의 변화를 관찰할 수 있었다. 그러나 연속구어에서 연인두 폐쇄 활동의 변화를 유지하고 자동화시키는 것은 불기 혹은 구강 마찰음을 연장하는 등의 활동에서 연인두 폐쇄의 적절성을 보고자 하는 화자에게만 시행되었다.▼

▼ Shprintzen, McCall, 그리고 Skolnick(1975)은 휘파람이나 불기를 할 때 실질적으로 연인두 폐쇄가 일어나는 연인두 기능부전 환자 4명에게 '휘파람-불기' 기법을 사용하였을 때 그 결과가 좋았다고 보고 하였다. 그들의 가설은 환자에게 불기나 휘파람을 부는 방법을 지도하면 말 산출 시 연인두 폐쇄를 향상시킬 수 있다는 것이다. 이 기법에 대한 후속 연구는 없었고, 후에 Shprintzen (1989)은 이 환자들에게 비디오 플루오로스코피 및 비인두내시경을 실시하였는데, 이들은 치료 전에 보였던 마찰음을 연장할 때에는 연인두 폐쇄를 보였다고 하였다.

Siegel-Sadewitz와 Shprintzen(1982)은 비디오 내시경 검사를 이용하여 정상인들의 연인두 폐쇄의 형태가 관상면과 시상면에서 변한다는 것을 보고 하였다. 그러나 연인두 기능부전 환자에 대한 후속 연구를 실시하지 않았다. 일부 일본인들의 연구에서 시각적 피드백은 연인두 기능을 변화시킬 수 있다는 제한적인 증거를 제공하기는 했지만, 일부 환자의 경우 완벽하게 연인두 기능부전이 없어진 경우는 드물었다.▼

▼ 이 주제에 관한 보다 자세한 내용 및 참고 문헌은 Peterson-Falzone 등(2001)과 Tomes 등(2004)을 참조하라.

피드백 형태로 비디오 내시경 검사를 소개한 보고서들은 문헌에서 계속 등장하였지만(Brunner et al., 1994; Golding-Krushner, 2001; Ysunza et al., 1997), 제한적인 결과만 제시하였다. 대체로, 비록 일부 환자들에게서는 매우 유용하였지만, 만약 연인두 기능부전을 제거할 목적으로 내시경만을 바이오피드백으로 사용하는 것은 바람직하지 않다는 것을 이 자료들에 의해 알 수 있다.▼

▼ 내시경을 사용한 피드백을 제공하고 있는 비디오 클립 9-1과 9-2를 보는 것이 좋다. 비디오 클립 9-1에서는 인두 마찰음을 제거하기 위해서 내시경을 사용하고 있고, 비디오 클립 9-2에서는 /t/에서는 폐쇄가 일어나지만 /s/에서는 폐쇄가 일어나지 않는 아동에게 내시경을 사용하고 있다.

동기 부여가 잘 되는 일부 성인을 제외하고는, 비디오 내시경 검사의 가격, 시간, 위험률, 그리고 불편함 등은 잠정적 이익보다 훨씬 더 크다. 학교나 기타 병원 이외의 세팅에서 사용할 수 있는 비디오 내시경 검사는 치료도구가 되지 못한다.

Nasometer

일부 임상가들이 여전히 사용하고 있는 또 다른 형태의 시각 피드백 장치인 Nasomter는 화자에게 연인두 메커니즘에 대한 단면은 제공하지 못하지만, 말 산출 시 연인두 활동에 대한 음향학적 결과를 시각적으로 제시해 준다(제4장 참조).

Nasometer는 Fletcher가 개발한 TONAR(Fletcher, 1972, 1978)의 후속 모델이며, Fletcher가 정의한 '비음도'라는 것을 측정한다. 이 장비는 구강/비강의 음향학적 공명 에너지의 비를 알려 주며, 그 값은 컴퓨터로 분석한다.

Nasometer에 대한 민감도 및 정확성, 그리고 정상 및 비정상에 해당하는 파라미터 값에 대한 많은 연구들이 이루어졌다. 이러한 파라미터를 확립하는 것은 매우 복잡하였다. 왜냐하면 구어의 다른 변수들이 Nasometer가 제공하도록 설계된 정보에 영향을 미치기 때문이다. 예를 들면 비강기류 유출은 비음도 평가 결과를 신뢰할 수 없도록 하는데, 이러한 오류는 구어자극으로 저압력자음만으로 구성된 자료를 사용함으로써 통제할 수 있다.▼

▼ Nasometer에 대한 상세한 논의는 Dalston(2004)을 참조하라.

Nasometer의 장점은 병원이 아닌 장소에서 안전하게 사용할 수 있다는 것인데, 이러한 이유 때문에 최근에 인기 있는 진단 및 치료도구가 되었다. 그러나 Nasometer는 장비와 컴퓨터의 비용이 결합되어 매우 비싸며, 임상가들은 장비의 사용 방법과 결과를 해석하는 방법 등을 교육받아야 한다.

가속도계, velograph, 광검출기

말 산출 시 연인두 폐쇄의 적절성을 살펴보고 화자에게 바이오피드백을 제공하도록 설계된 또 다른 장비에는 가속도계(accelerometer)(Horii, 1983; Lippmann, 1981; Redenbaugh & Reich, 1985), 'velograph'(Kunzel, 1979; 1982), 또는 '광(光)검출기(photodetector)'(Dalston, 1982, 1989) 등이 있다. 가속도계는 얇은 막의 진동 정도를 수집하는 마이크의 한 유형이다. 마이크 하나는 성대에 위치시키고, 다른 하나는 콧구멍에 위치시켜 코에서 수집된 소리 에너지와 후두에서 수집된 소리 에너지의 상대적인 비를 비교한다. 가속도계는 비침습적이어서 병원 이외의 세팅에서 아주 유용하지만, 1980년대에 활동했던 구개열/두개안면 연구팀 혹은 임상가와 같은 연구자들에게 인기를 얻지 못했다. Kunzel의 velograph 및 이것의 후속 모델, 그리고 광검출기 등도 이와 비슷하다고 말할 수 있다. 이들 장비는 모두 연인두 포트에서 나오는 빛을 측정하며, 체강(body cavity)에 일정한 기기를 삽입하기 때문에 침습적이다. 또한 연구실에서 임상실로 옮기기가 쉽지 않다.

PERCI

▼ PERCI는 Palatal efficiency rating computed instantaneously의 약자이다.

PERCI▼와 같은 공기역학적 장비는 화자에게 비강기류의 방출 유무를 알려 줄 수 있는 상용화된 장비로, 말 산출 시 구강 및 비강기류를 측정할 수 있다(Warren, 1979, 2004). PERCI는 실질적으로 Warren의 압력-기류 실험기기(pressure-flow laboratory instrumentation)의 패키지 버전이다(Warren & DuBois, 1964). 이것은 한때 구개열 및 두개안면 센터에서 진단 목적으로 사용된 필수 기기 중 하나였다. 비록 PERCI가 비침습적이고 병원 이외의 세팅에서도 안전하게 사용할 수 있지만, 비용이 비싸고 특수치료센터 이외의 장소에서는 보기가 어렵다.

결론 및 추천사항

연인두 기능부전, 특히 비일관적인 폐쇄를 가진 많은 화자들은 아마도 연인두 기능을 향상시키는 방법들을 배울 수 있고, 이러한 훈련은 피드백을 받을 수 있는 비디오 내시경 검사나 Nasometer나 기타 음향적 장비를 함께 사용하는 것이 가장 좋다. 그러나 앞서 언급했듯이, 비디오 내시경 검사는 병원 이외의 환경에서는 사용할 수 없고, Nasometer 및 PERCI는 비용이 너무 비싸며, 데이터를 분석하기 위해 컴퓨터가 필요하고, 또 임상가들이 특별한 훈련을 받아야 하기 때문에 사용하는 데 있어서 약간의 제약이 따른다.

특히 어린 아동의 경우에는 치료 접근법으로서 이러한 장비의 효용성에 대한 의심 때문에, 전통적이며 효과적인 언어치료 이외의 방법으로 이 장비들이 사용된다.

훈련장비로서의 보철장치

연인두 메커니즘의 활동을 변화시키기 위한 훈련장비로 사용될 수 있는 보철장치의 두 가지 방법은 폐색자(obturator reduction)와 구개 거상기이다.

폐색자 감소 프로그램

speech bulb는 성대를 지나 온 기류가 비강으로 들어가는 것이 불가능하도록 하기 위해서 의도적으로 크게 제작한다(이 장치는 보상조음의 사용을 막지는 못한다). 임상가는 비강으로 새는 공기를 막음으로써 화자가 비강음이 아닌 구어에 익숙해지고, 내재화된 목표음을 '재정립'하고, 목표음에 익숙해지며, 정상적인 구강압으로 산출된 정상 자음에 대한 감각을 느끼기를 원한다. 그 다음 목표는 향상된 말을 산출하기 위해서 필요한 구강압과 기류를 환자가 지속적으로 유지할 수 있도록 지도하면서 speech bulb의 크기를 점차적으로 줄이는 것이다. 이와 같은 폐색자 사용에 대한 기본 개념을 처음으로 소개한 이가 바로 Blakeley(1960)이다.

폐색자 감소 프로그램을 옹호하는 많은 임상 연구자들 사이에서, 왜 혹은 어떻게 이러한 프로그램이 효과적인가에 대한 의견은 분분하다. Cole(1979)은 "일부 저자들은 폐색자가 구개 및 인두근육의 활동을 방해함으로써 근활동이 증가되었기 때문이라고 생각하는 반면, 일부 저자들은 비인두에 있는 폐색자가 근육을 '자극'한다."고 하였다.▼ 비록 지나치게 큰 bulb가 연인두 활동을 어떻게 자극하는지, 그리고 연인두 시스템이 점차적으로 감소시킨 bulb를 어떻게 보상하는지에 대해서는 의견이 서로 다르지만, 폐색자 감소 프로그램은 1960년대 및 1970년대에 큰 화제가 되었다(Peterson-Falzone et al., 2001, 제13장 참조).

▼ 다음 질문이 흥미를 유발시켰다: 연인두 폐쇄 기능을 회복하는 데 필요한 근육 활동의 정도를 판단하기 위해서 폐색자를 제거하였을 때, 어떤 유형의 정보를 연인두 시스템이 받으며, 근육 활동을 변화시키기 위해 이 정보를 어떻게 사용하는가?

최근에 폐색자 감소 프로그램을 가장 많이 사용하고 있는 치료 팀은 시애틀에 위치한 워싱턴 대학교 팀(McGrath & Anderson, 1990)과 브롱크스에 위치한 몬테피오르 메디컬 센터(Golding-Kushner et al., 1995)이다. 이 두 팀은 폐색자 감소 프로그램을 통해 효과를 볼 수 있는 환자를 선별할 수 있는 실질적인 데이터베이스와 가이드라인을 개발하였다.▼

▼ Golding-Kushner 및 동료들(1995)은 폐색자 감소 프로그램은 측인두벽의 활동을 증가시켜 연인두 기능을 향상시킨다고 보고하였다.

폐색자 감소 프로그램의 단점에는 다음과 같은 것이 포함된다.

1. 결과를 측정하고 폐색자 제작을 위해 환자가 치료센터를 자주 방문해야 된다(이러한 이유 때문에 치료센터와 일정한 거리 이내에 살고 있는 환자군으로 제한되는 경향이 있다.).
2. 폐색자 착용 절차를 환자(그리고 부모)가 인내해야 한다.
3. 이 장치를 지속적으로 착용해야 한다.
4. 환자, 부모, 치료 팀들이 많은 시간을 할애해야 한다.
5. 치료비용을 보험이나 연구비로 충당하지 못한다면 경비가 부담스럽다.

이 치료 프로그램의 장점은 수술 없이 연인두 기능부전을 완벽하게 제거하거나 최소한의 수술이 필요할 정도로 연인두 손상 범위를 감소시킬 수 있다는 것이다. 이들 센터는 이러한 것들을 수행할 수 있으며, 지리학적으로 센터에 접근하기 쉬운 많은 환자들이 있기 때문에, 폐색자 감소 프로그램은 수술을 필요로 하지 않는 치료법에 대한 기초 지식을 전달해 줌과 동시에 지속적인 연구를 가능하게 하는 데 기여할 것이다.

훈련장비로서의 구개 거상기

구개 거상기는 연구개의 활동을 자극하기 위해 착용시킬 수 있다(제5장 참조). Massengill, Quinn, Pickerell(1971)은 구개 거상기와 비슷한 '구개 자극기(palatal stimulators)'라는 용어를 지지하였다. 이들은 5명의 환자에 대한 실험 결과를 보고하였는데, 5명의 환자에게 1년간 이 장치를 착용시킨 결과, 연인두의 틈이 줄어들었거나 없어졌다고 보고하였다. 그러나 이들은 이 딱딱한 장비가 연인두 활동을 어떻게 '자극하는지'를 정확하게 설명하지 못했을 뿐만 아니라 후속 연구도 실시하지 않았다.

지난 10년 동안, 구개 거상기의 사용은 일시적인 치료장치의 일환으로 많은 관심을 받아 왔다.▼ Wolfaardt와 동료들은 연인두 기능부전 환자 32명을 통해 구개 거상기 착용 시간을 체계적으로 감소시켰다(그러나 연인두 기능부전의 손상 형태 혹은 원인, 그리고 환자의 연령 등은 체계화시키기 못했다). 이들은 청능훈련과 비음도 및 비강기류에 대한 피드백, 조음치료, 턱의 활동 범위를 향상시키기 위한 치료(구강 및 비강의 균형을 맞추기 위해서)를 받았다. 저자들은 이 중 14명의 환자의 경우에는 구강 및 비강의 균형을 유지하는 동안 구개 거상기를 사용할 수 없었다고 하였다. 이 연구에서 가장 궁금한 것은 구개 거상기 없이 실시된, 동일한 목표를 가지고 함께 실시된 치료들의 치료시간이다. 흥미로운 것은 아래에서 논의하고 있는 '구개훈련'의 사용을 옹호하는 논문을 검토하면서도 이와 똑같은 질문이 생겼다는 것이다.

▼ 구개 거상기는 수십 년 동안 신경학적 기전에 의한 VPI 환자를 치료하기 위해서 사용된 영구적인 장치임을 기억해야 한다. 이 환자들에게는 구개 거상기가 '일시적인' 중재법이 아니다. 왜냐하면 신경학적 기전을 가지고 있는 환자들은 이 장치를 제거했을 때 비음화된 말을 다시 산출하는 경향이 있기 때문이다. 다시 말해 이런 종류의 환자들에게 구개 거상기는 연인두 메커니즘의 기능을 물리적으로 변화시킬 수 없다

치료 전과 치료 후의 구어 및 연인두 활동 형태에 대한 조심스러운 문헌 조사를 통해, Witt와 그의 동료들(1995a, 1995b)은 구개 거상기를 평균 4.4개월 착용한 후 제거하면 영구적으로 연인두 기능을 향상시키지 못한다고 보고하였다. 치료기간이 짧고 연인두 기능부전의 원인이 환자군 내에서 다양하다면 결과가 달라질 수 있다는 것에 주의해야 한다. 이러한 결과(변화 없음 69%, 향상됨 15%, 악화됨 15%)를 통해 저자는 "구개 거상기가 연인두의 신경근 활동 유형을 변화시킨다는 가설을 지지할 수 없고, 구개 거상기를 '제거해야(점차적으로 감소) 할' 적당한 시기도 제공하지 못하고 있다."고 결론을 내렸다(p. 469).

영국의 임상가들은 구개 거상기와 유사한 장치 사용을 옹호해 왔다

(Duxbury & Graham, 1985, 1986; Selley, 1979; Selley et al., 1987; Stengelhofen, 1990; Stuffins, 1989; Thompson et al., 1985; Tudor & Selley, 1974). Tudor와 Selley(1974)는 이것을 PTA(palatal training appliance)라고 명명하였는데, PTA는 앞쪽에 아크릴 판이 끼워진 한쪽 끝이 개방된 U자 모양의 루프 와이어이다. 뒤쪽으로 연장된 루프의 막힌 부분은 연구개 아래에 위치시킨다. 이론적으로 PTA는 환자가 연구개의 움직임을 느낄 수 있고 '자발적으로 통제할 수 있도록 연구개의 감각 지각'을 증가시킬 수 있다는 것이다(p. 119). 이들은 이 장치가 "감각신경을 발달시키고 혓등을 이완시킨다."고 생각한다. 실제 회기(하루에 여러 번) 동안, U자 모양의 루프를 2개의 전극에 연결한 'VSA(visual speech aid)'로 교체하였다. 이것은 화자에게 시각 피드백을 제공하였다. 연구개가 거상하여 전극을 차단시키면 불이 꺼졌다. Tudor와 Selley는 11명의 마비말 장애 환자 중 5명이 3주 이내에 말이 향상되었다고 보고하였지만 관련 데이터를 제공하지 않았다.

PTA에 대한 후속 연구(Selley et al., 1987; Stengelhofen, 1990: Stuffins, 1989)에서 이 장치는 항상 착용해야 하고, (1) 환자에게 시각적, 청각적, 촉각적, 비강기류에 대한 피드백 사용을 환자에게 지도하기 위한, (2) 조음을 향상시키기 위한, (3) 정조음과 왜곡음을 변별시키기 위한, (4) 옛날 말 산출 방식을 새로운 말 산출 방식으로 바꾸기 위한 언어치료와 함께 사용해야 한다고 하였다. Stuffins(1989)는 이러한 방법을 사용하여 연인두 폐쇄에 문제가 있는 26명의 환자(구개열, 신경학적 장애, 혹은 원인 미상)를 대상으로 한 치료 결과를 보고하였다. 치료기간은 3개월에서 3년까지 다양하였고, PTA의 착용시간을 점차적으로 줄여 나갔다. Stuffins는 11명의 환자는 정상 구어로 발달하였고, 8명의 환자는 '상당히 호전'되었다고 보고하였다. 그러나 이 보고서에는 이러한 변화를 가져온 요인을 고려하지 않았다.

결론

폐색자 감소 프로그램은 일부 센터에서 여전히 사용되고 있으며, 선별된 대상자에게 실질적으로 효과적인 것 같다. 임시적인 치료장치인 구개 거상기는 덜 사용하지만 일부 화자에게는 유용한 것 같다. PTA의 효용성에 대한 데이터에 기초한 최근 연구는 없지만, 이 장치는 여전히 일부 프로그램에서 사용되고 있는 것 같다. PTA는 일반적으로 조음을 향상시키고 구-비강 공명의 균형을 최적화시키기 위한 치료와 함께 사용한다.

공립학교 및 기타 병원이 아닌 환경에서 근무하고 있는 임상가로부터 여러분은 폐색자 감소 프로그램 혹은 드물지만 구개 거상기의 일시적 사용을 결합한 프로그램에 환자를 등록시켜 치료해 주기를 요구받을 수 있다. 만약 그렇다면, 여러분은 이러한 프로그램에 대한 기본적인 이해를 당장 갖추어야 한다.

최근에 개발된 치료법

1990년대 및 2000년대 초반에 연인두 기능부전 환자의 구어 향상과 관련된 두 가지 흥미 있는 기법이 소개되었는데, CPAP(continuous positive airway pressure) 치료와 전자구개도(electropalatography)가 그것이다. CPAP 치료는 인위적으로 증가시킨 저항력에 대해 근육을 활동시킴으로써 연인두 폐쇄를 향상시키도록 유도하였다. CPAP는 비교적 저렴하고 손

쉽게 구할 수 있으며, 병원이 아닌 곳에서도 사용할 수 있다. 전자구개도는 조음 위치를 향상시키고 보상조음을 제거하여 결과적으로 부적절한 연인두 개방을 줄이거나 제거시킬 수 있다. 전자구개도는 여전히 비싸며 쉽게 구할 수 없지만 유용가치가 높다.

CPAP 치료

CPAP(continuous positive airway pressure) 치료는 스스로 호흡하기 힘든 환자에게 의료적인 방법으로 사용되어 왔다. 유연한 튜브와 연결되어 있는 마스크는 코에 위치시키고, 다른 한쪽 튜브는 대기압보다 높은 양압의 기류를 만들어내는 장치와 연결되어 있다. 이 기류는 비강으로 나오는 기류를 방해한다. 이 장치는 특히 수면 무호흡증 환자 치료에 유용한 것으로 알려져 있다.

1991년, Kuehn은 연인두 기능부전 화자에게 근저항 훈련의 수단으로 CPAP의 사용을 소개하였다. 만약 환자가 CPAP에서 만들어진 저항에 대항하여 구어 과제를 수행할 수 있다면 상승된 비강 내압에 대항하여 연구개근을 효과적으로 사용한다는 것이고, 따라서 근력의 향상을 얻을 수 있다는 것이 그의 가설이다. 그는 비싸지 않고 의료기 상사에서 쉽게 구할 수 있는 CPAP만으로 환자가 가정에서 이용할 수 있는 8주 치료 프로그램을 고안하였다. 8주 동안 비강 내압의 양을 증가시키고, 치료시간 드한 매주 증가시킨다. 화자는 VNCV 형태(모음-비음-압력자음-모음)의 특정 단어와 6개의 특정 문장을 발화한다. VNCV 형태의 단어를 발화할 때에는 두 번째 음절에 강세를 두어야 한다. 화자는 정해진 치료시간이 끝날 때까지 VNCV 형태의 단어와 문장을 반복해서 산출해야 한다. 미리 정해 둔 치료시간은 첫 주에는 10분이고, 8주에는 24분으로 증가된다.

CPAP 프로그램은 다른 연인두 폐쇄와 관련된 불기 훈련이나 혹은 여러 종류의 저항을 활용한 불기 훈련 같은 오래된 치료 프로그램과는 매우 다르다는 것을 알아야 한다. 왜냐하면 CPAP 프로그램은 실제적인 말 산출 동안 이루어지기 때문이다. 이런 유형의 치료에 대한 초기 보고서에는 대상자가 4명이었다. '중등도 과대비성'을 특징으로 한 3명의 화자들은 8주의 치료기간이 끝났을 때 청지각적 판단 결과, 과대비성이 감소하였다. 네 번째 화자는 폐쇄형 두개손상(closed head injury)으로 심한 과대비성을 보이는 환자였고 1개월 간 치료를 마친 이후에도 전혀 호전되지 않아서 결국 치료 프로그램을 종료하였다.

Kuehn은 CPAP 치료 프로그램의 효용성을 알아보기 위해 학회 간 공동연구를 실시하였다(Kuehn et al., 2002). 경도에서 중등도 과대비성을 가진(심도는 없었음) 수술 받은 구개열 환자 43명의 치료 전 그리고 치료 후 말 샘플을 수집하였고, 6명의 평가자에게 말 샘플을 무작위로 제시하여 그 등급을 판단하게 하였다. 평균 과대비성 점수는 7점 척도상 약간(0.2점) 감소하였지만, 통계적으로 유의하였다. 일부 환자들은 약 1점이 감소된 반면, 전혀 변화가 없는 환자도 있었다. 치료 전에 심도의 과대비성 환자가 없었던 것이 잠재적인 향상 정도를 판단하는 데 제한적이었다. 저자는 비록 CPAP 치료가 일부 환자들에게는 유용하였지만, 치료 효과가 상당히 다양하다고 결론을 내렸다. 2005년 중반에는 이 치료 프로그램에 가장 적절한 환자 기준을 설정하기 위한 공동연구가 계속되었다.

조음치료를 위한 전자구개도

1980년대 중반 영국, 미국, 일본 등의 연구실에서 구개열을 포함한 말장애 환자들의 잘못된 조음접촉을 연구할 목적으로 전자구개도를 사용하기 시작하였다(Fletcher, 1985; Hardcastle et al., 1989; Michi et al., 1986). 전자구개도는 과대비성이나 비강기류 유출과 같은 것이 아니라 조음 위치에 초점을 두고 있다. 환자들은 전극을 심은 맞춤형 아크릴 구개판을 착용해야 한다.▼ 혀가 구개의 앞쪽, 중간, 뒤쪽 영역에 접촉하는 것을 감지할 수 있도록 전극이 배열되어 있다. 전극은 화면을 제공하는 컴퓨터와 연결되어 있고, 조음의 접촉 형태를 화면을 통해 연구자와 화자에게 보여준다.

▼ 아크릴 플라스틱판은 치열교정기와 비슷하다.

Gibbon 등(1999)은 맞춤형 대신에 표준화된 구개판을 개발함으로써 이와 같은 치료에 접근하는 환자와 치료사가 널리 사용할 수 있는 장치를 개발하였다. 그런 다음 이들은 잘못된 조음 접촉을 올바르게 바꾸기 위해서 전자구개도 사용에 대한 학제 간 연구를 실시하였다. 비맞춤형 구개판의 사용은 치료비용을 감소시켰고, 치료 환경에서 이와 관련된 자료들을 모을 수 있게 되었다. 구개열 환자에게서 자주 나타나는 습관적인 보상조음을 사용하는 화자들에게 이 치료 프로그램의 장점은 대단했다. Gibbon은 치료센터에서 전자구개도를 많이 사용할 수 있도록 그리고 전자구개도에 대한 효과에 대한 데이터를 수집하는데 국제적인 노력을 다하고 있다.

요약

병원 이외의 환경에서 임상가가 실시할 수 있는 직접적인 접근법에는 무엇이 있는가? 임상가들은 특별한 치료 기법에 관한 정보로부터 다음과 같은 것을 얻을 수 있다.

- 연인두 근육의 근력을 향상시키기 위해서 실시하는 '물리적 운동치료'는 효과적이지 못하다. 제7장에서 언급했듯이, 불기 활동은 아동에게

공기의 흐름을 지도하는 데 유용하며, 공기의 흐름에 반응하는 작은 장난감(작은 플라스틱 비행기 혹은 헬리콥터)은 See-Scape처럼 유용할 수 있다.

- 연구 결과에 의하면, 반복적인 구토 혹은 연하 등을 사용하는 것은 바람직하지 못하다.
- 말 산출 시 연인두 폐쇄를 향상시키기 위해 사용하는 촉각자극(심지어 전기자극)의 유용성은 증명되지 않았다
- 연인두 메커니즘에 대한 '물리적 운동'은 CPAP 치료에서 사용된 프로토콜처럼 말을 산출하면서 활용될 때 일부 도움이 된다. 만약 이 프로토콜을 여러분의 환자에게 사용하고자 한다면, 환자에게 알려 주어야 할 여러 가지 문제점에 관해 상담하기 위해서 Kuehn 박사▼와 접촉할 것을 강력히 추천한다.

▼ Dr. David P. Kuehn, Department of Speech Pathology and Audiology, University of Illinois, Urbana IL 62820, d-kuehn@uiuc.edu

- 비록 여러분의 직장에서 직접 사용할 수 없고 병원시설에서만 유용하게 사용되는 기기에 기초한 치료들을 활용한다면 상당히 유용한 경우가 많을 것이다. 예를 들어 만약 언어치료를 통해 교정할 수 없어 보이는 비일관적 비강유출을 보이는 아동이 여러분의 환자라면, 아동에게 구강음을 어떻게 사용하는지를 가르쳐 줄 수 있는 비디오 내시경 검사를 이용할 수 있는 센터를 통해 여러분은 시도치료를 실시할 수 있다. 만약 이것이 가능하다면, 여러분은 새로이 습득한 능력을 습관화시킬 아동에게 매우 효과적인 치료를 제공할 수 있을 것이다.

참고 문헌

Blakeley RW: Temporary speech prosthesis as an aid in speech training. *Cleft Palate Bull* 10:63-65, 1960.

Brunner M, Stellzig A, Decker W, et al: Video feedback therapy with the flexible nasopharyngoscope: possibilities of influencing the velopharyngeal closure and articulation deficiencies in cleft palate patients. *Fortschr Kieferorthop* 55:197-201, 1994.

Cole R: Direct muscle training for the improvement of velopharyngeal activity. In Bzoch KR (ed): *Communicative disorders related to cleft lip and palate*. Boston: Little, Brown, 1979, pp 553-559.

Dalston RM: Photodetector assessment of velopharyngeal activity. *Cleft Palate* 119:1-8, 1982.

Dalston RM: The use of nasometry in the assessment and remediation of velopharyngeal inadequacy. In: Bzoch KR (ed): *Communicative disorders related to cleft lip and palate* (5th ed). Austin, Texas: Pro-Ed, 2004, pp 493-516.

Dalston RM: Using simultaneous photodetection and nasometry to monitor velopharyngeal valving in normal and cleft palate subjects. *J Speech Hear Res* 32:195-202, 1989.

Duxbury JT, Graham SM: Palatal training aids for velopharyngeal insufficiency: an interdisciplinary approach. *Dent Update* 12:609-614, 1985.

Duxbury JT, Graham SM: Velopharyngeal insufficiency: a joint approach. *Middle East Dent*, January-February 1986, pp 32-34.

Fletcher SG: Contingencies for bioelectronic modification of nasality. *I Speech Hear Disord* 37:329-346, 1972.

Fletcher SG: *Diagnosing speech disorders from cleft palate*. New York: Grune & Stratton, 1978.

Fletcher SG: Speech production and oral motor skill in an adult with an unrepaired palatal cleft. *I Speech Hear Disord* 50:254-261, 1985.

Gibbon F, Stewart F, Hardastle WJ, Crampin I: Widening access tc electropalatography for children with persistent sound system disorders. *Am J Speech Lang Pathol* 8:319-334, 1999.

Golding-Kushner KJ: *Therapy techniques for cleft palate speech and related disorders*. San Diego: Singular/Thompson Learning, 2001.

Golding-Kushner KJ, Cisneros GJ, LeBlanc EM: Speech bulbs. In Bardach J, Shprintzen RJ (eds): *Cleft palate speech management*. St Louis: Mosby, 1995, pp 352-363.

Hardcastle WJ, Morgan Barry R, Nunn M: Instrumental articulatory phonetics in assessment and remediation: case studies with the electropalatograph. In Stengeihofen J (ed): *Cleft palate: the nature and remediation of communication problems*. Edinburgh: Churchill Livingstone, 1989.

Horii Y: An accelerometric measure as a physical correlate of perceived hypernasality in speech. *J Speech Hear Res* 26:476-480, 1983.

Kuehn DP: New therapy for treating hypemasal speech using continuous positive airway pressure (CPAP). *Plast Reconstr Surg* 88:959-966, 1991.

Kuehn DP, Jmrey PB, Tomes L, et al: Efficacy of continuous positive airway pressure (CPAP) for treatment of hypernasality. *Cleft Palate Craniofacl* 39:267-276, 2002.

Kunzel HJ: First application of a biofeedback device for the therapy of velopharyngeal incompetence. *Folia Phoniatr* 34:92-100, 1982.

Kunzel HJ: Rontgenvideographische evaluierung eines photoelektrischen verfahrens zur registrierung der velumhole beim sprechen. *Folia Phoniatr* 31: 153-166, 1979.

Lippmann R: Detecting nasalization using low cost accelerometer. *J Speech Hear Res* 14:314-317, 1981.

Liss JM: Muscle spindles in the human levator veli palatini and palatoglossus muscles. *J Speech Hear Res* 33:736-746, 1990.

Massengill R, Quinn GW, Pickerell KL: The use of a palatal stimulator to decrease velopharyngeal gap. *Ann Otol Rhinol Laryngol* 80:135-137,1971.

McGrath CO, Anderson MW: Prosthetic treatment of velopharyngeal incompetence. In Bardach J, Morris HL (eds): *Multidisciplinary management of cleft lip and palate*. Philadelphia: Saunders, 1990, pp 809-815.

Michi K, Suzuki N, Yamashita Y, Imai 5: Visual training and correction of articudisorders by use of dynamic palatography. *I Speech Hear Disord* 51: 226-238, 1986.

Peterson-Falzone SJ, Hardin-Jones MA, Karnell MP: *Cleft palate speech* (3rd ed). St Louis: Mosby, 2001.

Redenbaugh MA, Reich AR: Correspondence between an accelerometric nasal/voice amplitude ratio and listeners' direct magnitude estimations of hypernasality. *J Speech Hear Res* 28:273-281, 1985.

Ruscello DM: Considerations for behavioral treatment of velopharyngeal closure for speech. In KR Bzoch (ed): *Communicative disorders related to cleft lip and palate* (5th ed). Austin, Texas: Pro-Ed, 2004, pp 763-796.

Selley WG: Dental and technical aids for the treatment of patients suffering from velopharyngeal disorders. In Ellis RE, Flack FC (eds): *Diagnosis and treatment of palato glossal malfunction*. London: College of Speech Therapists, 1979, pp 53-63.

Selley WG, Zananiri M-C, Ellis RE, Flack FC: The effect of tongue position on division of airflow in the presence of velopharyngeal defects. *Br I Plast Surg* 40:377-383, 1987.

Shprintzen RJ: Research revisited. *Cleft Palate* 126:148, 1989.

Shprintzen RJ, McCall GM, Skolnick L: A new therapeutic technique for the treatment of velopharyngeal incompetence. *I Speech Hear Disord* 40: 69-83, 1975.

Siegel-Sadewitz VL, Shprintzen RJ: Nasopharyngoscopy of the normal velopharyngeal sphincter: an experiment in biofeedback. *Cleft Palate J* 19: 194-200, 1982.

StengeLhofen J: *Working with cleft palate*. Bicester, England: Winslow Press, 1990.

Stuffins GM: The use of appliances in the treatment of speech problems in cleft palate. In Stengelhofen I (ed): *Cleft palate: the nature and remediation of communication problems*. New York: Churchill Livingstone, 1989, pp 111-135.

Taub S: The Taub oral panendoscope: a new technique. *Cleft Palate J* 3:

328-346, 1966.

Thompson RPJ, Ferguson JW, Barton M: The role of removable orthodontic appliances in the investigation and management of patients with hypernasal speech. *Br J Orthod* 12:7077, 1985.

Tomes LA, Kuehn DP, Peterson-Falzone SJ: Behavioral treatments of velopharyngeal impairment. In KR Bzoch (ed): *Communicative disorders related to cleft lip and palate* (5th ed). Austin, Texas: Pro-Ed, 2004, pp 797-846.

Tudor C, Selley WG: A palatal training appliance and visual aid for use in the treatment of hypernasal speech. *Br I Communication Disord* 9:117-122, 1974.

Warren DW: Aerodynamic assessments and procedures to determine extent of velopharyngeal inadequacy of velopharyngeal performance. In Bzoch KR (ed): *Communicative disorders related to cleft lip and palate* (5th ed). Austin, Texas: Pro-Ed, 2004, pp 595-628.

Warren DW: PERCI: a method for rating palatal efficiency. *Cleft Palate* 116: 279-285, 1979.

Warren DW, Dubois AB: A pressure-flow technique for measuring velopharyngeal orifice area are during continuous speech. *Cleft Palate J* 1:52-57, 1964.

Witt PD, Marsh JL, Marty-Grames L, et al: Management of the hypodynamic velopharynx. *Cleft Palate Craniofac* 132:179-187, 1995a.

Witt PD, Rozzelle AA, Marsh JL, et al: Do palatal lift prostheses stimulate velo-velopharyngeal neuromuscular activity? *Cleft Palate Craniofac* 132:469-475, 1995b.

Wolfaardt JF, Wilson FB, Rochet A, McPhee L: An appliance based approach to the prosthetic management of palatopharyngeal incompetency: a clinical project. *J Prosthet Dent* 69:186-195, 1993.

Ysunza A, Pamplona MC, Femat T, et al: Videonasopharyngoscopy as an instrument for visual biofeedback during speech in cleft palate patients. *Int J Pediatr Otorhinolaryngol* 41:291-298, 1997.

찾아보기

<ㅍ>

<ㅎ>

<기타>

역자 소개

황영진(yjhwang@ltu.ac.kr)

대구대학교 재활과학과 언어치료전공 박사학위
현, 한국언어치료학회 이사
한국언어치료전문가협회 이사
한국다문화교육학회 편집이사
루터대학교 언어치료학과 교수

김하경(hahah502108@paran.com)

대구대학교 재활과학과 언어치료전공 박사학위
현, 대구대학교 언어치료학과 강사
대구보건대학 언어재활과 강사
순천제일대학 언어교정치료학과 강사
말할 수 있어요 언어치료센터
표경식 아동발달연구소

구개열 언어치료: 임상 가이드
The Clinician's Guide to Treating Cleft Palate Speech

발 행 일 2009년 3월 20일 초판 1쇄 발행
2015년 8월 20일 초판 2쇄 발행
저 자 Sally J. Peterson-Falzone · Judith E. Trost-Cardamone
Michael P. Karnell · Mary A. Hardin-Jones 지음
역 자 황영진 · 김하경 옮김
발 행 인 구본하
발 행 처 도서출판 **박학사**
주 소 서울시 마포구 서교동 460-26 동아빌딩 2층
전 화 (02)3142-3764~5
팩 스 (02)3142-3766
E-mail pakhaksa@kornet.net
웹사이트 www.pakhaksa.co.kr
등록번호 제10-2230호

가격 20,000원 ISBN 978-89-91633-55-1